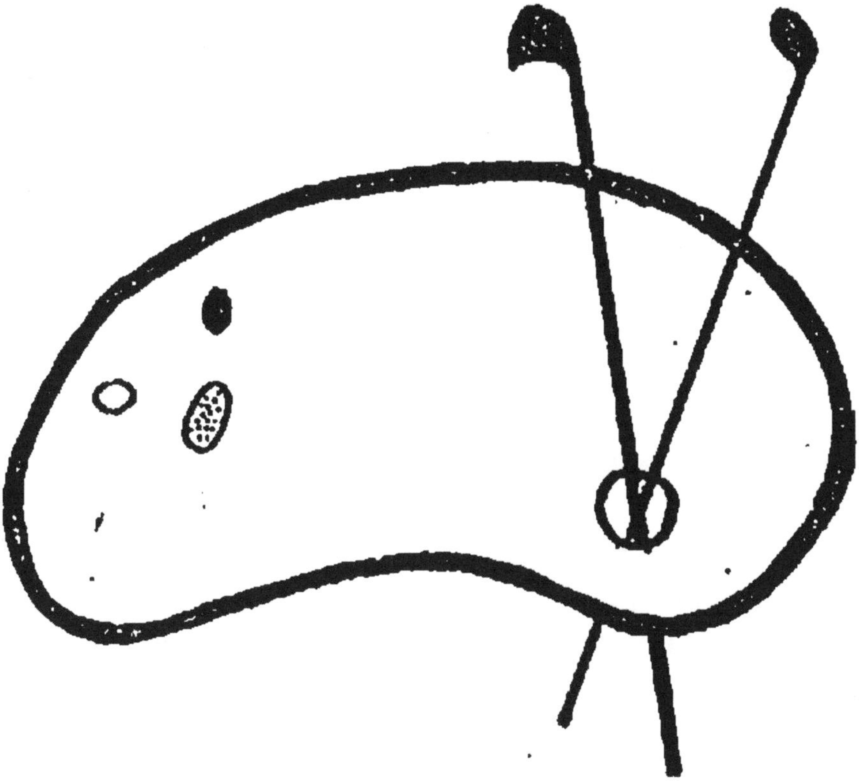

DEBUT D'UNE SERIE DE DOCUMENTS
EN COULEUR

Concours à l'Académie

ESSAIS
DE
NEUROLOGIE CLINIQUE

NEURASTHÉNIE DE BEARD
ET
ÉTATS NEURASTHÉNIFORMES

Statistique bisannuelle 1893-95, avec observations résumées, recueillies à l'Établissement hydrothérapique de Nice.

LES PROCÉDÉS NEUROTHÉRAPIQUES

(Hydrothérapie, Électrothérapie, Kinésithérapie, Pharmacothérapie, Psychothérapie.)

DANS LES ÉTABLISSEMENTS DITS HYDROTHÉRAPIQUES

EN FRANCE ET A L'ÉTRANGER

PAR

Le Dr Fernand LEVILLAIN
Lauréat de la Faculté de Paris,
Médecin-Directeur de l'Établissement hydrothérapique de Nice.

PARIS
A. MALOINE, ÉDITEUR
21, PLACE DE L'ÉCOLE-DE-MÉDECINE, 21

1896

ÉVREUX, IMPRIMERIE DE CHARLES HÉRISSEY

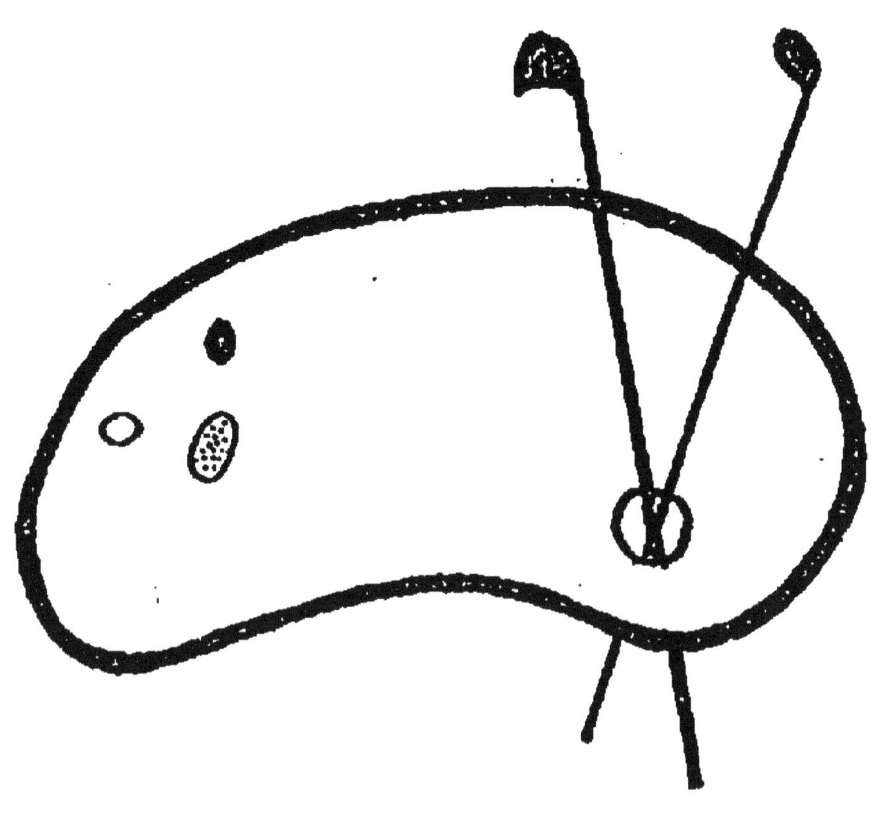

FIN D'UNE SERIE DE DOCUMENTS
EN COULEUR

ESSAIS

DE

NEUROLOGIE CLINIQUE

PRINCIPAUX TRAVAUX DU MÊME AUTEUR

Essai critique sur les progrès réalisés dans l'étude des *Fonctions du Cerveau* par la méthode physiologique et la méthode anatomo-clinique (Th. médaillée 1884.)

Collaboration au 2e Supplément de la *Grande Encyclopédie du XIXe siècle* (*Dictionnaire Larousse*).

Chroniques médicales de la *Revue Encyclopédique*.

Hygiène des gens nerveux, précédée de notions générales et élémentaires sur la Structure, les Fonctions et les Maladies du système nerveux. In-12, 300 p., librairie Alcan. 1re et 2e éditions.

La Neurasthénie, Maladie de Beard, avec une préface du professeur Charcot et suivie d'une Notice thérapeutique par le docteur Vigouroux. (Maloine, Paris, 91, boulevard Saint-Germain.)

Les Maladies Nerveuses et Arthritiques, cure thermale et électrostatique. (Petit in-8°, 140 p., chez Malleval, à Clermont-Ferrand.)

Sous presse :

Manuel clinique de Neuropathologie, in-8°, 1200 p., avec 400 fig. (Chez Maloine, 91, boulevard Saint-Germain.)

En préparation :

Essai de Morale physiologique, in-12, 300 p. (Librairie Alcan.)

Index bibliographique de la Neuropathologie en France et à l'étranger, de 1875 à 1895.

ESSAIS

DE

NEUROLOGIE CLINIQUE

NEURASTHÉNIE DE BEARD

ET

ÉTATS NEURASTHÉNIFORMES

Statistique bisannuelle 1893-95, avec observations résumées, recueillies à l'Établissement hydrothérapique de Nice.

LES PROCÉDÉS NEUROTHÉRAPIQUES

(Hydrothérapie, Électrothérapie, Kinésithérapie, Pharmacothérapie, Psychothérapie,)

DANS LES ÉTABLISSEMENTS DITS HYDROTHÉRAPIQUES

EN FRANCE ET A L'ÉTRANGER

PAR

Le Dr Fernand LEVILLAIN

Lauréat de la Faculté de Paris,

Médecin-Directeur de l'Établissement hydrothérapique de Nice.

PARIS

A. MALOINE, ÉDITEUR

21, PLACE DE L'ÉCOLE-DE-MÉDECINE, 21

1896

AVANT-PROPOS

Sous ce titre : *Essais de neurologie clinique*, j'ai réuni divers documents intéressant le traitement des maladies nerveuses, et, en particulier, la plupart des observations que j'ai pu recueillir à Nice pendant les deux premières années d'exercice de l'établissement hydrothérapique dont je dois l'honneur d'avoir la direction médicale à mon très honoré et regretté maître, le professeur Charcot.

Ces observations, dont je présente un résumé, sont réparties autant que possible en groupes nosographiques.

Les deux grands groupes de la neuropathologie s'y trouvent représentés, c'est-à-dire les névroses et les maladies organiques. Comme on le verra, les névroses représentent, dans la pratique courante de la neuropathologie, au moins pour un établissement hydrothérapique, le plus grand nombre des malades.

C'est que, pratiquement, elles y viennent ou on les y

adresse, parce qu'elles peuvent y être soignées méthodiquement et, pour la plupart, améliorées et guéries; tandis qu'on sait, et le plus souvent les malades le savent eux-mêmes, la fatalité d'évolution et l'incurabilité des lésions organiques du système nerveux.

Parmi les névroses il en est une à l'étude de laquelle je me suis plus particulièrement intéressé et sur laquelle il y a encore beaucoup à dire, je veux parler de la neurasthénie.

C'est décidément un mot trop commode et on en abuse vraiment, en s'en servant un peu à tort et à travers, pour désigner tous les états névropathiques, auxquels on ne peut donner une autre étiquette. Il semble que l'on soit couvert par l'indécision de l'étymologie du nom (épuisement nerveux); car en réalité tous les malades, auxquels on l'applique, sont des épuisés, des fatigués, des inférieurs du système nerveux.

Mais en réalité on ne saurait prendre, en clinique, le mot neurasthénie dans son sens purement étymologique; à ce compte, on y ferait rentrer presque toute la pathologie nerveuse.

On doit, en le prononçant, avoir à l'esprit la signification nosographique précise, que lui ont donnée les travaux de Beard et de Charcot.

Dans un premier chapitre, j'essaie précisément, à l'aide d'observations cliniques aussi précises que possible, de montrer quels sont les malades qu'on peut vraiment appeler neurasthéniques, et pour cela je mets sous les yeux toute une série de tableaux, qui, selon moi, représentent le type des « *vrais neurasthéniques* », tels que Beard les a dessinés.

Dans ce chapitre je distingue cependant deux formes; je pense en effet, que, pour la neurasthénie, comme pour les maladies organiques, on peut distinguer deux grandes variétés de formes : 1° les formes complètes et typiques, 2° les formes légères, incomplètes ou frustes.

Je n'ai pas besoin de rappeler ici le sens clinique, que Charcot a si justement appliqué à ce mot « fruste » : les observations que je cite donneront mieux l'idée de ce qu'on doit entendre par les formes frustes de la neurasthénie.

Dans un second chapitre qui a pour titre « *Les faux neurasthéniques* », j'expose une série de cas, qui selon moi, ne doivent pas rentrer dans le cadre de la neurasthénie proprement dite, c'est-à-dire de la neurasthénie, qu'on pourrait appeler primitive et simple.

Ce sont en réalité des états qu'on peut appeler neurasthéniformes ou encore, comme je l'ai déjà proposé, pseudo-neurasthénies. Sans doute on y trouve la plupart des symptômes neurasthéniques, mais ces symptômes, si on les analyse de près, n'ont déjà plus le caractère des vrais symptômes de Beard: puis un certain nombre et souvent des plus typiques font défaut; en outre leur étiologie est très différente : ces soi-disant neurasthénies étant le plus souvent secondaires à d'autres troubles, dyspeptiques, utéro-ovariens, cardiaques, etc. (pseudo-neurasthénies post-organiques), ou encore préludant parfois à l'apparition de maladies générales graves (pseudo-neurasthénies pré-organiques).

Enfin leur évolution et leur pronostic les différencient davantage encore, puisque, presque toujours, ces états sont dépendants des lésions ou des troubles, auxquels ils sont consécutifs ou dont ils constituent en quelque sorte la période préparatoire ou prodromique.

Dans un troisième chapitre j'ai groupé quelques observations de malades, auxquels, avec la plupart de mes confrères, j'ai gardé provisoirement l'étiquette de neurasthéniques; mais en réalité, s'ils sont neurasthéniques par un côté, ils présentent de l'autre, des caractères psychopathiques tellement prédominants, qu'on pourrait presque créer pour eux une classe ou variété spéciale, la variété des *neurasthénies psychopathiques*.

Et, par cette série intermédiaire on pénètre dans la catégorie qui constitue le quatrième chapitre.

C'est dans ce quatrième chapitre, que j'ai réuni tous ces cas de faux neurasthéniques au sens absolu du mot, parce qu'en réalité ils n'ont rien de neurasthénique, constituant, tous, des états, qu'on peut seulement appeler d'un mot aussi indéterminé qu'eux, « états neuro-psychopathiques indéterminés ».

Dans une première série d'états, à prédominance de troubles névropathiques, sont compris tous les cas, présentant des symptômes névropathiques divers, plus ou moins mélangés de symptômes neurasthéniques, mais dont le groupement, ou l'évolution non encore terminés, ne permet pas de faire des types cliniques nosographiquement définis.

Dans une seconde série d'états plutôt psychopathiques, sont compris les malades, chez lesquels prédominent nettement des troubles psychosiques plus ou moins mélangés de troubles neurasthéniformes. Ces malades relèvent en réalité plutôt de la pathologie mentale que de la neuro-pathologie, et quelques-uns peuvent y être déjà classés sous une étiquette nosographique précise. Mais un grand nombre ne saurait encore avoir d'étiquette précise et, comme, par certains côtés, ils offrent une analogie plus ou moins grossière avec l'état mental des neurasthéniques, on n'hésite pas assez, pour les catégoriser dans la série de Beard, et c'est un tort.

C'est dans ces observations, qu'on trouvera presque tous ces névropathes à prédominance phobique pour lesquels on a récemment tenté de créer une série clinique à part, mais qui le plus souvent ne sont que des épisodistes divers de la dégénérescence héréditaire.

Mais je reviendrai avec plus de détails sur chacun de ces chapitres, dans les considérations générales, dont je me propose de les faire précéder.

Suit maintenant, sans autre grand intérêt que celui d'observations de la pratique courante, à part quelques cas spéciaux, présentant quelques originalités de détails :

Un cinquième chapitre, contenant des observations d'hystériques;

Enfin un sixième chapitre où j'ai réuni tous les autres cas de névroses diverses (épilepsie, morphinomanie, goitre exophtalmique, myopathies fonctionnelles, etc.), et enfin quelques-unes des observations de maladies organiques que j'ai pu recueillir.

Dans une *Deuxième partie*, exclusivement consacrée à la thérapeutique des maladies nerveuses, je me propose de donner une idée générale de ce que l'on appelle couramment chez nous les établissements hydrothérapiques et en Allemagne « *Wasserheilanstalt* ». Je décrirai en quelques traits les principaux procédés thérapiques utilisés dans ces établissements et je ferai également à grands traits (me proposant d'y revenir plus tard en une étude plus complète), une étude comparée de ces établissements dans les divers pays, où je les ai visités, en Suisse, en Autriche et en Allemagne.

A ce propos je me permettrai une courte, mais je crois intéressante excursion dans le plus fameux des *Wasserheilanstalten* d'Allemagne, le célèbre village de Wörishofen, où pratique le non moins célèbre curé Kneipp. Cette singulière histoire renouvelée de Priessnitz, mais beaucoup moins intéressante, n'en offre pas moins de curieux aperçus.

Je diviserai donc cette seconde partie en deux principaux chapitres : le chapitre premier comprenant l'étude des établissements Hydrothérapiques en France et à l'étranger; le chapitre deuxième, comprenant la description rapide et les indications des procédés neurothérapiques (hydrothérapie, électrothérapie, kinésithérapie et psychothérapie) utilisés dans les établissements dits hydrothérapiques [1].

[1] C'était mon intention et aussi mon devoir de placer à côté de chacune des observations que je publie, le nom des confrères et maîtres qui m'ont fait l'honneur de m'adresser ces divers malades et auxquels je dois, en réalité, d'avoir pu écrire cet essai clinique.

Si je ne l'ai pas fait, c'est pour cette seule raison que le nom du médecin, accolé à l'en-tête de l'Observation, pouvait permettre à ces divers malades de se reconnaître eux-mêmes, ou entre eux, plus aisément; ce qui m'eût enlevé une certaine liberté d'appréciation pour le pronostic; et, d'autre part, on connait toute la susceptibilité et toute l'impressionnabilité fâcheuses des névropathes et des neurasthéniques.

C'est pourquoi, j'ai cru devoir éviter ce moyen; mais je ne puis faire autrement que de remercier ici les professeurs et maîtres de France et de l'étranger, ainsi que mes honorés et bienveillants confrères de Paris et des départements qui ont bien voulu me confier leurs malades et me permettre ainsi de recueillir la plupart des observations cliniques qui sont la base de ce travail.

Je dois une mention de gratitude toute spéciale à mes anciens maîtres et condisciples de Paris ainsi qu'à mes confrères de Nice qui m'ont accueilli parmi eux avec la meilleure confraternité et m'ont souvent honoré de la plus sympathique confiance.

Nice, 18 octobre 1895.

ESSAIS

DE

NEUROLOGIE CLINIQUE

PREMIÈRE PARTIE

NEURASTHÉNIE (TYPE DE BEARD)

ET ÉTATS NEURASTHÉNIFORMES

CHAPITRE PREMIER

LES VRAIS NEURASTHÉNIQUES

(TYPE DE BEARD)

CONSIDÉRATIONS GÉNÉRALES

Les vrais neurasthéniques. — Ce qu'on doit comprendre sous le nom de Neurasthénie primitive et simple ou Neurasthénie essentielle ou encore Neurasthénie-névrose.

Neurasthénie primitive et simple.

Le diagnostic de la neurasthénie vraie, c'est-à-dire primitive et simple, n'est pas toujours aussi facile qu'on le croit, au moins dans la pratique : malgré l'admirable et très précise description nosographique que Beard en a faite, malgré les efforts du regretté maître Charcot, pour limiter ce type clinique à son exacte signification, on se trouve trop souvent encore dans la pratique entraîné à considérer le chapitre de la neurasthénie comme un *caput mortuum* dans lequel on croit pouvoir entasser tout ce qui est exclu des autres chapitres de la neuro-pathologie, tant névrosiques que lésionnels.

Il en fut du reste longtemps ainsi de l'hystérie, mais il y a aujourd'hui des types cliniques d'hystérie absolument indiscutables, tous coulés dans le même moule, et, en dehors même de la constatation des signes objectifs, on peut les reconnaître, les diagnostiquer exactement et les classer dans la même série, où l'on n'est pas étonné de les retrouver les uns à côté des autres, tant ils se ressemblent.

Il peut en être ainsi des types neurasthéniques, si on les groupe bien, si on les soumet à un critérium sévère, si on ne s'écarte pas des limites tracées par Beard et Charcot; mais si l'on met là dedans tout ce qui ne peut être mis ailleurs, si l'on applique l'étiquette de neurasthénie à tous les névropathes et à tous les détraqués nerveux, qu'on ne saurait appeler hystériques ou aliénés, alors c'est de nouveau la confusion des langues : la neurasthénie redevient la tour de Babel, qu'en voulait faire Arndt, en y cataloguant Pie IX à côté de Napoléon, Luther à côté d'Ignace de Loyola.

Je n'ai pas la prétention de revenir sur la description complète du type clinique de Beard, ni de discuter avec détails, dans ce petit opuscule, toutes les questions de pathogénie, de symptomatologie et de pronostic, que comporte encore aujourd'hui l'étude de la neurasthénie ; je me réserve de le faire dans la seconde édition de mon travail publié chez Maloine en 1891 : *La Neurasthénie ou Maladie de Beard*.

Je voudrais seulement par quelques observations choisies essayer de fixer dans l'esprit le type clinique du vrai neurasthénique.

Selon moi, on ne devrait faire ce diagnostic qu'en présence d'un individu qui se trouve dans les conditions suivantes :

Étiologie : il est devenu malade, le plus souvent à la suite de causes morales ou encore de surmenage intellectuel ; à ce point de vue, je me rangerais presque, aujourd'hui, à l'opinion de mon confrère et ami Thiroux, qui dans son intéressante thèse de 1892 a essayé de démontrer que « la seule cause déterminante de la neurasthénie essentielle était toujours une cause morale (frayeur vive, soucis, chagrins prolongés) ».

Je n'aurai pourtant pas la prétention d'exclure les autres causes que les causes psycho-morales ; mais celles-ci sont les plus fréquentes et, avec elles, à la rigueur, pas n'est besoin de prédisposition ; tandis que, au contraire, si les traumatismes, les maladies infectieuses et diathésiques, les intoxications et certaines viscéropathies organiques, peuvent, en débilitant physiquement l'organisme, aboutir à la neurasthénie, c'est toujours ici, en raison d'une prédisposition névropathique déterminée, qui fait que, sous l'influence de ces mêmes causes, tel sujet fera de la neurasthénie, tel autre de l'hystérie, tel autre des troubles purement psychopathiques, tel autre du simple affaiblissement, de la vulgaire débilitation plus ou moins cachectique.

Enfin, j'admets que les divers symptômes de la neurasthénie doivent se développer en quelque sorte primitivement sous l'influence de leurs causes habituelles, c'est-à-dire être plus ou moins immédiatement, mais directement consécutifs à ces causes en dehors de toute autre influence de lésion organique ; si l'on voit des phénomènes neurasthéniques se développer à la longue chez un dyspeptique de vieille date, si on les voit apparaître et alterner avec d'autres accidents arthritiques, cutanés, etc., sous la dépendance d'un état diathésique, si enfin on les voit se développer sans cause commune appréciable, presque spontanément, à moins qu'il ne s'agisse de la forme dite héréditaire des adolescents, on doit hésiter pour le diagnostic de simple neurasthénie; je l'ai déjà dit : « les neurasthéniques qui viennent on ne sait d'où, vont on ne sait où ».

Symptomatologie : le vrai neurasthénique est toujours frappé cérébralement et présente toujours, à un degré plus ou moins intense, de l'*asthénie psychique* avec de la *céphalée* ou des sensations de vide, de gêne pour penser et comme de courbature du cerveau.

Il est aussi, et plus encore peut-être, frappé moralement ; il présente un *état mental* plus ou moins accusé, caractérisé par des phénomènes de dépression avec excitabilité ; mais, malgré tout, cet état mental est limité à une formule précise, qu'il ne peut dépasser qu'en sortant de la neurasthénie, pour entrer dans la mélancolie ou l'hypocondrie, ou toute autre formule mentale proprement dite.

Le *sommeil* doit être également presque toujours troublé (rêves, excitation, insuffisance de durée, etc.) et suivi de dépression plus accusée le matin ; c'est là un des caractères des vrais neurasthéniques, que l'accentuation de leurs diverses asthénies à la suite du sommeil (phénomène d'inirritation).

En outre, il doit présenter des *troubles gastro-intestinaux*, qui peuvent être restreints à de simples phénomènes de pesanteur, de gonflement, de rougeur du visage après les repas, mais sont presque toujours accompagnés de constipation.

Enfin la *fatigue musculaire* et très souvent la *rachialgie* font partie constante du tableau fondamental de la neurasthénie, dont je viens d'esquisser les grandes lignes.

Peuvent alors s'y ajouter toute une série d'autres *symptômes, dits secondaires*, tels que : vertiges, troubles de la vue, troubles de l'ouïe, troubles de la sensibilité générale, troubles de la motilité, troubles de la circulation, troubles des sécrétions et de la nutrition générale, etc., mais leur nombre est encore limité, bien que très étendu, et combien plus étendu d'ailleurs le nombre des accidents hystériques !

En outre, les caractères de ces symptômes secondaires, dans la neurasthénie, sont très spéciaux et très nettement déterminés.

Or, si parmi ces phénomènes secondaires on en trouve un certain nombre qui n'appartiennent pas au tableau classique de Beard, ou dont les caractères ne soient pas ceux de ce tableau classique, il y a déjà lieu d'hésiter.

Si d'autre part les phénomènes fondamentaux font pour la plupart défaut, ou s'ils n'ont pas l'allure et la forme, qu'on leur trouve dans le vrai type de Beard, l'hésitation doit être plus grande encore et le diagnostic plus sévèrement discuté, pour être le plus souvent rejeté.

En somme, au point de vue symptomatologique, si j'admets des formes frustes ou incomplètes de la neurasthénie, on verra qu'au moins ces formes ont l'étiologie, les symptômes avec leurs caractères spéciaux et l'évolution de la vraie neurasthénie.

Mais j'exclus du cadre neurasthénique proprement dit :

1° Tous ces états dits neurasthéniques, qui sont sous la dépendance immédiate et continue d'une autre affection, évoluant parallèlement à elle, s'améliorant, s'aggravant avec elle, ne pouvant guérir qu'avec elle ;

2° Tous ces états dits neurasthéniques, qui sont le plus souvent incomplets, mais compliqués d'autres troubles neuro-psychopathiques, ne faisant pas partie du tableau déjà très varié de la maladie de Beard, ni de ses complications habituelles ;

3° Encore plus tous les états neuro-psychopathiques indéterminés, sans ou avec à peine quelques symptômes neurasthéniques ;

4° Et naturellement enfin toutes les erreurs de diagnostic basées sur la nécessité, à laquelle se croient astreints beaucoup de praticiens, de formuler un diagnostic nosographique, pour des symptômes ou des syndromes nerveux, qu'il est, actuellement encore, impossible de classifier ; la neurasthénie se prête trop facilement à cette combinaison ; c'est un diagnostic qui n'est pas compromettant, mais qu'on a tort de considérer comme trop élastique.

Pour tous ces états, dont quelques-uns apparemment neurasthéniques, en raison de quelques-uns de leurs symptômes, si l'on étudie de près leur évolution, si l'on regarde à la loupe les caractères délicats de leurs symptômes, on verra qu'il s'agit, dans tous ces cas, d'états neurasthéniformes, de ce que j'ai déjà proposé d'appeler des pseudo-neurasthénies.

Voici maintenant une série d'observations de neurasthéniques que j'ai divisées en deux groupes :

1° Les formes frustes et incomplètes ;

2° Les formes complètes.

OBSERVATIONS CLINIQUES

A. — Formes frustes incomplètes. Etats neurasthéniques légers, primitifs et simples.

Dans toutes ces observations, le type de Beard est très nettement, bien que très légèrement esquissé : on y retrouve presque toujours l'asthénie psychique avec ou sans céphalée, l'état mental déprimé en même temps qu'excitable, les troubles du sommeil, l'amyosthénie et des troubles gastro-intestinaux plus ou moins accusés. Mais on n'y retrouve ni les vertiges, ni les palpitations, ni les troubles sensoriels, ni l'état mélancolique, ni les phobies, ni l'irritabilité et l'hyperexcitabilité extrêmes qu'on rencontre dans les grands états neurasthéniques.

Dans tous ces cas, le type de Beard est pur et simple, non associé à d'autres troubles névropathiques ou viscéropathiques et il évolue en quelque sorte primitivement sous l'influence de ses causes habituelles, qui presque toutes (9 sur 10) sont ici des émotions morales, des préoccupations professionnelles exagérées ou du surmenage intellectuel.

C'est pour ces trois raisons : 1° l'existence des principaux stigmates, bien que légers, du type de Beard; 2° absence d'autres troubles étrangers à ce type; 3° étiologie psycho-morale directe, que je classe, sans hésiter, toutes ces observations dans la vraie neurasthénie.

Neurasthéniques (formes légères, frustes).

Il y a d'abord des *types très légers* qui esquissent à peine le tableau et qu'on pourrait dire inachevés ou frustes.

Observation I. — M. A..., député, trente-huit ans, sans antécédents personnels ou héréditaires notables, à la suite de sa première campagne électorale, très fatigante et surtout pleine d'émotions et d'ennuis, se sent peu à peu envahi par les symptômes neurasthéniques suivants : Du côté de la *tête*, sensation de fatigue cérébrale, sans céphalée proprement dite; dégoût et difficulté pour le travail; *aboulie*, indécision; *irritabilité;* du côté de l'*estomac,* troubles dyspeptiques légers, lourdeur et ballonnement à l'occasion du moindre excès de table; constipation opiniâtre;

Courbature musculaire, nettement plus accusée le matin que le soir, malgré le sommeil qui est resté bon;

Enfin, *vive impressionnabilité* des divers sens et diminution des fonctions sexuelles.

Rien d'autre : on retrouve donc, dans ce tableau, l'esquisse complète bien que légère de la neurasthénie ainsi que ses causes habituelles (surmenage et émotions morales) : mais si peu accusé qu'il paraisse, il était déjà suffisamment préoccupant et gênant pour que le malade vint me consulter et se soumettre à une thérapeutique qui, dans ces cas de début, donne des résultats rapidement favorables.

Observation II. — M. D. Ch..., banquier, quarante-huit ans, *Antécédents héréditaires*, neuro-arthritiques : grands parents maternels rhumatisants; père et mère sains, morts très âgés; un frère mort à vingt-huit ans d'accidents cérébraux par excès de travail; un oncle rhumatisant et paraplégique.

Lui-même a eu du rhumatisme de l'épaule droite vers vingt-huit ans : il raconte en outre que dès le collège il avait de la peine à travailler, se plaignant souvent de tête lourde, ne se sentant jamais bien reposé après le sommeil, se préoccupant à l'excès des plus petits incidents de la vie, défiant de lui-même, craintif, indécis, ayant peur de mal faire, de gêner, etc.

M. D... n'a pas eu à subir d'ennuis graves, ni d'émotions morales pénibles; il a eu plutôt l'existence coulante et facile; c'est peu à peu que s'est développé depuis quelques années l'état neurasthénique actuel (juin 1894).

Du côté de la *tête*, sensation presque constante de lourdeur, et de constriction sous l'influence d'un effort intellectuel et même physique; il ne se sent jamais la tête libre;

Asthénie psychique caractérisée par une plus grande difficulté d'attention et de travail soutenu et une très grande rapidité de fatigue intellectuelle.

Troubles dyspeptiques légers (lourdeur, gaz, renvois, ballonnement et torpeur après les repas, constipation facile);

Sommeil : assez régulier, mais traversé de rêves fréquents avec réveil brusque en soubresaut;

Amyosthénie matutinale très accusée au réveil, fatigue douloureuse dans les membres inférieurs comme à la suite d'une longue marche;

Hyperexcitabilité sensorielle et morale assez vive : les bruits et les émotions mêmes légères irritent exagérément;

Diminution de la *puissance sexuelle; état mental* légèrement entaché d'hypochondrie; sans se préoccuper à l'excès M. D... pense que si cela continuait et augmentait il devrait renoncer à sa carrière.

Ce type neurasthénique également très net, mais encore peu intense, s'est développé ici sans causes précises, peu à peu sous l'influence des divers tracas et soucis de la vie ordinaire, mais surtout en raison de la prédisposition névropathique héréditaire transmise à M. D..., et qui s'est révélée, on l'a vu, plus tard dès les premières années de sa vie.

M. D... présente en outre la variété psychique de la crampe des écrivains : pour écrire une lettre ou formule importante devant quelqu'un, il lui arrive souvent de ne pouvoir le faire par suite d'agacement et d'énervement général, aboutissant bientôt au tremblement de la main droite et à la crispation des doigts l'obligeant à lâcher la plume.

C'est vraiment là un type de la neurasthénie héréditaire; mais, vu l'absence d'autres causes déterminantes (surmenage, excès, émotions), la maladie de Beard est restée limitée à une forme légère où manquent l'insomnie, les troubles gastro-intestinaux plus accusés, l'état mental habituel, les vertiges, les palpitations, les phobies, etc., etc.

La crampe des écrivains n'est ici qu'à titre de comparse, ayant toujours existé, dès le collège, mais toutefois s'étant manifestement accrue sous l'influence du développement de l'état neurasthénique.

Observation III. — M. T. Gr..., commerçant de Budapest, trente-huit ans, à antécédents héréditaires neuro-arthritiques (père, paralysie agitante; mère rhumatisante; sœurs migraineuses; un oncle hémiplégique), ne présente aucun antécédent personnel, il est d'une constitution vigoureuse et n'a jamais été malade, mais il a eu une situation professionnelle très active et est à la tête d'une très grosse affaire commerciale, comportant de lourdes responsabilités ; il s'est assurément surmené dans cette affaire et l'un de ses parents médecin le prévenait depuis longtemps déjà qu'il posait sa candidature à la neurasthénie.

En effet, en septembre 1893, il fut pris de sensations de vertige, l'empêchant de s'appliquer et en peu de jours se constitua l'état neurasthénique suivant :

Du côté de la *tête*, difficulté du travail pour la rédaction et le calcul; diminution de la mémoire l'obligeant à faire effort pour chercher un mot, une date, etc.

Sensation de tournement de tête se transformant quelques jours après en sensation de casque, « cette sorte de mal de tête que vous décrivez si bien, » me disait-il; car comme la plupart des neurasthéniques il avait lu tout ce qui avait trait à la question;

Fatigue musculaire très accusée le matin, avec rachialgie très manifeste;

Mais le *sommeil* restait excellent sans rêves ni cauchemars, l'appétit et les fonctions digestives normales;

Toutefois M. T... se plaignait encore d'être devenu très irritable, emporté, violent sans motifs et d'une impressionnabilité sensorielle exagérée, qu'il ne se connaissait pas avant;

Enfin de temps en temps au cours d'une promenade il était pris subitement d'une angoisse avec appréhension sans fondement, comme si quelque chose de fâcheux allait arriver et il devait alors rentrer chez lui.

L'état mental, sans être très préoccupé de ces troubles, était néanmoins assez affecté de leur persistance et de l'impossibilité dans laquelle il mettait M. M..., de continuer ses affaires.

Cette situation a été assez rapidement améliorée par le repos, le séjour dans le midi et l'hydrothérapie.

Voici donc encore un cas très net de neurasthénie simple et vraie, sans complication, à laquelle manquent pourtant un certain nombre des grands symptômes, et qui s'est développée sous l'influence évidente du surmenage d'affaires et des soucis d'une grosse responsabilité commerciale.

Observation IV. — M. W..., comptable dans une grande administration, trente-neuf ans; pas d'antécédents héréditaires manifestes; pas davantage d'antécédents personnels.

A trente ans, sous l'influence d'un gros souci dû à une erreur de comptabilité et d'un véritable surmenage pour rechercher et corriger cette erreur, M. W... est rapidement atteint d'état neurasthénique, caractérisé par :

D'abord, de l'*insomnie* avec excitation, préoccupation de ses calculs, etc.; puis une grande *irritabilité* du caractère, emportement et colère suivis de maux de tête;

D'une façon habituelle, il sent sa tête « toujours plus ou moins embrouillée, et toute la masse du cerveau comme endolorie »; grande difficulté d'attention; sa mémoire bien qu'excellente est paresseuse; « c'est inscrit très bien, dit-il, mais je ne trouve pas la page »;

La *fatigue musculaire* était très accusée le matin;

Il n'existait aucun autre trouble dyspeptique qu'un peu de constipation.

Ces troubles neurasthéniques s'améliorèrent rapidement par la cessation des occupations, la vie au grand air, l'hydrothérapie.

Cette observation est un bel exemple de neurasthénie aiguë, accidentelle, développée sur un terrain sans hérédité et par suite guérie assez facilement.

Le type de Beard, bien qu'il n'y soit pas au complet, s'y trouve très exactement reproduit dans ses grandes lignes.

OBSERVATION V. — M. C. A..., magistrat à Bucharest, quarante ans, présente une série de troubles névropathiques et dyspeptiques, représentant encore une forme incomplète de la maladie de Beard. Les antécédents héréditaires sont neuro-arthritiques (mère rhumatisante et migraineuse; deux frères névropathes, deux oncles maternels psychopathes); toutefois l'hérédité paternelle est bonne et les aïeux maternels excellents.

Les antécédents personnels sont nuls jusqu'à l'âge de dix-neuf ans; à cette époque, rhumatisme articulaire assez intense; à vingt ans, au cours de ses études de droit à Paris, céphalalgie violente sur le vertex (sensation de clou) d'une durée de quinze jours; de temps en temps, céphalée frontale par excès de travail. Plus tard, vie mondaine et professionnelle très surmenée; hémorrhoïdes très fluentes, déterminant un épuisement des forces et du sang, avec palpitations, cardialgie et déjà cardio-pathophobie.

Guérison des hémorrhoïdes, retour à la santé, mariage suivi de deux années de santé normale.

Puis, sous l'influence du retour au surmenage professionnel et mondain, réapparaissent quelques troubles cardialgiques avec insomnie, préoccupation exagérée, crainte d'une maladie de cœur, vertige, etc. Charcot, consulté à cette époque, ne trouve rien d'organique et porte le diagnostic de neurasthénie.

Ces troubles ont persisté jusque maintenant et sont caractérisés par :

Du côté de la *tête*, légère *asthénie psychique* (fatigue rapide, diminution de la puissance d'attention, un peu de dyslalie et de dysmnésie, mais pas de céphalée ;

Caractère plutôt triste et préoccupé, impressionnable et phobique surtout pour les troubles du cœur, qui consistent en palpitations et choc brusque d'origine émotive.

Sommeil diminué, plus léger, moins reposant, quelquefois troublé par un réveil en sursaut avec spasme du cœur; au réveil *fatigue musculaire*, *troubles gastro-intestinaux* consistant en inappétence, lourdeur, gonflement et renvois après les repas, *constipation* habituelle.

En somme, il s'agit là encore d'une forme incomplète de neurasthénie avec état mental phobique, développée sous l'influence du surmenage chez un sujet héréditairement prédisposé par le neuro-arthritisme.

Observation VI. — M. P..., grand commerçant américain de New-York, cinquante ans, sans hérédité particulière et sans antécédents personnels, n'ayant jamais été malade, ressentait depuis plusieurs mois une fatigue générale, tant physique qu'intellectuelle, diminuant notablement ses capacités de travail, mais en réalité il ne se reconnut malade et ne s'occupa de sa santé qu'au printemps de 1893. Il vint alors consulter Charcot, à Paris. Il était à ce moment atteint d'un état neurasthénique ainsi caractérisé :

Tête : sensation de pression, de bande autour de la tête, s'exagérant sous l'influence du travail; grande difficulté d'attention, diminution de la mémoire;

Sommeil très léger et très court (quatre heures au plus); réveil très fatigué avec sensation de courbature dans les membres inférieurs;

Rachialgie et plaque occipitale très nettes; diminution de la puissance sexuelle;

Caractère très irritable, impatient, préoccupé de sa santé, ne trouvant plaisir à rien, sans toutefois être mélancolique.

Aucun trouble dyspeptique; constipation; aucun autre trouble nerveux.

Cet état neurasthénique incomplet et relativement peu grave, puisqu'il a cédé à deux mois de traitement, avait été provoqué accidentellement par une série d'émotions morales et de tracas dus à une situation conjugale irrégulière.

Ce tableau clinique est absolument dans la série de Beard, tant au point de vue étiologique que symptomatique ; il ne s'en écarte par aucun phénomène de complication et n'en diffère que par son peu d'intensité.

OBSERVATION VII. — M. R..., avocat, trente-neuf ans, présente encore une forme légère de neurasthénie se produisant par poussées (type à rechutes) et paraissant dû au surmenage et à l'abus des veilles.

Les antécédents héréditaires sont purement arthritiques: les antécédents personnels sont nuls; M. R... s'est admirablement porté jusque vers trente-trois ans. Mais en raison de sa bonne santé il abusait du travail intellectuel et le prolongeait d'habitude très avant dans la nuit. A la suite de ces travaux excessifs il fit une première poussée neurasthénique, caractérisée par des troubles du sommeil et des désordres gastro-intestinaux, de l'irritabilité exagérée et quelques tendances à la mélancolie.

Cette première poussée guérit très bien. M. R... reprit ses excès et de nouveau, deux ans après, les mêmes accidents neurasthéniques reparurent (insomnie, irritabilité, tristesse, troubles dyspeptiques et même glycosurie).

La troisième et dernière poussée se fit deux ans plus tard à la suite d'une série d'émotions morales; le syndrome neurasthénique se trouva alors constitué par :

De l'*asthénie psychique* (grande difficulté du travail, fatigue rapide, etc);

Sommeil très agité, très difficile à venir, très insuffisant comme durée;

Amyosthénie matutinale très intense;

Troubles dyspeptiques (rougeur du visage, torpeur et ballonnement après les repas, constipation;)

Enfin *troubles du caractère*, devenu très inquiet, très irritable où pointent même quelques obsessions.

Donc chez ce malade encore, on retrouve les principaux stigmates du type de Beard, purs de tout mélange : l'étiologie en est classique (surmenage intellectuel et émotions morales); et il offre en plus la particularité d'évolution que j'ai déjà décrite sous le nom de type à rechute.

OBSERVATION VIII. — M. S..., étudiant, dix-huit ans, dont l'hérédité maternelle est nettement névropathique, présente une forme encore légère de neurasthénie des adolescents (neurasthénie héréditaire).

Il se plaint de *difficulté de travail*, ne pouvant lire ou écrire plus d'une heure, déclarant qu'au bout de cette heure il ne comprend plus ce qu'il lit ou écrit; il souffre de la plaque occipitale, mais n'a pas de céphalée frontale :

Le *sommeil* est mauvais, agité de rêves : il y a eu une longue période d'insomnie qui a nécessité l'usage du chloral; au réveil M. S... se sent brisé : d'ailleurs l'*amyosthénie* est presque constante et ce jeune homme, pourtant bien développé, passe presque toutes ses journées sur la chaise longue;

L'estomac est fatigué et digère mal : pesanteur, ballonnement, exagération de la lassitude musculaire après chaque repas;

Enfin le *caractère* est maussade, triste et irritable, emporté sans motifs.

Les sens sont de même très hyperexcitables pour le bruit et la lumière vive.

Ce sont bien là les caractères de la vraie neurasthénie : ils ont seulement ici la particularité de s'être développés de bonne heure chez un adolescent, peut-être fatigué par la préparation de ses examens, mais surtout sous l'influence d'une prédisposition héréditaire très accentuée.

Observation IX. — Mlle R. de G..., vingt-cinq ans, est atteinte de neurasthénie légère à prédominance cérébrasthénique qui paraît s'être développée sous l'influence de vives contrariétés et préocupations morales.

Les antécédents héréditaires sont neuro-arthritiques (père mort d'accidents cérébraux, mère et frère très nerveux, oncle rhumatisant). Les antécédents personnels consistent surtout en poussées rhumatismales depuis l'âge de quinze ans. Mlle R... se surmenait beaucoup (travaux intellectuels), lorsque survinrent des soucis et peines morales qui ont développé l'état neurasthénique suivant :

Troubles du *sommeil* (difficulté de s'endormir, rêves continuels, agitation, insuffisance de durée);

Asthénie psychique, rendant tout travail impossible, même la lecture, difficulté énorme de fixer l'attention et de concentrer et associer les idées : ne peut plus penser à rien, oublie tout et s'effraye au point de craindre de perdre l'esprit.

Phobie angoissante de perdre la raison ou de devenir incapable ;

Paresthésie cérébrasthénique (sensation de contraction du cerveau, de bourdonnement et de confusion dans la tête, de chair de poule sur le crâne, etc.) ;

Accès d'angoisse cérébrale très pénible, accompagné ou terminé par une sorte de frisson et de tremblement intérieur ;

Troubles vasomoteurs à caractère d'hémilatéralité (un pied froid et l'autre brûlant) ;

État mélancolique, très déprimé, constamment obsédé ;

Enfin *amyosthénie* générale plus accusée le matin, mais aussi presque constante et déterminant un état de fatigue habituelle ou très rapide.

Pas de *céphalée* proprement dite, pas de *troubles gastro-intestinaux* autres qu'un peu d'inappétence ; ni dyspepsie ni constipation ;

En somme, il s'agit bien là d'une variété de neurasthénie incomplète dans laquelle les troubles céphaliques sont très intenses et qui a eu pour cause des accidents d'ordre psycho-moral.

Observation X. — Mme V. de S..., vingt-neuf ans, a présenté consécutivement aux fatigues de grossesses répétées et de divers accidents utéro-ovariens un syndrome neurasthénique très nettement dessiné, bien que très léger, avec une pointe, également légère, d'accidents hystériques.

Les antécédents héréditaires sont neuro-arthritiques (père névropathe et rhumatisant, mère paralysée et goutteuse, deux frères nerveux).

Les antécédents personnels sont seulement infectieux : fièvre intermittente de neuf à onze ans, attaque de typhus à treize ans ; mariée à dix-sept ans, Mme de S... eut de suite une première grossesse suivie d'ovarite; à dix-neuf ans seconde grossesse, bonne; puis une troisième, suivie de phlébite et d'un nouvel accès de typhus; une quatrième grossesse très mauvaise avec hémorragie et poussées de péritonite; enfin une cinquième grossesse ayant donné lieu à des hémorragies abondantes et ayant nécessité l'expulsion prématurée de l'œuf.

C'est à la suite de cette dernière grossesse qu'ont débuté les troubles actuels (février 1895) par une grande faiblesse avec palpitations, insomnie, amaigrissement, pâleur des tissus, etc.

Un peu plus tard apparurent des douleurs de poitrine avec gêne respiratoire et toux nerveuse, d'où la malade déjà neurasthéniée se figura être atteinte d'une maladie de poitrine et s'en préoccupa vivement.

Au moment où je consultai Mme V. de S..., les troubles étaient ainsi constitués :

État léger de *neurasthénie franche* caractérisé par *céphalée* sous forme de plaque occipitale et de pression sur le vertex, avec gêne pour penser et travailler; cette céphalée s'exagérait sous l'influence des émotions et de la fatigue physique.

Modification du *caractère*, autrefois très gai, devenu triste; portée à la mélancolie et préoccupée à l'excès de la santé.

Sommeil léger, insuffisant, traversé de rêves pénibles;

Amyosthénie habituelle, se produisant rapidement une heure après le réveil;

Quelques *troubles gastro-intestinaux* (appétit capricieux, pesanteur, gaz et renvois après les repas, constipation habituelle).

Mais aucun de ces troubles n'avait l'intensité qu'on observe dans les grands états neurasthéniques.

Les *troubles hystériques* étaient figurés par de petites crises sous forme de douleurs précordiales avec palpitations, gêne respiratoire, un peu d'angoisse, tout cela se résolvant d'habitude par un accès de larmes : en outre névralgie intercostale assez tenace des cinquième et sixième espaces gauches et parfois tremblement convulsif très intense.

Mme V. de S... était presque complètement guérie de ces divers troubles après deux mois de traitement hydrothérapique.

Observation XI. — M. G..., avocat, trente-deux ans, a antécédents héréditaires neuropathiques (père psychopathe, sœur hystérique), présente à la suite d'excès de travail et d'ennuis de famille l'état neurasthénique suivant :

Début par de l'*insomnie* persistante ; sensation de vide dans la tête, gênant le travail ; fatigue musculaire habituelle, bien que M. G... soit un sportsman très actif et très vigoureusement musclé ; *amyosthénie matutinale* et très accusée ; *troubles dyspeptiques*, ballonnement et renvois, constipation ; Pas d'état mélancolique, seulement un peu d'irritabilité du caractère.

En somme, nouvel exemple de neurasthénie légère et simple, développée chez un névropathe héréditaire sous l'influence des causes habituelles.

Observation XII. — Mme M..., vingt-cinq ans, dont l'hérédité est légèrement névropathique (seulement une mère nerveuse) et dont la santé a été parfaite jusqu'alors, sauf un peu de rhumatisme articulaire entre huit et douze ans, a vu se développer peu à peu un état neurasthénique très nettement caractérisé sous l'influence des préoccupations morales et des ennuis causés par la maladie de son mari. Celui-ci, neurasthénique lui-même, mais en outre diabétique et très frappé de son état, a été la cause involontaire des soucis et contrariétés qui ont altéré la santé de sa femme. D'ailleurs le cas est assez commun d'un mari neurasthénique, neurasthéniant à la longue sa femme et créant ainsi ce qu'on pourrait appeler la *neurasthénie à deux*, ou encore la *neurasthénie conjugale*.

Mme M... souffre de *céphalée* constrictive par accès, avec difficulté et dégoût pour le travail et même ses distractions habituelles ;

Insomnie fréquente ou sommeil traversé de cauchemars ;

Fatigue musculaire, lassitude constante, à lui enlever tout courage des promenades, visites, etc. ;

Troubles gastro-intestinaux très accusés (dyspepsie flatulente, inappétence, constipation) au point d'avoir déterminé un amaigrissement notable ;

Enfin, *caractère* très en train et très vif autrefois, maintenant porté à la tristesse et aux larmes, irritable et déprimé.

Il s'agit donc là encore d'un cas de neurasthénie simple et primitive, développé chez une jeune femme jusqu'alors bien portante sous l'influence de causes morales dépressives.

OBSERVATION XIII. — Mme Br..., quarante-six ans, représente encore un état neurasthénique plutôt léger, mais presque au complet et dû lui aussi à des causes purement morales.

Antécédents héréditaires neuro-arthritiques (père goutteux, mère névralgique), mais santé personnelle parfaite et constitution vigoureuse jusqu'en ces dernières années ; puis la mort du mari, les soucis de la gérance d'une grosse fortune, un procès d'héritage, et cette santé solide se trouve abattue et remplacée par l'état d'épuisement nerveux que voici :

Tête constamment fatiguée ; difficulté pour lire et écrire ; la moindre tension d'esprit donne lieu à des sensations de choc dans le cerveau avec tremblement général sous forme de petites crises ; état presque continuel de vertige « comme si j'étais à bord » ;

Sommeil très irrégulier ; insomnies fréquentes ;

Impressionnabilité très exagérée, frayeurs subites et sans motifs ; tachycardie à la moindre émotion ;

Hyperexcitabilité sensorielle, lui faisant redouter les moindres bruits ;

Enfin, *troubles gastro-intestinaux* (digestions mauvaises, beaucoup de gaz et constipation).

OBSERVATION XIV. — Mme Cr..., trente-sept ans, est une névropathe ayant déjà présenté des troubles hystériques et psychopathiques, ainsi que deux accès de morphinomanie ayant nécessité l'isolement, mais actuellement elle est simplement sous le coup d'un état neurasthénique incomplet qui s'est développé à la suite de soucis conjugaux et de vives peines morales.

Les antécédents héréditaires paraissent être peu accusés (père gastralgique, mère rhumatisante, ayant eu douze enfants, dont la plupart sont morts poitrinaires). Les antécédents personnels sont excellents jusqu'au mariage (vingt ans). Dès le début, en raison de son caractère, Mme Cr... se serait créé nombre de soucis et de contrariétés; elle a souffert d'abord de deux accès de coliques hépatiques; puis elle a eu un accident utérin, ayant nécessité une intervention chirurgicale à la suite de laquelle elle a été plusieurs années morphinomane.

Enfin il s'est produit une poussée psychopathique à la suite d'une très vive contrariété qui a nécessité l'internement.

L'état neurasthénique actuel s'est également constitué deux ans après la guérison des derniers troubles sous l'influence de nouveaux soucis. Il est représenté par :

Des troubles du *sommeil*, insomnie, réveils en sursaut, rêves, cauchemars;

Du côté de la *tête*, grande difficulté d'attention, ne peut lire plus de vingt minutes ou écrire; un peu de dysmnésie ;

Amyosthénie presque constante et plus accusée le matin ;

Troubles gastro-intestinaux (ballonnement, pesanteur, renvois et surtout diarrhée réflexe presque après chaque repas) ;

Enfin *dépression mentale*, lui enlevant toute espèce de goût pour ses occupations et distractions habituelles ; tristesse, larmes et en même temps irritabilité et colères sans raison.

En résumé, formule incomplète mais simple de neurasthénie, développée à titre de syndrome épisodique chez une névropathe de constitution.

OBSERVATION XV. — Mlle L..., américaine, trente-cinq ans. Antécédents héréditaires légèrement névropathiques ; antécédents personnels presque nuls jusqu'à vingt-trois ans, époque à laquelle Mlle L... a déjà été frappée d'épuisement nerveux et traitée sans succès par la méthode de Weir Mitchell.

L'état neurasthénique actuel remonte à deux ans et paraît s'être développé à la suite de la maladie très longue et de la mort de son père, sous l'influence des fatigues, des inquiétudes et de la peine qu'elle en a éprouvées. Il consiste en : *grande fatigue musculaire* au point qu'une promenade de 500 ou 600 mètres l'épuise complètement.

« Le matin, je suis plus fatiguée que le soir, mes jambes sont brisées, je ne puis quitter le lit avant onze heures ou midi. »

Pourtant le *sommeil* est assez bon durant huit heures, mais très léger et souvent troublé de rêves.

Du côté de la *tête* pas de céphalée, mais tout effort intellectuel pour lire et écrire, dessiner même ou broder est pénible, presque douloureux.

L'*estomac* fonctionne très mal : peu d'appétit, gaz et renvois très abondants ; pas de constipation.

L'*état mental* est resté assez bon, bien que la malade, d'habitude très active, soit très ennuyée de ce manque absolu de force physique et intellectuelle qui la rend incapable de toute occupation et de toute distraction.

OBSERVATION XVI. — M. L. M..., trente-six ans, avocat, représente un type de neurasthénie incomplète à prédominance crébrasthénique, dans l'étiologie duquel les causes morales ont assurément joué un grand rôle, mais qui paraît surtout avoir été déterminée par toute une série de troubles viscéraux tels que dyspepsie, cystite, spermatorrhée, hémorroïdes, etc.

Les antécédents héréditaires sont neuro-arthritiques (père grand névropathe, mère et sœur migraineuses); les antécédents personnels débutent dès l'enfance, qui a été délicate; pendant le collège, à quinze ans, points de côté, épistaxis et céphalée des adolescents; plus tard, à dix-sept ans, vomissements, diarrhée et pertes séminales très fréquentes en urinant, allant à la selle et même se baissant; épuisement provoqué par ces pertes obligeant d'interrompre ses études à dix-neuf ans. Poussées de cystite qui font songer à la pierre; au cathéthérisme on ne trouve rien; repos et six mois de séjour en Allemagne diminuent la céphalée et la faiblesse générale; service militaire d'un an assez bien supporté au début; puis apparaissent la constipation et surtout les hémorroïdes.

L'année suivante gros ennuis de famille et perte d'une partie de sa fortune; les troubles de l'estomac s'en mêlent; des régimes maladroits, des cures d'eau inappropriées, etc., altèrent profondément la nutrition générale; le poids baisse de son chiffre maximum 56 kilogrammes à 50 kilogrammes, puis à 43 kilogrammes et même à 40 kilogrammes.

M. M... était à ce moment très malade, presque squelettique, mais il souffrait surtout des hémorroïdes qui saignaient constamment et avaient pris un tel développement qu'on hésitait à deux reprises pour les opérer, tant aussi était inquiétant l'état de faiblesse générale; ces divers troubles ont duré ainsi près de neuf ans (de 1884 à 1892) avec quelques alternatives d'amélioration rares.

Enfin on put enlever le paquet hémorroïdaire en août 1893 et depuis ce temps le malade semble s'être un peu amélioré; déjà, avant l'opération, il avait peu à peu repris de son poids qui a de nouveau atteint 52 kilogrammes.

Du côté de la *tête :* asthénie psychique très accusée (impuissance de faire tout travail d'application, étudier, causer avec plusieurs personnes, etc., diminution de la mémoire, impuissance d'attention prolongée, etc.); *céphalée frontale* provoquée par tout effort d'esprit, soulagée par pression, accompagnée parfois d'hyperesthésie du cuir chevelu ; *asthénopie* rendant impossible la lecture prolongée; sinon la vue se trouble.

Rachialgie dorso-lombaire, ayant préoccupé le malade de l'idée d'une lésion spinale, dont il n'existe d'ailleurs aucune trace.

Amyosthénie générale nettement plus intense le matin ; difficulté pour quitter le lit, faire de longues marches ou se livrer à des exercices pénibles, etc.

Sommeil autrefois troublé, insuffisant ; aujourd'hui meilleur, bien que très susceptible d'être altéré par les préoccupations, le bord de la mer, etc.

A côté de cela, il n'existe pas de désordres gastro-intestinaux nettement accusés; pas d'insomnie proprement dite, pas de palpitations, ni de vertiges, etc. Mais l'état mental est légèrement affecté de mélancolie, tristesse, préoccupation obsédante de la santé; en outre les pertes séminales persistent, avec cependant le caractère prédominant de pollutions nocturnes, bien que sans vraie érection; enfin la nutrition générale reste altérée; le malade ne se reconstitue pas, la circulation périphérique se fait mal et l'analyse d'urines révèle, malgré le coefficient de Robin presque normal, de l'oxalurie et de l'hyperchlorurie indiquant un vice de la nutrition; pas d'éléments anormaux.

Neurasthénie légère avec pointe d'hystérie.

Observation XVII. — Mlle G..., vingt-sept ans, souffre depuis quelques années d'un état de neurasthénie légère, déterminé par des ennuis et diverses contrariétés. Les premiers phénomènes ont été des troubles dyspeptiques très accusés (brûlures, vomissements, constipation); ces phénomènes se sont un peu atténués et consistent aujourd'hui en sensation de pesanteur, de digestion lente avec rougeur du visage après les repas; puis, peu à peu, s'est produit un état général de fatigue, d'énervement empêchant Mlle C..., d'une nature très active, de se livrer à ses occupations favorites; elle ne peut ni lire, ni peindre, ni sculpter, etc., seuls les exercices physiques (bicyclette, cheval, chasse) ont encore pour elle quelque attrait.

Elle présente le caractere très net de l'amyosthénie matutinale.

Le sommeil est d'ailleurs insuffisant ou troublé de rêves pénibles; la rachialgie est également très accusée. A côté de cet état neurasthénique, Mlle G... présente aussi quelques accidents hystériques, tels que petites crises de tremblement, parfois petites crises d'étouffement par constriction de la gorge, mais jamais de crises convulsives.

Observation XVIII. — Mme F..., vingt-neuf ans.

Encore un cas de neurasthénie légère avec pointe d'hystérie.

Antécédents héréditaires : neuro-arthritiques (grand'mère asthmatique, père rhumatisant, trois sœurs très nerveuses).

Mme F... se marie à dix-sept ans et a successivement trois enfants qui la fatiguent beaucoup; puis, six mois après le troisième, une fausse couche et la syphilis, communiquée par le mari. Mme F... divorce, d'où beaucoup d'ennuis, qui aboutissent à la constitution de l'état neurasthénique suivant:

Début par des troubles d'*estomac*, rougeur et chaleur au visage après les repas, étouffements, gonflement, gaz et renvois abondants, etc., constipation opiniâtre.

Sommeil : Mme F... passe une partie de sa nuit obsédée par sa maladie sans pouvoir s'endormir; le matin, elle se réveille brisée (amyosthénie matutinale) et d'ailleurs elle se sent constamment fatiguée.

La *tête* n'est jamais libre, la malade se plaint de céphalée, d'étourdissements, d'impossibilité complète de s'occuper, lire, écrire, etc.

L'*état mental* offre plutôt une formule d'excitation, mais souvent traversée par des crises de larmes et un profond découragement.

Enfin en dehors de ces troubles neurasthéniques, Mme F... est sujette à des crises nerveuses avec étouffements, sensation de boule et tremblement rythmique des membres inférieurs.

Neurasthénie (variété sexuelle, forme légère).

Observation XIX. — M. R..., vingt-quatre ans, de constitution plutôt délicate, né d'une mère très nerveuse après quatorze ans de mariage et devenue folle à la suite de cette grossesse, a vécu très enfermé pendant son enfance, prenant peu d'exercices physiques et s'appliquant surtout à la lecture.

Dès l'âge de quatorze ans il a eu le malheur, dit-il lui-même, « d'avoir dans sa maison deux servantes avec lesquelles il s'est livré aux plaisirs sexuels jusqu'à l'âge de dix-huit ans avec l'entrain et l'irréflexion de cet âge ».

Dès lors sont apparues des pollutions nocturnes fréquentes, dont M. R... souffre encore et contre lesquelles il a tout essayé en vain (continence absolue, puis usage régulier des plaisirs sexuels, douches froides générales, douches locales, galvanisation, fer, strychnine, arsenic, bromures de potassium et de camphre, extrait de jasmin, sulfonal, etc., etc.).

Vraisemblablement sous l'influence de la fatigue physique et de la préoccupation morale déterminées par la continuité de ces pertes nocturnes, s'est développé peu à peu l'état neurasthénique suivant :

Asthénie cérébrale, l'empêchant de travailler et déterminant, après une demi-heure d'étude, une sensation très pénible de compression de la tête (*céphalée*) et parfois même de légers *vertiges*, *courbature musculaire* très accentuée, surtout le matin (*amyosthénie matutinale*), avec rachialgie également très pénible; *troubles dyspeptiques*, mais très légers; *troubles sensoriels* (bourdonnement d'oreilles et affaiblissement de la vue).

Enfin, *état mental* d'irritabilité et de préoccupations mélancoliques au sujet des troubles génitaux.

Ces troubles appartiennent nettement à la série neurasthénique; ils se sont développés chez un névropathe héréditaire à la suite d'excès sexuels, et malgré la persistance des pollutions nocturnes, qui les entretiennent en grande partie, un certain nombre d'entre eux, l'asthénie cérébrale et les troubles dyspeptiques, ont presque complètement disparu.

Neurasthénie légère; épilepsie.

Observation XX. — M. G..., cinquante-trois ans, est atteint d'accidents nerveux caractérisés par un *état neurasthénique* léger, de date récente et par des accès de *nature comitiale*, remontant à l'âge de seize ans, mais paraissant provoqués à nouveau par cet état neurasthénique.

Comme antécédents héréditaires il n'existe rien du côté des grands parents. Le père aurait eu une fièvre cérébrale (?) et de plus était dartreux; un frère a été rhumatisant, une sœur psychopathe passe sa vie en maisons de santé.

M. G... a présenté ses premières crises comitiales à seize ans; elles ont progressivement diminué de fréquence, ne se produisant qu'à de longs intervalles annuels et même ayant cessé depuis plus de quatorze ans; elles ont réapparu il y a quatre mois et depuis il s'en est produit deux :

L'aura se fait à l'occiput par une sensation de choc violent avec propulsion; puis surviennent les secousses convulsives avec perte de connaissance complète, morsure de la langue et miction involontaire autrefois; la durée est de cinq à dix minutes ; le malade en sort brisé et courbaturé (phénomène d'épuisement).

En somme, ces crises présentent les caractères stigmatiques du véritable comitialisme.

L'état neurasthénique actuel (février 1894) s'est développé il y a dix à douze mois à la suite d'émotions morales diverses; il a débuté par l'*insomnie*, la *céphalée*, avec sensation de casque; puis est survenue l'*asthénie psychique* (diminution considérable de l'aptitude au travail, difficulté d'attention, dégoût des affaires), avec dysmnésie et même un peu de dyslalie; en même temps *état mental* hypochondriaque, aboulie et diminution manifeste de la puissance sexuelle.

Très peu de troubles gastro-intestinaux, sauf de la constipation, pas d'amyosthénie très accusée, pas de troubles sensoriels.

En somme, il s'est agi très nettement dans cette histoire de neurasthénie franche, bien qu'incomplète, développée primitivement sous l'influence de circonstances morales très pénibles et très obsédantes : (M. G... déjà âgé et marié luttait contre un amour intense dont il s'était épris pour une jeune fille, amie de ses enfants).

L'état neurasthénique était très exactement dessiné; mais ce qui me semble le plus intéressant dans cette observation, c'est le rôle que le développement de ces troubles neurasthéniques paraît avoir joué sur la réapparition des accès comitiaux.

En effet, M. G... a été pendant quatorze ans sans présenter un seul de ces accès et les deux derniers qui se sont produits ont coïncidé avec un redoublement des manifestations neurasthéniques.

Neurasthénie légère et troubles cardiopathiques.

OBSERVATION XXI. — Mme D. L..., quarante-trois ans, m'est adressée pour une cure hydrothérapique à l'occasion de troubles neurasthéniques ayant évolué sous l'influence ou plus probablement à côté d'une cardiopathie primitive.

Ses antécédents héréditaires sont neuro-arthritiques : goutte et nervosisme indéterminé.

Pas d'antécédents personnels ; Mme D. L... s'est toujours très bien portée jusqu'à sa quatrième grossesse, au cours de laquelle elle a commencé à éprouver des accès d'oppression avec palpitations : ces troubles cardiaques qui se produisaient surtout après les repas disparurent après l'accouchement, mais réapparurent avec plus d'intensité à la grossesse suivante ; depuis, ils ont persisté, se reproduisant surtout sous l'influence d'émotions morales, de préoccupations vives ou de fatigue physique.

Ces troubles sont pour Mme D. L... l'occasion d'un véritable état d'anxiété phobique : elle se figure et redoute d'être atteinte d'une maladie de cœur, bien que plusieurs confrères et maîtres consultés par elle lui aient affirmé le contraire (on a toujours constaté un bruit de souffle de la base au premier temps).

Sous l'influence de cette préoccupation et plus encore peut-être de nombreuses peines morales et de très grands soucis éprouvés par Mme D. L... se sont développés les troubles neurasthéniques suivants : *asthénie psychique*, légère ; Mme D. L... se fatigue plus vite et a beaucoup moins de goût pour ses diverses occupations : toutefois, pas de céphalée ; sommeil moins reposant et *amyosthénie matutinale*, « je me sens fatiguée le matin autant que le soir, je n'ai pas le courage de me lever ». *Troubles gastro-intestinaux*, représentés surtout par de l'inappétence et de la constipation ; enfin et surtout *troubles du caractère*, devenu très émotif, très irritable, en même temps que très affaissée, triste, préoccupée à l'excès et souvent découragée jusqu'aux larmes.

Il me paraît intéressant de signaler la co-existence chez cette malade d'*accès typiques de migraine ophtalmique*. Ces accès s'annoncent par une sensation de fourmillement et de vibration en un point du crâne, que la malade désigne et qui, en topographie cranio-cérébrale, correspond exactement au niveau de la convergence des scissures de Rolando et de Silvius; puis se produit l'hémiopie, qui souvent progresse jusqu'à l'amblyopie totale; enfin apparait la douleur sus-orbitaire qui constitue l'élément migraineux proprement dit. En somme, on peut dire que Mme L. D... est atteinte de neurasthénie légère, de cause psycho-morale, évoluant chez un sujet cardiopathe, mais susceptible d'amélioration et de guérison, ainsi que le démontre le traitement, malgré la persistance de la cardiopathie. Celle-ci se trouva même améliorée parallèlement, attendu qu'elle avait été influencée et exagérée par le développement de l'état neurasthénique.

Cette observation démontre que la neurasthénie peut apparaître au cours d'une cardiopathie, sans en dépendre exclusivement et par suite être améliorée et guérie par le traitement qui convient, si la cardiopathie ne constitue pas une contre-indication.

Observation XXII. — M. D..., vingt-sept ans, offre encore un exemple de neurasthénie, déterminée chez un paysan à la suite d'une série de contrariétés morales, d'abord au régiment, où il fut en butte à toutes sortes de tracasseries et de vexations, puis dans sa famille, à l'occasion d'un mariage manqué.

Il souffrit d'abord de troubles dyspeptiques (crampes, gonflement, gaz, renvois), qui durèrent seulement quelques mois et disparurent;

Puis, le malade se plaignit d'avoir les jambes coupées, la tête lourde et vide, les reins douloureux, etc. « et, ajoutait-il, c'est généralement le matin, en me levant, que je suis le plus malade, le soir je vais toujours mieux. »

Lorsque je vois M. D..., il se plaint surtout :

Du côté de la *tête :* dégoût pour le travail, sensation de casque autour de la tête, impossibilité de s'occuper; *carac-*

tère sombre, irritable, « j'enverrais tout le monde promener » ; violent, emporté, « je vis dans la colère », *fatigue musculaire* considérable, courbature des membres inférieurs, « le matin je suis encore plus fatigué que lorsque je me mets au lit » ;

Le *sommeil* est mauvais, agité, troublé par des cauchemars et de nombreux réveils en soubresauts ;

Les *troubles gastriques* du début ont presque entièrement disparu, la constipation seule a persisté ;

Enfin il existe de l'amaigrissement évident.

C'est donc bien là un cas de neurasthénie primitive et presque complète dont l'étiologie a été classique.

Observation XXIII. — M. C..., quarante-neuf ans, d'hérédité arthritique, ayant lui-même présenté quelques manifestations rhumatismales et des troubles dyspeptiques consécutifs à des erreurs de régime, a été atteint de neurasthénie à la suite de travaux et d'entreprises au-dessus de sa situation, l'ayant surmené et lui ayant causé beaucoup de soucis.

Il se plaint de : grande *fatigue cérébrale* avec *céphalée* constrictive, manque de lucidité dans les idées « tout est embrouillé dans ma tête », diminution de la mémoire, impossibilité absolue de travailler ;

Irritabilité considérable, colère ridicule, s'énerve pour rien ; emportements suivis de dépression avec presque crise de larmes ; *fatigue musculaire* presque constante, mais « le matin je suis encore plus courbaturé que le soir » ;

Sommeil très mauvais ; au début insomnies, puis rêves pénibles et cauchemars ;

Troubles dyspeptiques très accusés ; langue saburrale, inappétence, renvois, constipation ;

Enfin *tremblement* des extrémités nettement exagéré, quand il veut s'appliquer à quelque chose (écrire, dessiner, etc.).

Le tableau est ici encore assez complet ; il a présenté cette particularité d'être nettement exagéré par le séjour au bord de la mer, M. C... s'étant installé quai du Midi, à son arrivée à Nice : sitôt éloigné du bord de la mer, à seulement 5 ou 600 mètres, cette exacerbation de l'arrivée a complètement disparu.

B. — Formes complètes de neurasthénie primitive et simple.

États neurasthéniques intenses.

Cette seconde série d'observations contient tous cas, dans lesquels, si le type de Beard n'est pas absolument complet, c'est-à-dire représenté par tous ses symptômes, il est assez intense, pour constituer un véritable état pathologique, immobilisant complètement les malades et les obligeant à se soumettre à un traitement suivi. Les formes légères au contraire peuvent être plus ou moins longtemps portées debout, diminuant seulement la capacité de travail, mais n'empêchant pas les malades de se livrer à leurs occupations et à leurs plaisirs habituels.

Dans ces observations il est intéressant de signaler ici les particularités suivantes :

Ainsi l'observation XXV est un type de *grande neurasthénie*, ayant duré plus d'un an *chez une paysanne*, menant la vie des champs, mais ayant été soumise à une émotion morale violente.

L'observation XXVI représente un cas net de *neurasthénie traumatique;* je n'ai malheureusement pas pu retrouver une autre observation beaucoup plus complète de neurasthénie traumatique avec crises phobiques, consécutive à une rencontre de tramway; et je n'en rappelle encore une autre que j'ai vue en simple consultation et sur laquelle je n'ai pu prendre de notes : il s'agissait d'un confrère très occupé professionnellement et se surmenant encore par des travau intellectuels personnels ; mais il se portait bien, lorsqu'i tomba dans la cage d'un escalier; le traumatisme n'eut qu de légères conséquences chirurgicales (plaie du cuir che velu) ; mais le confrère fut aussitôt atteint d'une neurasthé nie très intense avec troubles cardiaques et cardio-phobiques qui l'obligèrent à quitter complètement sa situation.

Le neurasthénique traumatique que je cite ici avait ét longtemps dyspeptique, et lorsqu'il devint neurasthénique on mit ses troubles nerveux sur le compte de sa dyspepsi antérieure ; il en fut ainsi du reste pour les deux observa tions suivantes, concernant d'anciens dyspeptiques, devenu neurasthéniques.

Or, ces trois cas sont précisément intéressants, parc qu'ils démontrent qu'un dyspeptique n'est pas et ne devien pas nécessairement neurasthénique de par sa dyspepsie ; o verra plus loin combien les états neurasthéniformes secor daires à la dyspepsie diffèrent de ces vrais, neurasthénique qui, malgré leur dyspepsie antérieure, ne sont devenus neu rasthéniques qu'à la suite d'un traumatisme l'un et les deu autres à la suite de contrariétés et de préoccupations d'a faires.

Dans ces trois cas, il s'agit de neurasthénie vraie, due ses causes habituelles chez des dyspeptiques et non d'éta neurasthéniformes secondaires à des troubles dyspeptique Et cette différenciation est de la plus grande importance e pratique : car si l'on soigne ces malades pour leur dyspep sie et seulement pour elle, non seulement on ne les amélior pas, mais parfois on les aggrave par certains traitement cure de Vichy, par exemple ; c'est à l'état général qu'il fau s'adresser avant tout dans ces cas, alors que, dans l'aut hypothèse, il faut avant tout combattre la dyspepsie initia et causale.

L'observation XXIX est un nouvel exemple de *neurasthén à deux* ou neurasthénie conjugale dans lequel le mari p mitivement atteint (forme cérébrasthénique par surmenage intellectuel) neurasthénise à son tour sa femme : celle-ci est en effet très affectée et préoccupée de la santé de son mari ; c'est pour elle une cause de chagrins et de soucis continuels, en outre elle est en butte à ses plaintes, à ses vivacités, à ses colères et l'imitation aidant peut-être, elle ne tarde pas à devenir elle-même neurasthénique.

L'observation XXX n'est pas commune, elle représente une forme de *neurasthénie à accès* que j'ai déjà décrite sous le nom de *type à répétition* : dans ce cas les accès étaient très aigus et figuraient le tableau presque complet d'une neurasthénie très intense. J'en ai vu encore un autre cas chez un ingénieur espagnol, que j'ai seulement consulté. Chez ces deux malades les troubles nerveux étaient tellement pénibles, qu'ils avaient pris tous deux la même comparaison pour dépeindre leur délivrance quand l'accès était terminé : « C'est comme si, disaient-ils, on sortait vraiment de l'enfer. »

L'observation XXXI n'est pas moins intéressante, elle est d'ailleurs unique dans ma collection : il s'agit d'un notaire, qui devint neurasthénique à la suite de la frayeur vive due à la mort presque subite d'un de ses amis en pleine santé par crises d'obstruction intestinale : or ce neurasthénique poursuivi par cette idée, qu'il pouvait lui en arriver autant, obsédé par une véritable iléophobie, présenta d'abord des troubles intestinaux inusités qui, à deux reprises, simulèrent presque un début d'ileus.

Jusqu'à présent je n'ai cité que des malades hommes : suivent quatre observations de malades femmes, plus intéressantes encore à mon avis par l'existence de crises spéciales, que je n'ai pas encore vu décrites, et auxquelles jusqu'à plus ample informé j'ai donné le nom de *crises anxio-phobiques.* Ces crises me paraissent bien appartenir à la série neurasthénique : car je ne les ai observées sous cette forme que chez des neurasthéniques, appartenant bien par tous leurs autres caractères au type de Beard. Elles sont constituées par une sensation subite de malaise général avec angoisse, tremblement (qui peut faire défaut), refroidissement des extrémités, ralentissement de la circulation et surtout phobie anxieuse très intense de la syncope ou de la mort, sans qu'il y ait jamais eu syncope réelle, perte vraie de la connaissance : les malades doivent s'étendre, tombent dans une sorte de prostration musculaire où tout mouvement est presque impossible : elles continuent d'entendre ce qui se dit, de voir ce qui se passe autour d'elles ; mais ce qui domine, c'est le sentiment d'angoisse et de crainte de l'évanouissement ou de la mort.

Ces crises durent de dix à quinze et même vingt minutes : elles se terminent en général par le relèvement du pouls et même de véritables palpitations avec sensation du retour de la chaleur dans les extrémités.

Je connais huit ou dix cas de neurasthénie, où ces crises anxio-phobiques se sont produites, affectant toujours les mêmes caractères, au moins en ce qui concerne leurs deux symptômes principaux, les troubles circulatoires et la crainte angoissante de la syncope. Dans certains cas pourtant ces crises présentaient plutôt la crainte angoissante du vertige, mais en dehors de cette petite différence, gardaient absolument la même allure, que celle que je viens de décrire.

Trois de ces observations offrent encore cette particularité, que les troubles neurasthéniques se sont développés à la suite de grossesses multiples, de fausses couches, d'hémorragies et autres troubles utéro-ovariens ; toutefois il faut reconnaître dans ces trois cas, qu'il existait une prédisposition névropathique héréditaire très manifeste, et c'est vraisemblablement en raison de cette hérédité, que ces trois cas ont affecté une certaine allure psychopathique, qui dépasse un peu les limites de l'état mental des simples neurasthéniques, sans toutefois obliger à les sortir du cadre de la vraie neurasthénie.

Neurasthénie primitive de forme cérébrasthénique par surmenage intellectuel.

Observation XXIV. — M. G..., trente-huit ans, est atteint de neurasthénie primitive à prédominance cérébrasthénique, développée sous l'influence de surmenage professionnel.

Les antécédents héréditaires sont surtout arthritiques : père graveleux et névropathe, mère morte en couches, frères et sœurs tous rhumatisants et même goutteux; encore une tante rhumatisante.

Les antécédents personnels sont nuls : toutefois, M. G... signale, que dès le collège il a éprouvé plus que d'autres de la difficulté pour apprendre et a toujours dû faire des efforts.

Il est entré dans les affaires (grande industrie) dès l'âge de vingt ans et a dû se surmener beaucoup.

Le *début des troubles actuels* s'est fait par la *tête*, sous forme de sensation de vide, de difficulté pour associer les idées, de fatigue rapide, l'obligeant au bout d'une demi-heure à s'interrompre ; ses idées s'embrouillent ;

Puis s'est développée une très grande *hyperexcitabilité des sens*, et une très grande irritabilité du caractère : il ne pouvait plus se contenir, entrant facilement dans des révoltes et colères violentes; les bruits, les mouvements, la conversation l'énervent douloureusement ;

Le *sommeil* reste pourtant assez bon, seulement traversé de rêves, parfois difficile à se produire ;

Pourtant l'*amyosthénie matutinale* est très accusée : M. G... se réveille brisé, ayant la plus grande peine à quitter le lit ;

Les *troubles gastro-intestinaux* sont plutôt légers; ils consistent en gonflement, lourdeur, renvois fréquents, quelquefois même mérycisme et tendance à la somnolence après les repas ; la constipation est de règle ;

L'*état mental* est plutôt affaissé, mais sans préoccupation phobique exagérée; il se traduit surtout par une certaine timidité, qui rend M. G... presque sociophobe; il se sent gêné pour parler, les mots lui manquent (dyslalie), ou il dit l'un pour l'autre (paraphasie neurasthénique); cette timidité est d'ailleurs logique, en raison de l'*asthénie psychique*, qui prédomine dans l'état de M. G...

En raison de ses troubles dyspeptiques et de sa profession qui l'y expose, M. G... a été parfois considéré et traité comme un dyspeptique primitif avec accidents neurasthéniques secondaires : il suffit de comparer son observation avec celles des états neurasthéniformes secondaires à la dyspepsie, pour voir aussitôt la différence, qui l'en sépare.

M. G... est un type de neurasthénie primitive, développée par le surmenage intellectuel chez un sujet héréditairement prédisposé et c'est en raison de cette étiologie, que les accidents ont revêtu ces caractères prédominants de la cérébrasthénie et bien qu'ils n'aient pas l'allure des grands états neurasthéniques, ils sont déjà assez accusés pour qu'on puisse les classer dans les formes typiques de la neurasthénie.

Neurasthénie primitive par émotion morale chez une paysanne.

Observation XXV. — Mme Pl..., trente et un ans, présente un type de neurasthénie complète, développé chez une paysanne à la suite d'émotions morales vives.

En effet, Mme Pl... s'est toujours très bien portée jusqu'à l'âge de vingt-huit ans; à ce moment elle allaitait son premier enfant, qui entre ses bras fut subitement pris d'une crise de convulsions, qui dura une heure à une heure et demie et laissa l'enfant comme mort; en réalité elle le crut mort et fut prise d'un tremblement général, bientôt suivi de coliques et de diarrhée abondante.

Dès le lendemain elle se sentait brisée et menacée à tout instant de syncope : « on aurait dit que j'allais mourir. »

Pendant trois mois elle souffrit d'une *insomnie* tenace, elle dormait au plus une heure ou deux le matin et encore avec des cauchemars terribles, des réveils en soubresauts, etc., puis apparurent les *troubles gastriques :* inappétence, ballonnement avec oppression, renvois, enfin *constipation*, qui n'a jamais cessé depuis ;

Hyperexcitabilité considérable : à tout instant palpitations et tremblement ;

Amyosthénie persistante très accusée; cette femme, qui vivait de la vie des champs, fut pendant plusieurs mois immobilisée dans sa chambre, non seulement à cause de la *fatigue musculaire,* mais aussi en raison de l'*agoraphobie,* dont elle était atteinte ;

D'autres phobies existaient en même temps, Mme Pl... ne pouvait rester seule (*monophobie*); elle avait peur de mourir (*léthophobie*); elle ne pouvait rester enfermée dans une chambre étroite, sans que les fenêtres fussent ouvertes (*claustrophobie*) ;

L'état mental était triste : très préoccupée de sa santé, désespérant de la guérison, etc., en même temps que très irritable; les bruits, les cris de son enfant, qu'il fallut éloigner de sa mère, l'énervaient et lui donnaient mal à la tête;

L'asthénie psychique était aussi complète, qu'on pouvait l'observer chez une femme de cette condition : elle ne pouvait plus s'occuper de rien dans son ménage. — Enfin elle accusait encore des *vertiges* fréquents, de la *rachialgie* et la sensation très nette de la *plaque occipitale.*

On ne saurait voir un tableau plus complet et une étiologie plus nette; cette observation prouve une fois de plus, que la neurasthénie n'est pas le privilège des intellectuels et peut tout aussi bien se développer au milieu de la vie primitive des champs.

Neurasthénie traumatique.

OBSERVATION XXVI. — M. Ass..., quarante-quatre ans, est atteint de troubles neurasthéniques en voie de régression qui ont présenté l'évolution suivante :

Les antécédents héréditaires sont franchement neuro-arthritiques (grand-père goutteux, mère névropathe, sœur légèrement eczémateuse).

Les antécédents personnels sont excellents jusqu'à l'âge de vingt-sept ans ; M. Ass... a joui d'une santé parfaite et d'une vigueur musculaire au-dessus de la moyenne lui permettant de se livrer à des sports fatigants (chasse, cheval, etc.).

A vingt-sept ans ont apparu des troubles dyspeptiques qui paraissent avoir retenti sur son état moral, ces troubles étaient surtout accusés après les repas du soir et ont déterminé de l'insomnie, ils s'accompagnaient en outre et proportionnellement à leur intensité, de découragement, idées tristes, songes pénibles, tendances à la mélancolie ; cet état psychopathique semble bien avoir été sous la dépendance directe des troubles dyspeptiques ; en même temps s'est produit un amaigrissement notable de 10 kilogrammes (85 à 75 kilogrammes) ; enfin il y a lieu de signaler deux accès de goutte franche en 1886 et 1887.

Mais l'*état actuel* (neurasthénie) semble devoir remonter à un accident (chute de cheval et luxation de la tête humérale) dont M. Ass... fut victime le 2 janvier 1893 ; une autre émotion morale (mort de sa mère) survenue deux mois plus tard paraît aussi avoir joué un rôle : l'étiologie est donc ici classique.

La forme de ces troubles appartient plutôt à la variété *cérébrasthénie;* céphalée permanente, sensation de casque, plaque occipitale, impuissance absolue pour les travaux habituels, immobilisation professionnelle pendant un an, asthénie psycho-morale à ne pas pouvoir lire une phrase entière, à fuir la société, craindre la conversation, la rencontre même d'un ami; sensation d'infériorité vraiment phobique, à craindre toujours d'avoir fait ou dit une bêtise ou une incorrection, manque absolue de confiance en soi, etc.; asthénie sexuelle manifeste, amyosthénie générale; lui autrefois vigoureux, se sentant toujours fatigué et affaibli; insomnie tenace avec obsessions professionnelles au cours de la nuit; irritabilité et tristesse exagérées; persistance des troubles dyspeptiques avec constipation; aggravation de l'amaigrissement.

La formule neurasthénique est donc ici nettement déterminée; un traitement à Vichy dirigé contre la dyspepsie, qu'on a crue longtemps l'unique cause de ces troubles, n'a fait que les aggraver en affaiblissant le malade : cette épreuve confirme encore la diagnose « état neurasthénique général ».

Toutefois M. Ass... s'améliore manifestement depuis quelques mois, les troubles dyspeptiques sont très atténués, la puissance au travail, la confiance en soi reparaissent, l'insomnie est moindre, mais persiste encore.

Ce cas n'en a pas moins été un cas type de neurasthénie complète, primitive et simple, d'origine traumatique et morale.

Neurasthénie vraie chez un dyspeptique

Observation XXVII. — M. S..., financier, quarante-quatre ans, souffre de troubles dyspeptiques, accompagnés de troubles neurasthéniques et ayant présenté l'évolution suivante :

Les antécédents héréditaires sont légèrement arthritiques et névropathiques : les grands parents morts vieux ont joui d'une bonne santé; le père a souffert de gastrite et de rhumatisme, et a eu de l'eczéma; un frère est eczémateux et deux sœurs névrosiques!

Les antécédents personnels sont surtout gastriques; dès le collège, crampes d'estomac assez violentes, plus tard bien

norrhagie, abus de médicaments balsamiques et astringents, développement d'un embarras gastrique intense avec persistance de troubles dyspeptiques et amaigrissement de 8 à 10 kilogrammes, puis vie sédentaire, constipation — mariage, amélioration par hygiène domestique, mais toujours dyspepsie pour les liquides et malgré cela aucune précaution de régime, gros mangeur; hémorroïdes nécessitant dilatation de l'anus. Maladie et mort de Mme S..., vif chagrin, grands soucis de famille, travaille pour oublier, veille tard et alors se développe un *état neurasthénique* caractérisé par *insomnie*, *amyosthénie* matutinale très accusée, *asthénie psychique* (difficulté et fatigue rapide du travail), *céphalée* sous forme de pression, *irritabilité* du caractère, vive impressionnabilité aux bruits, colères faciles; *dépression morale*, découragement, idées de suicide, tendance à l'hypocondrie.

La plupart de ces phénomènes ont persisté, jusqu'à maintenant, tout en diminuant de nombre et d'intensité.

L'état actuel est surtout caractérisé par la persistance des troubles dyspeptiques avec formule hypopeptique et clapotage manifeste de la poche stomacale le matin à jeun; persiste en outre une véritable asthénie générale tant physique que morale.

Ce cas est très intéressant, parce qu'on y peut voir l'intervention des causes morales (mort de la femme, soucis d'affaires de famille) déterminer un véritable état neurasthénique chez un dyspeptique de vieille date déjà débilité, mais non neurasthénié.

En effet pour être dyspeptique on ne devient pas nécessairement neurasthénique, et la neurasthénie chez un dyspeptique n'est pas nécessairement d'ordre dyspeptique : elle peut y être produite par les causes habituelles et y revêtir ses caractères propres.

Or dans ce cas il en a été ainsi : M. S... a été réellement neurasthénique pour un temps; sous l'influence du repos, de l'éloignement des causes et de la thérapeutique les troubles neurasthéniques se sont éteints : persiste encore seulement un état d'asthénie générale neurasthéniforme qui, lui, paraît être et persister sous la dépendance des troubles dyspeptiques.

Neurasthénie (type Beard) chez un arthritique et dyspeptique.

Observation XXVIII. — M. Ph..., quarante-cinq ans, arthritique et dyspeptique présente un cas de neurasthénie franche et primitive, développé sous l'influence de causes morales.

Les antécédents héréditaires sont neuro-arthritiques : grands parents rhumatisants; père original, mère asthmatique, un frère délirant persécuté.

Les antécédents personnels consistent en de nombreuses manifestations d'arthritisme telles que rhumatisme du genou et du cou du pied, iritis, poussée d'herpes, hémorroïdes, puis rétrécissement du sphincter anal, enfin depuis trois ou quatre ans, périodes de dyspepsie avec amaigrissement.

M. Ph... en était là sans aucun phénomène neurasthénique, déclare même, qu'il se trouvait alors relativement bien portant, quand survinrent de grandes difficultés d'affaires, de nombreux tracas, des procès, des discussions engendrant chez lui, très impressionnable d'ailleurs, de très vives contrariétés, c'est alors, que se développe rapidement *l'état neurasthénique actuel :*

Début par de l'*insomnie ;* M. Ph... ne pouvait s'endormir, obsédé qu'il était par les combinaisons, les calculs, etc. « Ma tête se met à trotter, mes idées se suivent et se bousculent, je bataille avec des hommes d'affaires, sans pouvoir m'arrêter. »

Puis un jour à la suite d'une discussion un peu vive, il est pris tout à coup d'une attaque vertigineuse avec menace de congestion cérébrale et entre en plein dans la grande neurasthénie.

Les *troubles dyspeptiques* deviennent rapidement très intenses; inappétence, langue saburrale, pesanteur, gaz et renvois fréquents, etc., au point qu'on leur fait jouer le rôle dominant dans la situation, et qu'on soumet le malade inutilement d'ailleurs à toutes sortes de régimes et de médications chimiques, tantôt acides, tantôt alcalines, tantôt antiseptiques, etc.; on soigne M. Ph... pour un simple dilaté gastrique sans voir l'influence de la cause morale et l'état neurasthénique général, auquel elle a donné lieu.

La dyspepsie persiste et s'accompagne d'amaigrissement.

L'*amyosthénie* est très accusée; M. Ph... se fatigue très vite, et le matin il est brisé, rompu, ne pouvant se lever.

L'*asthénie psychique* est telle, qu'il ne peut lire un journal, que s'il essaie de faire un compte ou de parler de ses affaires « tout de suite ça s'embrouille », il éprouve une douleur de constriction céphalique et de vide, l'obligeant à se tenir la tête avec les deux mains et supplie qu'on le laisse tranquille.

Le *caractère* est devenu très irritable, prêt à se mettre pour rien en colère, bien que M. Ph... soit une nature douce; il est en outre très préoccupé et très triste; il ne peut supporter ni la foule, ni le mouvement; les bruits l'agacent; il se reconnaît lui-même insupportable.

Si l'on ajoute à ce tableau presque complet des stigmates neurasthéniques, le tremblement, un état vertigineux presque constant, des palpitations; une notable diminution de mémoire et quelques troubles sensoriels, on peut convenir, qu'il s'agit bien là d'un cas type de la maladie de Beard, apparaissant nettement et brusquement, il est vrai, chez un arthritique dyspeptique, mais sous l'influence directe d'une série d'émotions morales dépressives. Toutefois il est intéressant de noter, que cette neurasthénie a pris de suite un caractère spécial au sujet par la prédominance des troubles dyspeptiques, et qu'elle a en outre subi le contre-coup de ces troubles; ceux-ci aggravant le désordre nerveux, lorsque l'estomac était lui-même plus troublé.

Mais cela a été une erreur de mettre en tête de la situation les troubles dyspeptiques : il ne s'est pas agi là d'un état neurasthéniforme secondaire à la dyspepsie, mais bien d'une neurasthénie vraie, à prédominance dyspeptique en raison de la prédisposition du malade; or ceci est très important à différencier pour la thérapeutique.

MM. S... et Ph..., sont deux exemples nets de dyspeptiques amaigris, préparés à la neurasthénie mais ne devenant neurasthéniques que sous l'influence de causes morales dépressives (tracas, soucis et contrariétés de succession, de procès, etc.).

Neurasthénie à deux.

Observation XXIX. — M. C..., vingt-cinq ans, présente les caractères de la variété de neurasthénie avec anémie et amaigrissement, pour laquelle Weir-Mitchell parait avoir spécialement imaginé le traitement *how to make fat and blood*.

Les antécédents héréditaires, sont : un père diabétique, une mère névropathe, une sœur et plusieurs collatéraux brightiques.

Le début des accidents neurasthéniques actuels se fit il y a deux ans, à la suite de surmenage intellectuel très accusé, par de l'insomnie, de la fatigue cérébrale, de l'amyosthénie à prédominance matutinale et de la constipation et « une grande excitation nerveuse ».

Il fit une première cure dans un sanatorium près de New-York, où, d'après lui, on abusa des exercices physiques; il ne fut aucunement amélioré.

Puis il alla dans le Tyrol, où la constipation fut soulagée par le massage, mais non l'état général.

Il vint alors à Nice et me fut adressé par un de mes confrères; M. C... présentait alors les troubles suivants :

Aspect général presque cachectique; peau et muqueuses décolorées; amaigrissement très notable.

Du côté de *la tête*, a eu autrefois de la céphalée constrictive; il éprouve surtout aujourd'hui un sentiment de vague dans les idées, de difficulté à concentrer l'attention, qui disparait pourtant sans l'influence de la marche : M. C... peut réfléchir et penser beaucoup plus nettement, quand il se promène de long en large dans sa chambre ; mais, autant il avait autrefois le cerveau actif et lucide, autant il le sent lourd et confus aujourd'hui.

Le *sommeil* est assez régulier, mais horriblement troublé par des cauchemars.

La *fatigue musculaire* est constante, un peu plus accusée le matin; M. C... doit passer presque toutes ses journées étendu au soleil sur une chaise longue; la circulation est mauvaise les extrémités presque toujours froides et en général grande difficulté pour se réchauffer.

Les *troubles gastro-intestinaux* consistent en hyperacidité avec lourdeur de l'estomac, et sensation de grande dépression nerveuse après les repas; la constipation est opiniâtre et a déterminé des hémorroïdes sanglantes, qui ont encore affaibli le malade.

M. C... présente en outre une sialorrhée très intense, l'obligeant à tenir constamment un mouchoir à sa bouche et un crachoir près de lui, cette sialorrhée, qui, s'est développée à l'occasion d'une colère vive s'exagère manifestement sous l'influence des contrariétés ou émotions morales.

En effet, l'*état mental* de M. C... est très irritable, en même temps que très renfermé et très triste; sans être exagérément préoccupé de sa santé, il déplore avec amertume la tenacité des accidents, dont il souffre et le peu de succès des essais thérapeutiques, qu'il a déjà faits.

Mais il faut avouer, que M. C... se trouve dans de mauvaises conditions : il a sans le vouloir neurasthénié à son tour la jeune femme, qu'il a épousée quelque temps après le début de ses troubles, et maintenant ils font ensemble, ce qu'on pourrait appeler de la neurasthénie conjugale.

En effet, Mme C..., vingt-deux ans, présente elle-même depuis quelque temps les caractères non douteux d'une forme légère de vraie neurasthénie qui s'est développée sous l'influence des contrariétés et de la préoccupation de la santé de son mari.

Bien portante avant son mariage, Mme C..., qui, il est vrai, se surmène aussi intellectuellement, a vu peu à peu apparaître des vertiges, de l'impuissance cérébrale, des troubles du sommeil (rêves pénibles et affreux cauchemars), de l'amyosthénie matutinale, des troubles gastriques (inappétence, lourdeur, brûlures et sensations d'ivresse [illegible] les repas), de la constipation, puis des palpitations, de l'excitabilité, des envies folles de pleurer, de l'impossibilité de travailler, etc., etc.

En somme, Mme C..., présente actuellement, bien que légèrement esquissé, la plus grande partie des symptômes du type de Beard.

Cette observation de neurasthénie à deux n'est pas encore très rare; on en trouvera un second exemple dans l'histoire du ménage M..., dont le mari, devenu neurasthénique et glycosurique, a développé chez sa femme par suite des inquiétudes, des contrariétés, dû à son irritabilité, etc., un véritable état de neurasthénie très nettement caractérisé.

Neurasthénie (type de Beard). Iléophobie et accès d'iléus. — Phobies diverses.

Observation XXX. — M. G..., trente-six ans, notaire. Antécédents héréditaires: père rhumatisant, mère légèrement névropathe, rien d'autre.

Antécédents personnels : fièvre typhoïde à sept ans, plusieurs poussées pneumoniques entre quatorze et dix-huit ans; de temps en temps accès de migraine.

Les troubles nerveux, dont il souffre, se seraient d'après lui-même développés à la suite d'une série de contrariétés, l'ayant vivement impressionné (maladies successives de sa femme, perte de son père et mort de son premier enfant, venu avant terme).

Ces troubles ont débuté il y a quatre ans, à la suite de la mort subite d'un de ses amis très intime, ayant succombé en pleine santé à un accès d'obstruction intestinale. M. G..., très frappé de cette mort, s'imagine qu'il pourrait être atteint de la même manière : il fut obsédé par cette idée à en avoir des vertiges et bientôt, à force de concentrer son attention sur son intestin, il éprouva des coliques avec alternatives de constipation et diarrhée et fut dès lors préoccupé par l'idée de vider régulièrement son rectum au point d'en avoir du ténesme.

On lui conseilla la distraction : il vint à Paris, mais n'y put trouver aucun plaisir ; le bruit des rues, le mouvement de la foule l'assourdissaient ; la préoccupation phobique de ses fonctions intestinales le poursuivait et sa grande préoccupation était de bien connaître la topographie des W. C. de la capitale (1).

En même temps il souffrait de coccydinie, ayant la sensation que son coccyx faisait saillie et ne pouvant s'asseoir, tant cette sensation était désagréable, et même douloureuse; enfin M. G... se sentait très fatigué, sans goût pour quoi que ce soit, très déprimé moralement, et il dut rentrer chez lui. Sa rentrée à la campagne fut suivie d'une sorte

(1) A ce propos, je citerai le cas d'un commis voyageur, dont je n'ai pu recueillir l'observation complète, ne l'ayant vu qu'une seule fois dans mon cabinet et qui présente un cas curieux de « diarrhéophobie ». Cet homme, qui faisait de très longs trajets en chemin de fer (trente à quarante heures), fut un jour pris d'accidents diarrhéiques : son wagon n'étant pas muni de W. C., on devine combien il en fut incommodé. Ces accidents durèrent plusieurs semaines : pendant tout ce temps (et depuis l'obsession persiste), il fut obsédé par la crainte, qu'un accident semblable ne le surprît à nouveau et il diminua progressivement la durée de ses trajets. Il n'osa plus monter dans un train que pour un trajet de vingt-quatre heures, puis vingt, puis dix-huit, puis quinze, puis dix, etc. Et cette

d'hémiparésie gauche, prédominant dans le membre inférieur, mais qui disparut au bout de quinze jours.

M. G... se trouvait alors dans l'état neurasthénique suivant : *asthénie psycho-morale* très accusée, impossibilité de s'occuper de ses affaires, impossibilité même de lire ou d'écrire ou se distraire à quoique ce soit ; profond découragement, tristesse ; vive préoccupation de son intestin avec persistance de coliques, ténesme, alternatives de constipation et de diarrhée, *troubles du sommeil* et *fatigue musculaire* constante, le privant de toute sortie.

Alors se produit un beau jour une crise violente de douleurs abdominales, comme si, dit-il, il avait eu un étranglement de l'intestin. On dut recourir à la morphine, et en réalité cette crise s'accompagna d'expulsions de mucoglaires sanguinolentes,

Puis, sous l'influence du traitement, ces phénomènes aigus disparurent; la convalescence en fut assez longue, mais M. G..., en quelque sorte rassuré par l'heureuse terminaison de cet accident, reprit peu à peu ses occupations et se porta relativement assez bien pendant un an.

L'année suivante, à la suite d'un enterrement, et, déterminés, soit par l'impression morale de tristesse, soit par un léger refroidissement, de nouveaux troubles intestinaux se produisent pendant trois ou quatre jours; puis ils sont suivis de malaises indéfinissables, de préoccupation morale, de crampes d'estomac avec dyspepsie flatulente, de maux de

obsession devint telle, qu'il dut renoncer à ses voyages, c'est-à-dire en réalité abandonner sa profession. Il en était arrivé, quand je le vis, à ne plus pouvoir faire le trajet en chemin de fer de Neuilly à la Porte-Maillot : il osait à peine sortir de sa chambre, et il connaissait à tel point la topographie des W. C. à Paris, qu'il en aurait pu dresser le plan détaillé, mieux peut-être que le chef voyer chargé de ce service.

Chez ce malade existait en même temps toute une série d'autres troubles, dont je n'ai malheureusement pas eu le temps, le jour où je l'ai vu, de dresser l'observation complète.

tête, etc., et peu à peu M. G... entre à nouveau dans la neurasthénie, et lorsque je le vois il en présente les caractères suivants : *céphalée*, avec sensation de casque autour de la tête et de visière descendant jusqu'aux paupières;

Asthénie psychique, dégoût de travail, ne s'intéresse à rien, ne peut lire, ni faire sa correspondance;

État vertigineux : « Quand je marche, il me semble que je suis ivre »;

Amyosthénie très accusée et à caractère matutinal;

Rachialgie et plaque occipitale très manifeste, s'il essaie de lire longtemps « c'est comme si j'avais reçu des coups de bâton derrière la nuque »;

Troubles gastro-intestinaux, dyspepsie flatulente et constipation;

Troubles du *sommeil :* très léger et nullement reposant, souvent troublé par des rêves pénibles de morts, d'enterrements, etc.;

Asthénie sexuelle très évidente; coït rare, suivi de migraine et d'éreintement général;

État mental : déprimé, préoccupé, phobique.

Avant d'entrer chez moi, il a failli se trouver mal, en proie à une sensation d'étouffement très intense : il me raconte avoir peur de sortir seul (monophobie), peur de voyager seul en chemin de fer dans la crainte de se trouver malade et de n'être pas soulagé à temps; depuis qu'il a fait une chute de voiture, il a peur de monter en voiture, par crainte d'une nouvelle chute; il a encore peur d'entrer dans un bain (balnéophobie); il se rappelle alors toutes les histoires de morts dans le bain, jusqu'à l'assassinat de Marat; en chemin de fer il ne serait pas tranquille, s'il n'était pas à côté de la sonnette d'alarme, etc., etc.

Mais la phobie, qui reste chez lui prédominante et vraiment obsédante, c'est la phobie de son intestin.

Dans ces conditions M. G... présente en réalité une formule neurasthénique assez typique : ce qui paraît difficile à déterminer ici, en éludant les causes morales qui ont pu présider à son développement, c'est de déterminer les rapports de causalité existant entre les troubles nerveux et les troubles intestinaux. Ceux-ci ont-ils déterminés ceux-là, ou inversement ?

Pour ma part, je considère, étant donné la suggestibilité de ces malades, au moins pour l'objet de leur préoccupation, que cette espèce d'iléophobie, dont M. G... est obsédé, a pu en réalité, à un moment donné, produire un début d'iléus nerveux.

J'ai vu, dans d'autres cas, des malades préoccupés de leur cœur, faire des troubles du cœur, l'insomnie être produite par la crainte de ne pouvoir dormir, etc., etc.

Or M. G..., sous l'influence du traitement moral et hydro-électrothérapique auquel il fut soumis, fut assez rapidement débarrassé de tous ses troubles.

Pourtant il dut revenir encore l'année suivante faire une plus courte période de traitement, mais plutôt, disait-il, à titre préventif. Il allait en réalité beaucoup mieux, et il m'apprit, qu'il avait de nouveau éprouvé un début de crise intestinale, mais beaucoup moins violent et de très courte durée.

Neurasthénie à répétition. — Accès aigus de neurasthénie primitive et complète.

Observation XXXI. — M. D..., quarante-trois ans, avoué, sans antécédents héréditaires et personnels précis est depuis trois ou quatre ans en proie à des troubles nerveux, qui se sont développés sous l'influence d'un véritable surmenage professionnel, à la suite de grands soucis et de grosses préoccupations d'affaires. Ils ont débuté par des vertiges et quelques troubles gastriques, puis ils se sont constitués sous forme de véritables *accès de neurasthénie aiguë* se produisant au nombre de trois ou quatre par an, de deux à trois et même quatre semaines chaque.

Ces accès sont caractérisés par le développement rapide de presque tous les symptômes classiques de la maladie de Béard :

Céphalée, sous forme de casque avec sensation de vide atroce dans le cerveau;

Asthénie psychique avec impossibilité complète d'attention pour le moindre travail, dysmnésie et même dyslalie;

État mental très déprimé et très préoccupé, avec phobies diverses, phobies véritablement angoissantes, avec oppression et sensation de la vie qui s'échappe; d'où somnophobie, par crainte que la mort ne survienne au cours du sommeil. M. D... luttait chaque soir, pour ne pas s'endormir, tant cette obsession était forte;

Troubles dyspeptiques (pesanteur, ballonnement, renvois) et constipation;

Amyosthénie générale très accusée;

Enfin *vertiges, palpitations, troubles sensoriels*, etc., rien ne manquait au tableau.

Ces crises de neurasthénie aiguë se terminaient assez rapidement laissant toutefois derrière elles un léger état neurasthénique, caractérisé par quelques troubles dyspeptiques, une diminution de la puissance de travail, un peu d'amyosthénie et la persistance d'un certain état mental, indécis, irritable et impressionnable à l'excès.

Dans ce cas particulier l'analyse d'urine a démontré outre la diminution du coefficient d'oxydation de Robin, que j'ai toujours rencontré dans les cas de vraie neurasthénie : 1° une élévation notable de l'extrait total (242); 2° la présence de 2 grammes de sucre.

Tous ces accidents ont disparu et la dernière analyse d'urine dénotait en même temps qu'une réduction de l'extrait, la disparition complète du sucre et le relèvement du coefficient d'oxydation à 86.

OBSERVATION XXXII. — Mme M..., vingt-sept ans, est

atteinte de troubles neurasthéniques, qui semblent avoir été provoqués par la fatigue de trois grossesses successives et surtout par une série d'émotions morales pénibles.

Les antécédents héréditaires sont neuro-arthritiques (grand mère maternelle *rhumatisante*, mère migraineuse et névralgique, sœur nerveuse, etc., etc.).

Les antécédents personnels sont presque nuls ; scarlatine vers neuf ans, suivie d'albuminurie, puis bonne santé générale, malgré trois grossesses pénibles jusqu'à l'âge de vingt-quatre ans.

Les troubles actuels semblent remonter jusqu'en juillet 1892 : son père jusque là bien portant vient mourir chez elle, assez rapidement. *L'émotion très vive* de cette perte détermine dès l'année suivante un *état neurasthénique* caractérisé par un affaiblissement général, des troubles du sommeil, de l'irritabilité, de l'inquiétude, des idées tristes, etc. Dès ce moment Mme M..., ne jouit plus de la plénitude de sa santé d'autrefois.

Pendant l'hiver 1893, deux émotions morales très vives : un de ses enfants a failli mourir subitement d'une crise convulsive, et deux jours après sa mère était emportée par une attaque de congestion pulmonaire : c'est à partir de là que datent les véritables troubles de l'état actuel (janv. 1894).

Ces troubles ont débuté sous la forme de crises *anxiophobiques* caractérisés ainsi : la malade sent une sorte de froid général comme si le sang se retirait des extrémités, le pouls se ralentit, la figure pâlit, les dents se serrent, elle éprouve une angoisse indéfinissable avec le sentiment phobique de la mort : « il me semble, dit-elle, que je vais mourir ou devenir folle. » Ces crises se sont renouvelées plusieurs fois par semaine pendant trois mois, apparaissant surtout avec plus d'intensité et de fréquence au moment des périodes menstruelles.

Mme M... fit pendant l'été 1894 une saison à la Bourboule qui ne produisit qu'une légère amélioration.

Parallèlement à ces crises s'est développé un état neurasthénique général et Mme M... s'est présentée ici avec les phénomènes suivants :

Du côté de la *tête ; asthénie psychique* avec impuissance à s'occuper d'un travail quelconque, ne peut lire ni écrire, broder, etc. ; *asthénie morale* avec inquiétude constante, préoccupation de son état de santé, peur de mourir, de devenir folle, de ne pas guérir, découragement, idées tristes, etc. ; *hyperexcitabilité sensitivo-sensorielle*, les bruits, la conversation, la lumière vive, la fatiguent et provoquent de l'irritabilité ; *paresthésies cérébrales*, sensation de cerveau glacé, de pensées trop rapides, de chaos d'esprit, mais sans céphalée vraie, etc. Du côté du *sommeil* pas d'insomnie mais cauchemars et rêves tristes, et malgré un sommeil de dix heures, Mme M..., ne se sent pas reposée le matin.

Du côté du *système musculaire : amyosthénie matutinale ;* « le meilleur moment que j'aie, c'est le soir, quand je dois m'endormir ». A côté de cela besoin de marcher, se sent mieux, quand elle sort, ne peut rester enfermée ou trop longtemps assise sous peine de « sentir tous ses nerfs s'agiter dans sa tête ».

Du côté des *voies digestives :* au début anorexie « ça m'ennuyait de manger », après les repas, pesanteur de l'estomac et renvois ; or à l'occasion de ces renvois se produit presque constamment le phénomène du *mérycisme*, les aliments revenant dans la bouche et étant aussitôt avalés de nouveau. Ce phénomène ne se produit plus si la malade est distraite ou préoccupée en mangeant. *Constipation* habituelle et assez tenace ; du côté de la *nutrition générale* amaigrissement de 3 à 4 kilogrammes et formule urinaire d'hyperacidité avec diminution du coefficient d'oxydation de Robin (68).

Aucun autre signe de lésion organique des centres nerveux, ou des autres viscères.

En somme, il s'agit bien là de neurasthénie intense immobilisant complètement la malade, l'empêchant de s'occuper de ses enfants, de son intérieur, de ses amis, etc., et déterminée, sur un terrain fatigué par des grossesses multiples, par une série d'émotions morales vives.

Dans cette observation la formule de l'état mental, les obsessions et les paresthésies cérébrales, dépassent déjà un peu la formule classique de Beard et tendent plutôt à la formule que j'ai quelquefois proposé de désigner sous le nom de variété psychopathique.

Observation XXXIII. — Mme T..., trente-deux ans, représente un type de grande neurasthénie, avec *crises anxiophobiques*, paraissant avoir été déterminé par une série d'accidents utéro-ovariens sur un terrain héréditairement névropathique.

Les antécédents héréditaires remontent aux grands parents paternels (tante hystérique, anesthésique) ; le père a été asthmatique et très surmené cérébralement ; la mère rhumatisante et migraineuse, a eu dix enfants, dont quelques-uns ont eu des convulsions, Mme T... a été la dernière des dix.

Les antécédents personnels sont nuls : mariée à vingt-deux ans, Mme T... a eu deux enfants et trois fausses couches ; c'est à la suite de ces grossesses, mais surtout de la dernière, que les troubles nerveux se sont développés. Ils ont débuté sous forme de *crises phobiques*, il y a environ quatre ans; ces crises se produisaient de la façon suivante :

Mme T... éprouvait subitement une sensation de vide dans la tête et dans le cœur avec l'impression d'affaissement général, de ralentissement du pouls, de cessation de la vie et de refroidissement intérieur, sensation accompagnée d'un état anxieux très pénible et demi-syncopal, mais jamais il n'y a eu perte de connaissance ; après quelques minutes (dix à quinze) la malade se ranimait et était prise d'un tremblement général avec claquement de dents et d'un véritable accès de palpitations.

Ces crises se sont reproduites pendant six mois, au nombre de deux ou trois par semaine. Dans l'intervalle Mme T... vivait dans un état d'anxiété *phobique*, craignant toujours de les voir se reproduire ; en même temps s'est développé de la *gastralgie* et de l'*anorexie* nuisant à l'alimentation et déterminant de l'amaigrissement. Ces phénomènes s'amoindrissent un peu sous l'influence d'un traitement hydrothérapique et d'un régime alimentaire sévère ; mais la malade resta faible et nerveuse sans recouvrer son habituelle santé.

C'est dans ces conditions, qu'elle fut atteinte un an après d'une salpingite aiguë, qui nécessita un séjour de six mois sur une chaise longue ; on pratiqua le curettage, qui ne parut pas donner de grands résultats.

Toutefois peu à peu un mieux se produisit, qui permit à Mme T... de reprendre sa vie ordinaire pendant l'hiver 1893-94 en s'astreignant à certaines précautions ; les choses en étaient là, lorsque Mme T... fit une fausse couche de cinq à six semaines avec hémorragie abondante en juillet 1894.

Une cure faite alors aux bains de La Motte parut améliorer l'état local, mais l'état nerveux général ne fit que s'accroître à partir de ce moment

De là datent l'*insomnie*, le retour des *crises phobiques*, mais atténuées, sous forme d'*accès de somnolence* et d'anéantissement, au cours desquelles la malade ne pouvait ni parler ni entendre parler. De là datent encore les *sensations algiques des globes oculaires*, la crispation des dents, l'*état vertigineux*, l'*hyperexcitabilité sensorielle*, l'*état mental* de tristesse, d'apathie et de préoccupation constante, etc.

Actuellement la malade caractérise son état habituel par ces mots : « Je suis très aplatie et en même temps très agitée. »

Elle éprouve en outre :

Du *côté de la tête* un sentiment constant de vide et d'impuissance à penser, combiner ou discuter des idées, prendre une détermination, etc., l'*asthénie psychique* va jusqu'à ne pouvoir ni lire, ni écrire sans une réelle gêne et une fatigue rapide; la *céphalée* avec sensation de cercle ne se produit que sous l'influence d'un excès de dépense physique ou intellectuelle. Mais il existe dans les yeux une sensation algique de tiraillements, de chute des globes oculaires, très pénible, dont la malade se plaint presque constamment et qui gêne beaucoup les fonctions visuelles.

Il existe de même dans la face des sensations algiques de constriction de la peau et de serrement des dents. Dans les oreilles, sensation de vibrations fausses et surtout grande *hyperexcitabilité de l'ouïe.*

L'*état mental* est caractérisé par de la tristesse, une grande préoccupation de sa santé, la désespérance de la guérison et de l'abattement général; mais en même temps existe une sorte d'agitation et de l'excitation générale, qui se traduit nettement dans les mouvements, la parole, etc., etc.

Le *sommeil* est mauvais, sinon comme insuffisance de durée, au moins comme qualité; il est léger et ne repose pas.

L'*amyosthénie matutinale* est ici très accusée; la malade se réveille brisée, anéantie; « le matin, dit-elle, est le plus mauvais moment de la journée ». L'amyosthénie persiste d'ailleurs à l'état presque constant, ne permettant pas à la malade de faire plus de 700 ou 800 mètres de marche.

Du côté des *voies digestives* on n'observe pas les troubles gastro-intestinaux habituels. Mme T... se plaint seulement de manger sans appétit et par pure raison, mais il n'y a aucun trouble dyspeptique et simplement de la tendance à la constipation.

Parmi les *phénomènes secondaires* on peut noter des palpitations mais plutôt de la *tachycardie* habituelle, des *vertiges* surtout accusés, le matin, des *sensations thermiques*, tantôt de froid frissonnant, tantôt de chaleur sèche, des *crises de larmes*, des *accès de bâillements*.

Tous ces troubles sont loin d'être présents tous en même temps, et la neurasthénie, dont est atteinte Mme T... ; procède par périodes, dans lesquelles on observe tantôt une détente notable de tous les malaises, tantôt au contraire une recrudescence très accusée.

Enfin ces malaises nerveux paraissent influencés défavorablement par l'*époque menstruelle*, peut-être en raison du léger reliquat de salpingite, dont souffre encore Mme T...

Cette observation est typique d'une forme intense de neurasthénie consécutive à des accidents utéro-ovariens (fausses couches, salpingite) mais certainement due à la prédisposition névropathique héréditaire dont on retrouve d'ailleurs l'influence manifeste dans l'allure générale et la forme psychopathique de certains de ces accidents neurasthéniques.

Neurasthénie « post partum » *chez une hystérique.*

OBSERVATION XXXIV. — Mme de B..., vingt-neuf ans, est atteinte de neurasthénie, qui paraît s'être développée à la suite des fatigues de plusieurs grossesses sur un terrain antérieurement préparé par quelques troubles hystériques.

Les antécédents héréditaires sont neuropathiques (une grand'mère très nerveuse atteinte de vaginisme, un père asthmatique, une mère migraineuse).

Les antécédents personnels sont : dès l'enfance nervosité et insomnie ; tous les ans après la saison mondaine, légères poussées d'état neurasthénique, caractérisées par fatigue générale, hyperexcitabilité, etc., guéries par le repos et une saison de Biarritz.

Mme de B... a présenté, avant les troubles actuels, quelques crises de petite hystérie, larmes avec agitation, angoisses, envies de crier, assez souvent des spasmes de la gorge et parfois très nettement la sensation de boule ; en outre, comme sa grand'mère, elle a souffert de vaginisme ; enfin pendant plusieurs années, mais plutôt rarement, on relève de légers accès de somnambulisme (hystérie nocturne). Mme de B..., au cours d'un rêve, saute à bas du lit et même traverse sa chambre pour aller ouvrir une porte, mais se réveille très vite. Ces divers troubles appartiennent proprement à la série hystérique.

Les troubles actuels neurasthéniques se sont développés progressivement après la troisième et surtout la quatrième grossesse ; la malade devenant chaque année depuis trois ans de plus en plus affaiblie physiquement et moralement, et parallèlement de plus en plus impressionnable et hyperexcitable, se fatiguant à la marche, n'ayant plus goût à ses occupations, se préoccupant de tout à l'excès, pleurant pour rien, dormant mal, perdant l'appétit, etc.

L'état actuel est caractérisé par le syndrôme neurasthénique suivant :

Du côté de la *tête : céphalée classique*, sensation de casque, de serrement, de pression, de gêne pour penser, *asthénie psychique* avec difficulté de s'appliquer, de fixer l'attention ; *état mental* anxieux, préoccupé à l'excès et mélancolique, déprimé avec idées noires, dégoût de la vie, désespérance de la guérison.

Du côté des *sens* : hyperirritabilité de l'ouïe et de la vue, et même de l'odorat (redoute le bruit, la lumière vive et certaines odeurs).

Sommeil mauvais, léger, insuffisant ; difficulté de s'endormir, par excitation cérébrale ; réveil au moindre bruit, rêves plutôt hystériques que neurasthéniques (cauchemars et monstres plutôt que choses tristes).

Amyosthénie matutinale très accusée et d'ailleurs fatigue musculaire constante très exagérée par les émotions morales.

Troubles gastro-intestinaux : ceux-ci encore plutôt hystériques au début ont en effet consisté en gastralgies très douloureuses et opiniâtres, provoquées par les repas et d'autrefois par des émotions morales ; dyspepsie flatulente et constipation.

Sensibilité générale : plutôt hyperesthésie, tout le corps est douloureux au toucher et ne peut supporter la pression du corset ou de la ceinture, ou des bottines, etc. Rien du côté des viscères thoraciques, rien de génito-urinaire : mais il y a lieu de noter l'influence aggravante qu'exerce chaque période menstruelle sur les troubles nerveux.

En somme il s'agit bien là de neurasthénie confirmée ayant évolué sur un terrain préalablement hystérique et dont les symptômes empruntent à ce terrain certains caractères spéciaux.

Neurasthénie chez une hystérique.

Observation XXXV. — Mme L... est sous l'influence de troubles neurasthéniques mélangés de phénomènes hystériques.

Les antécédents héréditaires sont nettement neuro-arthritiques : le grand-père paternel malgré son grand âge a présenté quelques troubles cérébraux ; de même le père de Mme L..., l'autre grand-père maternel était rhumatisant, enfin la mère et une sœur auraient été hypocondriaques.

Les antécédents personnels sont de même ordre : dès l'âge de dix-huit mois une crise convulsive à la suite d'une légère correction ; plus tard, apparition de secousses spasmodiques, véritables tics peu étendus, affectant parfois tout un côté et qui depuis ont persisté avec plus ou moins de fréquence selon l'état général et les différentes émotions de la vie.

Mais en réalité les *troubles actuels* n'ont débuté qu'il y a deux ans à la suite de soucis et de contrariétés. Elle aurait d'abord perdu l'appétit et le sommeil, et cet état durait depuis deux ou trois mois lorsqu'un jour elle eut un premier *vertige*, mais sans perte de connaissance, sans troubles moteurs ni paresthésiques, accompagné de vomissements alimentaires (une seule fois).

Depuis a persisté une sorte d'*état vertigineux permanent* avec crainte de se trouver mal et surtout de sortir et de se trouver seule (monophobie). Dès cette époque, le syndrome

« inappétence, insomnie, état vertigineux, monophobie », appartient bien à la série neurasthénique : c'est un peu plus tard qu'a lieu le grand *vertige à prédominance phobique* qui s'est produit à X..., avec tremblement général, crainte obsédante de se trouver mal, mais sans syncope vraie, ni vraie perte de connaissance (c'est un des caractères des *crises phobiques* chez les neurasthéniques).

Depuis persistent les mêmes accès, toujours sans syncope vraie et parfois ils vont jusqu'à la *petite crise hystérique* avec spasme, étouffements et état mental d'exaspération.

Puis la crainte de marcher, par crainte de se trouver mal, en même temps que l'apparition de la rachialgie et de l'hyperesthésie plantaire obligent de plus en plus la malade à garder la chaise longue.

Séjour à V... et retour à X..., en septembre 1893 : à ce moment prédominaient toujours l'*état phobique général*, la *difficulté de la marche*, les *petites crises d'étouffement*, la *peur de la syncope* et de la *mort*, etc., la malade buvant, mangeant et digérant bien, mais *dormant mal*.

Tout cela jusqu'à présent n'est que pure neurasthénie avec pointe d'hystérie.

Le 1er octobre 1893, la malade voulant essayer de forcer la marche, monte son étage et la nuit est brusquement réveillée par une douleur dans la jambe gauche ; la malade étant nerveuse elle pense d'abord qu'il s'agit d'une névralgie ; mais elle veut se lever et mettant pied à terre, tout à coup la jambe lui fait défaut, elle ne la sent plus « comme si j'avais une jambe de bois », elle ne peut faire un pas et tombe ; le lendemain la jambe est enflée et dure jusqu'au genou et les douleurs persistent. Le surlendemain éruption cutanée sur toute la jambe gauche malade (s'est-il agi là de troubles neuro-trophiques ou de phlébite vraie ?), huit ou dix jours après la jambe droite devient le siège du même gonflement dur avec éruption.

Ces phénomènes ont duré deux mois et demi de séjour au

lit, puis la malade s'est peu à peu relevée et remise à marcher, mais en se servant de béquilles pendant trois ou quatre mois.

A signaler que les divers troubles nerveux ont été moins forts pendant toute la période dite de « phlébite » ?

Puis ils réapparaissent sous une forme que la malade décrit très bien, *frayeurs sans raison, crainte de la mort* sans savoir pourquoi, à ne pouvoir s'endormir sans qu'on lui tienne la main, *réveils en sursaut* avec angoisses, *maux de tête*, beaucoup d'étranglements et de spasmes à la gorge.

Consultation de Grasset (vers le 13 mai), qui déclare n'exister aucune lésion organique et conseille l'hydrothérapie.

De simples lotions froides, faites à V..., déterminent déjà un peu d'amélioration de l'excitabilité générale.

Traitement à Ch..., en juin 1894, lotions et douches froides, courtes et sans pression, amélioration du sommeil, mais pas de la marche. Retour à X..., continuation des draps mouillés jusqu'à mi-octobre, persistance de l'amélioration légère obtenue.

Cessation des pratiques hydrothérapiques : reprise des troubles nerveux ; depuis cette époque les troubles nerveux persistent sous la même forme, sans que rien de nouveau s'y ajoute.

Et l'*état actuel* se trouve en somme caractérisé par :

Du côté de la *tête, asthénie psychique* intense (ne peut lire, ni écrire, ni s'occuper), *céphalée*, sensation de pression sur le front, névralgies sus-orbitaires fréquentes, *état vertigineux, diminution de la mémoire.*

Du côté *sommeil :* très mauvais, agité, insuffisant.

Motilité : amyosthénie générale permanente, difficulté de la marche d'ordre mécanique, secousses spasmodiques (tics) des membres gauches.

Sensibilité, hyperesthésie générale exagérée au siège et aux reins.

Rachialgie et coccydynie, douleurs névralgiques diverses.

Estomac : appétit capricieux ; légers troubles dyspeptiques, flatulence, renvois, pas de constipation, plutôt diarrhée chronique.

Rien du côté des autres viscères.

Mais polysarcie et ralentissement de la nutrition générale.

En somme neurasthénie profonde, malgré l'absence de quelques symptômes, développée chez un sujet hystérique sous l'influence de vives contrariétés.

Neurasthénie consécutive à des troubles de la fonction sexuelle.

OBSERVATION XXXVI. — Il s'agit là d'une simple note qui me fut adressée par un de mes maîtres, avant l'arrivée de sa malade, et, bien que je n'aie pas vu cette malade, son cas m'a paru intéressant à citer, en raison de son étiologie peu commune.

Mme de Dh..., vingt-six ans, mariée depuis un an environ. Hérédité nerveuse chargée : père bizarre, hypocondriaque; a eu plusieurs accès de mélancolie, a été enfermé dans une maison d'aliénés (ces détails m'ont été donnés par un ami de la famille; la malade ne m'a jamais parlé de rien, elle doit les ignorer); mère neurasthénique et arthritique; rhumatisme déformant léger, lithiase biliaire; sœur grande neurasthénique (type classique), mais en même temps hystérique sans attaques (plaques hyperesthésiques thoraciques et rachidiennes, anorexie, vomissements, accès de tympanite, caractère bizarre touchant à la folie morale) : elle a sa sœur en aversion profonde, elle a des accès d'aversion pour sa mère, elle dirige sa fortune avec la rigueur d'un financier.

Pendant son enfance, Mme de Dh... a été une enfant triste, émotive, souvent angoissée. Elle a eu des chagrins au sujet de projets de mariage, qui n'ont pas abouti, elle est devenue encore plus triste, plus émotive à la suite de ces contrariétés.

Elle épouse M. de Dh... Trois semaines après le mariage, sa mère la conduit dans mon cabinet, je la vois pour la première fois; c'était en février ou mars dernier. Sa mère me dit que sa fille est mariée depuis plus de trois semaines et que la consommation du mariage n'a pu avoir lieu, que sa fille doit avoir un vice de conformation. J'examine, je constate que tout est normal et que l'hymen est très dilatable, cette exploration ne cause aucune douleur. Je demande des explications et j'apprends que toute tentative d'intromission est suivie immédiatement de vomissements répétés et violents et consécutivement d'un état d'anéantissement profond. La jeune femme est désespérée de ne pouvoir être la femme de son mari, elle se voit trahie, abandonnée, contrainte au divorce, etc. Je fais venir le mari, je lui explique autant que possible la situation et lui conseille de ne rien craindre et de passer outre. Ces conseils sont suivis, la consommation a lieu, les vomissements cessent et le coït se pratique fréquemment, cinq à six fois par jour en moyenne. Tout rapprochement causait une fatigue à la jeune femme; mais bientôt cette fatigue devient extrême, c'est un anéantissement qui dure jusqu'à trois à quatre heures, avec céphalée, amyosthénie, etc. Je suis consulté de nouveau et j'ordonne la séparation et l'hydrothérapie.

Au moment de son départ pour D..., Mme de Dh... était dans un état de tristesse profonde, elle se voyait incapable de remplir ses devoirs d'épouse, elle était convaincue que son mari l'abandonnerait; elle mangeait peu, dormait très mal et maigrissait; elle avait de la céphalée, des palpitations, de l'amyosthénie d'une manière permanente et non plus seulement après le coït.

Au bout de trois mois d'isolement et d'hydrothérapie, il se produisit une amélioration marquée sous tous les rapports. La vie sexuelle fut reprise, assez bien supportée d'ailleurs, mais elle ne tarda pas à ramener les mêmes accidents. Quand j'ai revu Mme de Dh... au commencement de décembre, elle était de nouveau triste, préoccupée et neurasthénique, mais à un degré beaucoup moindre. Elle avait l'espoir de la guérison. J'ai demandé qu'elle vous fût confiée pendant quelques mois, mais dans les mêmes conditions d'isolement qu'à D...

Je n'ai jamais constaté aucun phénomène d'hystérie. Tous les organes paraissent normaux.

CHAPITRE II

LES NEURASTHÉNIQUES

A PRÉDOMINANCE PSYCHOPATHIQUE

Rapports entre la Neurasthénie, l'Hypocondrie et la Mélancolie.

Dans ce chapitre, j'ai mis à part un choix de cinq observations, qui, selon moi, doivent être nettement distinguées des états neurasthéniques de Beard, bien qu'en réalité, à un moment donné au moins de leur évolution, elles présentent nettement tous ou presque tous les grands caractères de la neurasthénie; et c'est pourquoi, avec les maîtres, qui m'ont adressé ces malades, je leur ai gardé provisoirement l'étiquette de neurasthéniques.

Mais on verra combien ils s'écartent du tableau classique par l'énorme prédominance de leurs troubles mentaux (obsessions, phobies, hypocondrie), et c'est pourquoi j'ai proposé, en présence de ces cas, quand on croit devoir les maintenir dans la neurasthénie, de les sérier dans une classe à part sous le nom de *variété psychopathique*.

A mon avis d'ailleurs, la plupart de ces cas finissent par appartenir, en raison de l'intensité souvent progressive de leurs troubles psychiques, aux formules mentales proprement dites, et mériteraient presque d'être décrits comme *états psychopathiques neurasthéniformes*.

Mais c'est une question encore à l'étude, que celle des

rapports entre la neurasthénie et les formules mentales qui l'avoisinent, l'hypochondrie et la mélancolie, ainsi que des limites exactes, qui séparent ces diverses séries nosographiques.

En réalité, ces limites n'existent pas dans la clinique ; on sait d'ailleurs, qu'il en est ainsi pour certaines maladies organiques des centres nerveux, qu'on a pu cependant isoler très nettement en types nosographiques distincts, mais qui, en clinique, se rapprochent et se confondent par des types intermédiaires.

Il n'est donc pas surprenant qu'il en soit ainsi pour des affections névrosiques sans substratum anatomique déterminé.

Toutefois il est des cas où la limite est précise et où l'on peut vraiment distinguer des neurasthénies à formule mentale accusée, *de l'hypochondrie et de la mélancolie.*

Il existe assurément, ainsi que dans un récent travail on a essayé de l'établir, des analogies très évidentes entre ces divers états neuro-psychopathiques, tant dans leur étiologie que dans leur symptomatologie.

Beard avait déjà signalé l'existence de rapports entre certaines formes de neurasthénie et certaines formes de vésanie, signalant que celles-ci pouvaient être l'aboutissant de celles-là.

En réalité, si l'on considère le type pur et simple de la neurasthénie et qu'on en sépare toute la série de troubles psychopathiques qu'on y fait rentrer trop facilement, on verra qu'il s'agit là d'un type clinique qui n'a rien à voir avec les véritables psychoses et qu'en réalité, non seulement il n'y aboutit pas directement, mais qu'il n'y constitue même pas une simple prédisposition.

Il en est autrement des formes qu'on peut classer dans la variété psychopathique ; elles peuvent bien n'être, dans certains cas, que la phase prémonitoire, la période prédélirante plus ou moins longue de véritables vésanies. En effet, les aliénistes décrivent ces périodes prodromiques de la mélancolie et de l'hypochondrie avec des caractères vraiment très voisins de ceux de la neurasthénie et, dans les descriptions anciennes, on trouve les plus grandes analogies entre les signes physiques de la neurasthénie et ceux de l'hypochondrie, de même qu'entre les signes psychiques de la neurasthénie et ceux de la mélancolie ; de telle sorte que les neurasthéniques, avant Beard, appartenaient tantôt à la mélancolie, tantôt à l'hypochondrie, selon la prédominance de leurs troubles mentaux ou somatiques.

Les *analogies et les différences* sont en réalité les suivantes :

Au point de vue étiologique : l'hérédité névropathique est nécessaire pour l'hypochondrie comme pour la mélancolie ; la neurasthénie est peut-être la seule névrose qui puisse se développer accidentellement de toute pièce sans hérédité préalable.

Les deux psychoses peuvent débuter sans cause déterminante appréciable, s'installant peu à peu durant des années avec des périodes de rémission et d'aggravation, alors que la névrose de Beard se constitue généralement assez vite sous l'influence de causes déterminantes, habituellement très évidentes. Les intoxications et les infections peuvent, selon l'auteur en question, engendrer aussi bien la neurasthénie que l'hypochondrie et la mélancolie ; à mon avis, les neurasthénies d'ordre toxique ou infectieux sont plutôt rares. L'auteur cite divers exemples post-infectieux, qu'il classe dans la neurasthénie, mais qui, pour moi, appartiennent dès leur début aux séries mentales.

Ainsi ce syphilitique, qui dès sa seconde année de syphilis devient « neurasthénique déprimé avec idées d'abjection, tendance de suicide et mutilation volontaire ». On ne trouve pas cela dans la série de Beard, mais bien dans les séries mentales.

Ainsi encore, une observation de typhique qui, dans sa

convalescence, fait soi-disant de la neurasthénie; mais lorsqu'on y regarde de près, on se trouve tout au plus en face d'un état neurasthéniforme incomplet qui n'est vraiment pas de la neurasthénie.

Et cette autre petite typhique de douze ans qui tombe dans la mélancolie avec tentative de suicide.

Et celui-ci encore, qui présente de la céphalée neurasthénique, mais en même temps des idées de persécution et s'accuse de fautes imaginaires.

Et cette autre enfin de dix-sept ans, qui a des idées noires à l'occasion de ses règles et est d'une avarice sordide.

Tous ces malades ont des symptômes neurasthéniques, j'en conviens, mais ils pourraient tout aussi bien avoir de l'amyotrophie ou de l'incoordination motrice; ils n'en sont pas moins des psychopathes héréditaires, de réels vésaniques et ne sauraient être cités comme des exemples de neurasthénie post-infectieuse.

Au point de vue symptomatique. Si l'on observe de la *céphalée* dans les psychoses, elle affecte souvent la forme de sensations bizarres « cerveau qui tombe, cerveau glacé, bouillonnement intérieur, etc. ». Vraies paresthésies cérébrales qui dénotent déjà, quand on les rencontre chez des neurasthéniques confirmés, une tendance psychopathique que l'évolution ne fera qu'accuser.

Et puis, voici une malade qui a de la céphalée, soit! avec de la rachialgie; mais elle se croit coupable de fautes imaginaires et tente de se suicider; ce n'est plus, pour moi, une neurasthénique; c'est une aliénée avec des symptômes neurasthéniques.

Les *ptoses viscérales* auxquelles on a tenté de faire jouer un si grand rôle dans la pathogénie de la neurasthénie, se rencontrent aussi dans l'hypochondrie et la mélancolie, et leur intervention n'est pas nouvelle ici; on leur a fait jouer autrefois aussi un certain rôle dans la production de ces psychoses. Mais quelle conclusion en tirer? N'y a-t-il pas de la bronchite dans la pneumonie et dans la tuberculose sans qu'on songe pour cela à les identifier? et les *troubles gastro-intestinaux* de la neurasthénie ne lui sont pas absolument spéciaux. Pourtant ils ont des caractères particuliers dans les deux cas; souvent ils font défaut dans les psychoses ou bien y affectent l'allure de l'embarras gastrique chronique; dans la neurasthénie ils font presque partie nécessaire du tableau sous la forme habituelle de dyspepsie flatulente plutôt légère et de constipation opiniâtre.

Les troubles de la respiration (respiration saccadée, en escalier, paroles scandées de soupirs, etc.), signalés dans les psychoses, ne s'observent pas dans la neurasthénie simple; l'amyosthénie du neurasthénique est loin d'être la « manie lectuaire » du vésanique, et c'est justement chez les neurasthéniques psychopathes, que j'ai observé cette forme d'amyosthénie plutôt imaginaire que réelle.

L'insomnie est réelle et produite par un trouble quelconque dans la neurasthénie; dans les psychoses, le plus souvent les malades dorment, sans vouloir en convenir ou ne dorment pas, parce qu'ils croient ne pas pouvoir dormir.

Enfin, il est rare que les vrais vésaniques, même dans la période prédélirante, présentent un syndrome neurasthénique bien dessiné; ils n'en ont le plus souvent que quelques symptômes isolés, et à côté de ses symptômes, appartenant plus ou moins à la maladie de Béard, il en existe toute une série d'autres, qui en sont formellement exclus et dénotent, au contraire très catégoriquement, l'état psychopathique des malades.

Telles sont certaines conceptions délirantes, dues d'ailleurs à des troubles réels, certaines obsessions, sexuelles par exemple, certaines sensations bizarres, de jambes qui s'allongent, de cerveau qui vomit, de ventre qui se vide, de brûlure, etc., qu'on ne rencontre jamais dans les formes simples, même intenses de la neurasthénie.

Et on peut, en somme, conclure de ces quelques considérations, qu'il n'y a pas lieu de confondre la vraie neurasthénie de Beard avec la mélancolie et l'hypochondrie; que si, en raison de leur voisinage incontestable, elles empruntent parfois l'une à l'autre quelques-uns de leurs symptômes, et, par certains cas cliniques intermédiaires, elles semblent se confondre l'une dans l'autre, elles n'en restent pas moins toutes les deux des types morbides définis que la nosographie et le plus souvent aussi la clinique ont le droit et les moyens d'isoler.

Or, ce sont précisément ces formes psychopathiques de la neurasthénie qui semblent constituer ces types intermédiaires de transition; mais comme on le verra à la lecture des observations qui suivent, au cours même du syndrome neurasthénique, alors qu'il est encore presque pur et complet, on peut habituellement dépister l'allure psychopathique et dès lors y présager l'évolution et déterminer le pronostic que ces formes comportent.

Les observations XXXVII, XXXVIII et XXXIX offrent de nombreux points de contact : il s'agit là d'abord de neurasthénies chez des héréditaires, consécutives, dans un cas à de légers troubles utéro-ovariens, dans l'autre à des troubles génitaux et dyspeptiques, dans le troisième enfin, à des troubles purement dyspeptiques. Mais ce qui les rapproche, c'est la préoccupation exagérée, l'état d'obsession parfois angoissante, que ces troubles ont déterminé. Ainsi, dans le cas de cette pauvre jeune femme de trente-trois ans à lésion utéro-ovarienne légère, on verra combien elle est absorbée par la préoccupation de ses irrégularités menstruelles et par la phobie de la ménopause; puis combien, une fois cet état mental développé sur ce point, il s'applique alors à toute une série d'autres craintes : c'est d'abord du côté du foie (on lui a trouvé de la dilatation de la vésicule et elle a eu des coliques hépatiques); puis du côté des poumons (on lui a dit qu'elle pourrait devenir tuberculeuse); puis du côté de l'estomac (on a constaté la dilatation); puis du côté des reins (on a prétendu qu'elle avait un rein flottant), enfin du côté de la tête (elle a de la céphalée et des vertiges et elle en conclut qu'elle pourrait faire un jour ou l'autre de la méningite).

C'est bien là l'état hypochondriaque, que Mendel a si bien décrit dans son intéressant travail, où il distingue très justement trois degrés d'hypochondrie :

Au premier degré, dit-il, il n'y a que la peur ou l'appréhension de la maladie : les malades regardent des altérations minimes et sans importance comme des symptômes d'une affection grave; ainsi la présence d'une vésicule sur la langue leur fait croire au début d'un cancer de la langue, et une bronchite légère au début de la phtisie.

Au second degré on observe de fausses sensations, de véritables hallucinations de la sensibilité générale et plus souvent encore de la sensibilité viscérale; le malade sent que son ventre est ballonné, que son cœur s'arrête, que son cerveau bout, que sa gorge brûle, qu'il est rongé à l'intérieur, etc., etc. (On en verra un exemple très net dans l'observation XLI.)

Enfin au troisième degré, il existe à côté des troubles de la sensibilité générale et viscérale, des troubles sensoriels, consistant en des hallucinations de la vue, de l'ouïe, etc., hallucinations, dont les malades ont d'ailleurs conscience, ce qui les distingue des véritables aliénés.

L'hypochondrie simple, dit encore Mendel (premier degré) est plus rare chez les femmes que chez les hommes; cette hypochondrie, qui n'est en somme que la pathophobie, m'a paru en effet plus fréquente chez les neurasthéniques hommes; sur les trois observations, que j'en cite ici, il y a deux hommes contre une femme.

Mendel fait enfin remarquer justement, que le second degré d'hypochondrie avec fausses sensations et hallucinations viscérales est au contraire plus fréquent chez les femmes; mes observations concluent dans le même sens.

Dans l'observation XXXVIII la préoccupation phobique est la même que dans le cas précédent; mais au début, elle s'applique aux troubles génitaux (pertes séminales), dont la continuité mettait le malade dans un état d'exaspération furieuse, donnant lieu à de véritables accès impulsifs; plus tard ce furent des troubles dypspeptiques et en particulier la constipation, qui devinrent l'objet de ses obsessions, le faisant entrer dans de véritables crises avec trépignement des pieds, cris de colère, larmes, sanglots, etc.

Chez ces deux malades il me paraît intéressant de relever l'influence nettement défavorable, qu'a exercé sur leur état le séjour au bord de l'Océan.

Dans l'observation XXXIX, le syndrome neurasthénique très bien dessiné d'ailleurs, est nettement consécutif à des troubles dyspeptiques ; mais il a été certainement aussi, influencé par une croissance trop rapide, coïncidant avec ces troubles, et, par suite, insuffisamment alimentée.

On pourrait presque faire de ce cas un cas de *neurasthénie de croissance :* et à ce sujet il me semble qu'il y aurait des recherches intéressantes à faire, dans le sens de celles, qu'a déjà faite M. Springer, sur les troubles nerveux de la croissance : je cite plus loin une observation de troubles névropathiques divers, pour la plupart hystériques, manifestement dus à la croissance, et qui serait à rapprocher de celle-ci, du moins quant à l'étiologie.

Dans ce cas encore on retrouve l'état d'obsession prédominante et à peu près la même formule psychopathique, déjà signalée dans les deux observations précédentes.

Ces malades sont vraiment des neurasthéniques hypochondriaques, et malheureusement on n'a pas su toujours observer vis-à-vis d'eux les règles de conduite thérapeutique, que Mendel a fort bien décrites : « Avant tout il faut de la part du médecin une grande patience, et celui-ci ne doit pas se lasser de répéter au malade que son affection n'est pas dangereuse, et que la guérison est certaine : jamais il ne faut lui dire, que ses souffrances n'existent que dans son imagination et qu'il lui suffit, d'avoir de l'énergie ; d'abord ce n'est pas vrai et le malade perd confiance en son médecin. »

Il faut être en effet très prudent et se garder de formuler des diagnostics précis ; on ne leur doit à eux-mêmes que des diagnostics symptomatiques et encore aussi vagues, aussi généraux que possible, il faut éviter toute interprétation et toute théorie; ils en font assez eux-mêmes : « la constipation intoxique par résorption, les pertes séminales épuisent, les troubles dyspeptiques empêchent la nutrition, les lésions d'utérus chez la femme retentissent sur tout son organisme, la ménopause anticipée indique une altération profonde de la vitalité, etc., etc. Alors quoi ? Il n'y a rien à faire : ils sont atteints dans leurs forces vives et par suite condamnés ; et il est inutile de les soigner, etc. ».

Il est pénible de reconnaître, que beaucoup de victimes de tels états hypochondriaques sont dus à des confrères imprudents ou insuffisamment au courant de la formule mentale de ce genre de neurasthéniques.

L'observation XL appartient encore à la même série ; début par des troubles dyspeptiques, ou à la suite de ces troubles sous l'influence d'une émotion morale et surtout d'une hérédité névropathique très accusée, mais, après une période de neurasthénie simple on voit les troubles psychopathiques s'accentuer et prédominer au point qu'alors la neurasthénie passe au second plan et que vraiment il s'agit plutôt dans cette phase d'état psychopathique neurasthéniforme, que de vraie neurasthénie.

Quant à l'observation XLI, la dernière de ce groupe, elle est vraiment la plus intéressante; c'est elle, qui selon moi, se rapproche le plus des séries psychosiques déjà nosographiées et qui établit le mieux le passage entre la neurasthénie et les formules mentales de l'hypochondrie et de la mélancolie.

En effet, dès le début, on retrouve aux symptômes de la

neurasthénie diagnostiquée par Charcot il y a huit ans, des caractères déjà spéciaux; la cause a été classique (série de petites contrariétés, préparant le terrain, puis un beau jour émotion morale vive), et peu à peu s'est constitué le syndrôme de la neurasthénie avec presque tous ses symptômes au complet: mais dès le début les sensations céphaliques ne sont plus ici de la céphalée constrictive ou du vide; ce sont déjà de vraies hallucinations de la sensibilité viscérale de cet organe; « il me semble, dit la malade, que je suis provoquée du cerveau, et qu'il tombe de ma tête autour de moi »; l'amyosthénie n'a pas tardé à prendre les caractères de la manie lectuaire; depuis bientôt trois ans la malade ne quitte guère sa chaise-longue; l'asthénie psychique est telle, que Mme R... autrefois très active, excellente musicienne, s'occupant de travaux d'art etc., est incapable de lire, d'écrire, de se distraire, de prendre goût à quoi que ce soit; et cependant par moments, si elle ne pense pas qu'elle ne peut rien faire, elle est capable de s'intéresser, de lire, de travailler même; mais elle se plaint de fatigue, si on lui fait remarquer, qu'elle a été capable d'un certain effort; l'insomnie est encore là, mais c'est une insomnie par excitation, « mon cerveau travaille; les idées et les personnes passent et repassent confusément devant mon esprit, etc. »; c'est une insomnie, qui cède à l'injection de II gouttes d'eau de laurier-cerise et résiste à 4 grammes de sulfonal, selon l'idée qu'a la malade, qu'elle dormira ou qu'elle ne dormira pas; les troubles gastro-intestinaux ne manquent pas davantage, mais ils sont ici précisément très peu accusés, à part la constipation; enfin les vertiges, les palpitations, les mouches volantes, les bourdonnements d'oreille et presque toute la série des symptômes secondaires peut être observée dans ce cas; mais à côté de tout cela, dominant et dirigeant presque tout cela, s'est développé un état mental vraiment délirant, au moins pour certaines sensations viscérales, car l'intellectualité générale de Mme R... est admirablement conservée; le caractère seul est profondément altéré : Mme R..., autrefois femme du monde, gaie, pleine d'entrain et de relation très agréable, est devenue presque constamment triste, maussade, sombre, irritable jusqu'à la colère, égoïstement préoccupée de son mal, désespérée jusqu'à la crise avec larmes, idées de suicide, etc.

Cette observation peut servir de modèle pour différencier les formules psychopathiques de la neurasthénie des formules simples, si intenses qu'elles puissent être, de la maladie de Beard.

Observation XXXVII. — Mme S..., trente-trois ans; antécédents héréditaires : père mort de paralysie générale, mère atteinte de névralgie faciale, tante psychopathe, collatéraux obèses et asthmatiques.

Antécédents personnels : aucune maladie grave ; mais dès l'âge de treize ans, suppression brusque des règles sous l'influence d'un refroidissement et symptômes de chloro-anémie. De nouveau bien réglée vers quinze ans, elle se marie à dix-sept ans, fait d'abord une fausse couche, devient enceinte quelques mois après, la grossesse et l'accouchement sont normaux. Depuis elle n'a pas eu d'autres enfants.

De dix-neuf ans à vingt-six ans bonne santé générale, sauf quelques douleurs de reins, quelques pertes blanches et toujours de très petites époques.

L'état actuel a débuté il y a sept ans par des *troubles utérins* légers, mais qui ont toujours préoccupé la malade à l'excès et qui constituent en somme le point de départ et la base de ses obsessions et de la plupart de ses troubles nerveux. En réalité il ne s'agissait que de pertes blanches, un peu plus épaisses et un peu plus abondantes en même temps que d'une certaine irrégularité des pertes rouges. « Un mois dit-elle, c'était normal, et le mois suivant je ne perdais que quelques gouttes. »

Ces premiers troubles utérins se compliquent en outre à la longue de quelques *troubles dyspeptiques*.

Cet état dure environ un an, puis les règles deviennent douloureuses, la malade se plaint d'une sensation de congestion d'utérus, qui l'empêche de s'asseoir; elle se préoccupe de plus en plus ; les insomnies apparaissent et le caractère devient de plus en plus triste et irritable.

On l'envoie au bord de la mer pendant les vacances : l'irritabilité, les maux de tête, les troubles du sommeil, les douleurs du ventre augmentent pendant ce séjour et Mme M... revient des bords de l'Océan dans un état nerveux déplorable.

Elle consent alors à un examen local, qu'elle avait jusque-là refusé : on trouve de l'endométrite totale avec leucorrhée purulente. Malheureusement on prononce ces mots devant elle; elle y attache une très grande importance, s'en effraie, les répète à tout propos et devient convaincue qu'elle est bien malade. Elle s'effraie davantage encore lorsqu'on parle devant elle de la possibilité d'un curettage : cette opération sanglante doit d'après elle dénoter un état des organes plus grave encore qu'on ne veut bien le lui dire et elle déclare qu'elle ne se laissera jamais faire.

L'été suivant elle est envoyée à Saint-Sauveur : le confrère qu'elle consulte déclare qu'il ne trouve pas grand'chose et que pourtant elle devrait perdre davantage : il aggrave ainsi sans s'en douter la plus grosse préoccupation de la malade, qui s'inquiète avant tout de l'insuffisance de ses règles et redoute déjà avec une véritable terreur la ménopause anticipée.

Après Saint-Sauveur elle retourne voir un gynécologue à Paris, qui lui aussi propose le curettage et devant le refus formel de la malade, se contente de pratiquer des scarifications du col. Les douleurs des menstrues sont un peu diminuées, mais rien de plus pendant 5 à 6 mois.

Nous voici, dit la malade elle-même, arrivés au grand moment de l'histoire ; et elle raconte alors, avec une mémoire prodigieuse toute la série de ses règles depuis deux ans, se rappelant exactement le jour de leur apparition, la quantité de l'écoulement, le temps de leur durée et les plus petits phénomènes qui les ont accompagnées. Ainsi elle sait à partir de 91, qu'elle a été réglée le 24 mai, puis le 9 juin, le 8 juillet, le 11 août, rien en septembre, le 5 octobre, le 4 décembre, le 19 janvier 1892, le 14 février, le 23 mars le 10 avril, le 10 juin, rien en juillet, le 25 août, le 23 septembre, le 4 octobre, le 29 octobre, le 13 novembre, le 5 décembre, etc.

Il ne faut pas croire qu'elle m'a cité ces dates, un carnet de notes à la main, elle les savait par cœur, ne s'est jamais trompée, me les répétant à diverses reprises, elle savait en outre, que les unes avaient duré 15 jours et d'autres seulement 5 heures, ne perdant que quelques gouttes, elle savait jusqu'au nombre des serviettes qu'elle avait dû utiliser à chaque période.

Et au cours de ce récit, où elle se complaisait, sa figure s'empourprait ou de l'animation qu'elle y mettait, ou du plaisir qu'elle avait de voir que j'écoutais ses doléances avec autant d'intérêt.

Mme S... a bien été examiné par dix confrères différents, les diagnostics ont évolué autour de métrite, péri et paramétrite, ovarite, salpyngite, petit fibromes douteux, début de kyste ovarien, etc., etc.

En outre, on lui a malheureusement trouvé tantôt de la dilatation d'estomac, tantôt de la congestion du foie, tantôt un déplacement du rein, tantôt enfin un simple état neurasthénique qui la fit très inhabilement traiter de malade imaginaire.

Tour à tour on l'a soumise à des cautérisations du col, des dilatations à la laminaire, des pansements au crayon d'iodoforme et de chlorure de zinc, de l'électrisation, du massage, etc., etc.

On l'a en outre soumise à divers traitements généraux, tels que régimes alimentaires sévères, stations thermales et à diverses médications.

Enfin un beau jour on l'a chloroformée par surprise et pratiqué le curettage.

Malgré et peut-être aussi en raison de toutes ces interventions l'état général de la malade n'a fait que s'aggraver, l'état local ne s'étant d'ailleurs modifié en rien. Les règles sont toujours très insuffisantes, souvent douloureuses et de dates très irrégulières. C'est là la grande préoccupation de la malade. Un confrère croyant la rassurer, lui dit un jour : « Que voulez-vous en somme, ce n'est peut-être que le début de votre ménopause. » Or, cette idée constitue pour Mme M..., une obsession terrifiante : « Si je le croyais, dit-elle, je ne sais ce que je ferais, mais peut-être je me tuerais. »

A côté de ces troubles locaux, en raison de leur persistance et du retentissement considérable qu'ils ont sur l'état nerveux général de Mme S..., se sont développés peu à peu les troubles neurasthéniques suivants : *Mal de tête* fréquent, que la malade a d'ailleurs souvent mis chez moi sur l'influence du voisinage de la mer, qui cependant est distante de 1,500 mètres. Elle avait du reste été plusieurs jours à l'établissement sans apercevoir la mer et pendant ce temps ne s'était pas plainte de mal de tête.

Asthénie psychique complète : mais plutôt en réalité grande paresse, Mme S... ne s'intéressait à rien, ne s'occupait de rien, ne pensait absolument qu'à elle et à sa maladie dont elle devait raconter tous les détails à qui voulait bien l'entendre avec patience.

Asthénie morale : plus accusée encore, découragement profond, désespérance de la guérison, idées noires, accès de larmes, parfois même, idées de suicide.

Troubles dyspeptiques très légers. La malade mange avec excellent appétit, tout en se défiant de quelques aliments, et à part quelques gaz et un peu de ballonnement les fonctions digestives se font régulièrement.

Le *sommeil* n'est aussi troublé que par intermittences, Mme S..., en accuse encore le bord de la mer, bien que pendant 7 mois de séjour ici elle ait eu à peine 10 ou 12 nuits d'insomnie.

Enfin l'*amyosthénie*, dont se plaint la malade, parce qu'elle veut être jusqu'au bout neurasthénique, ainsi qu'on le lui a dit, ne me paraît pas démontrée : la malade fait de longues marches, d'un pas très rapide et très alerte pour préparer sa préaction hydrothérapique, en outre elle fait souvent des courses en ville à pied, sans se plaindre de la fatigue, si on ne le lui demande pas.

Mais ce qui domine dans tout cela, c'est, comme je l'écrivais au maître distingué, qui m'a confié cette malade, le fond psychopathique sur lequel évoluent tous ces troubles.

En effet, il ne s'agit pas là de la vraie neurasthénie primitive simple de Beard, mais bien plutôt de la forme compliquée que parfois j'ai désigné sous le nom de variété psychopathique.

Chez ces malades on peut rencontrer tous les symptômes classiques de Beard, la céphalée, les troubles dyspeptiques, la constipation, l'insomnie, l'amyosthénie générale, les vertiges, le découragement, l'inaptitude au travail, etc.

Mais si on les observe quelque temps, si surtout on vit dans leur société, on s'aperçoit vite que tout cela est autant imaginaire que réel.

Cette jeune femme était vraiment un type de ce qu'on a appelé les malades imaginaires. Mais il était très imprudent et très maladroit de le lui dire.

Elle a eu tout ce dont on a pu lui parler; elle redoutait tout ce dont elle pouvait être atteinte. Mal à la tête? elle finirait certainement un jour par avoir une méningite ou être frappée d'aliénation.

Point de côté? Elle était menacée de congestions pulmonaires et son mari ne lui avait pas dissimulé, qu'elle pourrait faire de la tuberculose.

Douleurs précordiales? Elle devait certainement avoir alors une maladie de cœur.

A ce propos, un de mes malades lui dit un jour, pour la consoler : « Ne vous tourmentez donc pas ainsi ; j'ai eu moi-même de la fausse angine de poitrine neurasthénique : c'est bien plus grave que ce que vous avez et j'en ai guéri tout de même. »

Eh bien, cette tentative de consolation détermina chez Mme S..., une véritable crise d'anginophobie qui dura 3 ou 4 jours.

Elle se plaint encore de l'estomac! elle doit par conséquent avoir de la gastrite, peut-être même un début de cancer.

Elle est constipée? elle doit avoir de l'entérite ou de la paralysie des intestins.

Elle sent encore son foie, qui doit être congestionné, son rein droit, qui est flottant, ainsi qu'on le lui a dit d'ailleurs etc., etc.

Mais c'est surtout l'utérus qui constitue une obsession fondamentale : pourquoi est-elle si mal réglée? pourquoi a-t-elle des douleurs de reins? N'a-t-elle pas eu et n'a-t-elle pas encore de l'endométrite ou de l'engorgement du col? Ne lui a-t-on pas trouvé de l'oophorite, de la salpyngite, de la paramétrite, etc., etc.?

Ne lui a-t-on pas proposé un jour de lui enlever tout son appareil utéro-ovarien?

Comment avec tout cela ne pas se croire très malade? et comment tout cela pourra-t-il jamais guérir?

Et puis, ajoutait-elle malheureusement avec beaucoup plus de raison, ne se trouve-t-elle pas sous l'influence d'une hérédité névropathique très accusée? Un père paralytique général, une mère névralgique, une tante plus ou moins hypochondriaque et justement celle-là atteinte des mêmes troubles utérins et arrivée de bonne heure à la ménopause.

Tel était le fond mental de Mme S..., qui n'est fort heureusement pas celui d'une vraie neurasthénique.

Il s'agit là plutôt d'une véritable psychose avec formule neurasthénique et on ne retrouve d'ailleurs ici ni l'étiologie, ni l'évolution, ni le caractère habituels des symptômes de la maladie de Béard.

Observation XXXVIII. — M. J..., dix-neuf ans, élève ingénieur, a été atteint de la forme dite *neurasthénie héréditaire des adolescents.*

Dès son enfance il a été, selon l'expression de ses parents, trop dorloté et trop choyé en raison de certains accidents et en particulier d'angines à répétition et de laryngites striduleuses qui inquiétaient toujours les siens à l'excès : et son père reconnait qu'on a entretenu, sinon développé chez ce malade la tendance qu'il a toujours eue ensuite de s'écouter, de pleurer pour le moindre bobo et de chercher même des maux imaginaires pour se plaindre.

On verra plus tard l'influence qu'a pu exercer cette habitude de l'enfant sur les troubles nerveux de l'adolescent.

M. J... s'est néanmoins assez bien porté jusqu'à l'âge de dix-sept ans, sans aucun incident pathologique notable : mais il travaillait par boutades, était très capricieux, et bien que sa santé fût excellente, ses forces physiques plutôt vigoureuses, son caractère habituellement gai, il ennuyait toujours sa famille de plaintes exagérées : « A quoi bon travailler, disait-il, j'ai mal ici, j'ai mal là, je ne peux rien faire comme les autres, je m'ennuie où ils s'amusent, » etc.

On mettait tout cela à ce moment sur le compte d'un mauvais caractère, on le trouvait simplement « capricieux comme une jolie femme ».

Mais en réalité ses plaintes mal fondées peut-être dénotaient un état mental, qui est loin d'être normal chez des jeunes gens de cet âge.

Le début des *troubles actuels* remonte à cette époque : M. J... (dix-sept ans), commence à se plaindre et à se préoccuper vivement de pertes séminales, c'est-à-dire de pollutions nocturnes, que les uns attribuent à un vice de conformation de la verge, les autres à de mauvaises habitudes volontaires.

Alors s'accusent des modifications de caractère, qui devient triste, acariâtre, capricieux, fuyant la société de ses amis, ne riant et ne s'amusant jamais, très renfermé, paraissant poseur.

Elevé par les prêtres, très soumis à ses convictions, il s'impose une continence sexuelle, dont il souffre et dont la préoccupation aggrave ses pertes séminales.

Surviennent alors de nouvelles plaintes : M. J... accuse des maux d'estomac et des maux de tête, refusant souvent de s'alimenter, de travailler et trouvant toujours qu'on ne s'occupe pas assez de lui, qu'on ne le soigne pas assez, qu'il se sent néanmoins très souffrant, etc., etc.

La famille prend alors la décision de faire pratiquer la circoncision, qu'on avait conseillée, considérant la malconformation du prépuce comme la principale cause des pollutions nocturnes.

L'opération faite, ces pollutions n'en persistent pas moins et mettent alors, chaque fois qu'elles se produisent, M. J... dans un état d'exaspération furieuse.

C'est alors qu'on conseille un traitement hydrothérapique, qui fut appliqué en province, dans un établissement de second ordre et ne donna aucun résultat. Pourtant, soit l'influence du repos des vacances, soit celle du séjour au grand air à la campagne, M. J... put reprendre ses études à la rentrée. Il supporta d'abord assez bien la fatigue des travaux de l'école, à laquelle il appartenait, et, d'après son père, il lutta vraiment avec énergie pour se maintenir en bon rang ; puis ses notes au début très bonnes commencèrent à faiblir, il perdit courage et fut obligé de suspendre complètement ses cours.

A ce moment M. J... présentait vraiment une grande partie des symptômes de la neurasthénie, troubles dyspeptiques, maux de tête, impossibilité de travail, insomnie, constipation, fatigue musculaire, découragement, etc. Mais l'état mental était certainement beaucoup plus grave qu'on ne l'observe habituellement dans les neurasthénies d'adolescence dues au surmenage des travaux d'école : M. J... avait des crises de larmes, une véritable obsession de sa santé, un caractère sombre, renfermé, etc., etc.

On l'envoya alors à la campagne dans la ferme d'un ami, où, ayant cessé toute tentative de travail intellectuel pour se livrer à la vie des champs, il parut subir une véritable amélioration.

Malheureusement, on commit l'imprudence de l'envoyer au bord de la mer sur une plage très bruyante et on lui laissa prendre des bains de lames. Or, il est certain, pour ce cas, que l'influence de la mer fut néfaste. M. J... devint très irritable ; le sommeil fut de nouveau troublé, le mal de tête reparut, et on dut le faire revenir à Paris.

Les accidents nerveux ne firent que s'aggraver : il eut alors des crises de véritable désespoir avec des pleurs, des rugissements et même des contorsions. Il alla jusqu'à dire des horreurs à sa mère, proférer des menaces : « Oui, je suis fou, qu'on m'enferme, qu'on me mette n'importe où l'on voudra, mais au moins faites-moi quelque chose, battez-moi, vous ne faites rien pour me guérir, vous ne croyez pas que je suis malade; je me tuerai, » etc., etc.

Un jour même il alla, en l'absence de son père (et il est à remarquer que ces scènes avaient toujours lieu pendant ses absences), il alla jusqu'à lever la main sur sa mère dans un véritable accès de fureur, brisa une chaise très solide, prit un verre qu'il cassa violemment, menaçant de tout briser, bousculant tout, lorsque justement son père revint. Il s'enferma alors dans sa chambre refusant de manger et s'y livra à une véritable crise de gémissements et de hurlements.

Je ferai remarquer, en passant, que de telles crises mentales ne relèvent plus du tout de la série clinique de Beard.

On conseilla l'isolement ; mais la famille faisant encore quelque résistance et le diagnostic posé étant toujours neurasthénie, on tenta l'électricité statique et les injections de

Brown-Séquard. La première injection détermina une syncope grave et le traitement statique parut augmenter l'excitation. C'était au début de l'hiver, on voulait éloigner le malade aussi loin que possible de ses parents et on me l'adressa à Nice.

M. J... présentait alors un aspect très fatigué, la figure pâle, les yeux cernés, le corps amaigri, l'attitude de flexion indiquant certainement une grande dépression physique et morale.

Il était incapable de toute occupation, même distrayante, lecture d'un journal ou d'un roman, photographie, peinture, etc.

Rien d'ailleurs ne l'intéressait (*asthénie psychique*). Il se plaignait d'un mal de tête constant, je le voyais presque toujours la main appuyée sur son front, tant pour soulager son mal de tête que pour protéger ses yeux contre une lumière trop vive (*céphalée*, photophobie).

Le *sommeil* était mauvais, tantôt traversé de cauchemars, tantôt troublé par des pollutions nocturnes, qui pourtant étaient moins fréquentes, tantôt très insuffisant comme durée.

L'*amyosthénie matutinale* était très accusée ; du reste, M. J... souffrait de fatigue musculaire constante et devait mesurer ses marches au podomètre ; il ne pouvait faire plus de 6 à 800 pas par jour.

Les *troubles dyspeptiques* avaient persisté ; il fallait au malade un régime alimentaire très surveillé ; mais la constipation était le plus important et le plus obsédant de ses troubles. C'est à ce sujet qu'on peut se rendre compte du degré de l'*état mental* de ce malade : il apportait au choix de ses aliments et à la mesure de leur quantité une préoccupation véritablement extrême, demandant des explications sur leur constitution chimique, sur leur rôle nutritif, sur leur digestibilité, etc.

La constipation était pour lui le point de départ d'obsessions anxieuses à croire qu'il pouvait la déterminer par action psychique, tant son esprit était fixé sur son rectum ; lorsque par malheur il n'arrivait pas à produire une selle satisfaisante, il entrait dans des états de rage et de désespoir véritablement fous, pleurant à sanglots, criant qu'il ne guérirait jamais, etc. Il aurait, si je le lui avais permis, pesé ses matières, autant que ses aliments, pour s'assurer du rapport normal entre les deux; il construisait des théories à perte de vue sur les auto-intoxications, les paralysies et rétrécissements de l'intestin, etc.; si je n'y avais mis bon ordre, il aurait volontiers discuté toute la journée sur ce point.

Enfin l'*état mental*, bien que certainement amélioré par l'éloignement des siens, avait gardé toute sa capriciosité, tout son découragement et toute son irritabilité : à la moindre contrariété, au moindre dérangement de ses habitudes, M. J... entrait dans des accès de découragement, de bouderie ou de colère, qu'il traduisait parfois seul dans sa chambre par des coups de poings sur la table, sur son lit, des piétinements sur le sol, etc. : à l'établissement il n'osait se révolter contre personne, ni casser aucun objet.

Le traitement de tels malades est en général très difficile, quand surtout au début on ne connait pas tous les détails de leur formule mentale ; c'est pour de tels malades qu'il faudrait presque le traitement « manuel! », c'est-à-dire les corrections physiques, que pratiquait d'ailleurs avec succès un de nos confrères, hydrothérapeute très distingué, dont l'établissement à Paris avait alors grande vogue. Dans le cas particulier de M. J..., de nombreux essais furent tentés, tous très modérés d'ailleurs, beaucoup restèrent sans succès. Pourtant après quatre mois de séjour, le malade avait engraissé, les pertes avaient diminué de fréquence, le sommeil était meilleur, les fonctions digestives étaient plus régulières, le caractère un peu plus gai ; il pouvait faire trois ou quatre kilomètres sans fatigue et à ce moment il quitta mon établissement. Depuis je n'ai plus eu de ses nouvelles. Quoi qu'il en soit au point de vue du diagnostic de tels états, bien qu'ils présentent des caractères stigmatiques d'une neurasthénie même très intense, on ne saurait, selon moi, les placer tant au point de vue du pronostic et du traitement que de la technique nosographique dans la même série que le type de Beard. Ils présentent un état mental et une série de troubles psychopathiques tellement prédominants et tellement voisins des formules vésaniques, qu'en réalité ils relèvent plus de la médecine mentale que de la neuropathologie proprement dite.

État neuro-psychopathique neurasthéniforme secondaire à des troubles de la nutrition et paraissant remonter à des troubles de la croissance.

OBSERVATION XXXIX. — M. M..., vingt-huit ans, licencié en droit, sans profession.

Antécédents héréditaires : grands parents paternels, cousins germains, tous deux névropathes; grands parents maternels rhumatisants et migraineux; père mort âgé, ayant joui d'une très bonne santé; mère, également bien portante, mais vie très occupée cérébralement ; une sœur neurasthénique ; collatéraux rhumatisants.

Antécédents personnels : dès son enfance, considéré comme lymphatique, fut soumis au régime de la viande crue et du quinquina, etc., qui, selon lui, le rendait déjà nerveux; à dix ans, poussée de rhumatisme articulaire ; de quinze à dix-huit ans, croissance très rapide, développement presque exagéré de la stature ($1^m,84$), palpitations et développement spontané d'un céphalématome; pendant les hivers engelures et nodosités autour des petites articulations. Début des *troubles dyspeptiques* dès l'âge de dix-huit ans, sous forme de pesanteur, renvois et de constipation.

A vingt ans, au bout de trois mois d'études médicales, il se trouve très *fatigué* physiquement et intellectuellement; le *sommeil* est devenu *mauvais*, les *troubles dyspeptiques* sont très accusés (état neurasthéniforme léger).

On suspend ses études et on le soumet à un régime diététique presque exclusivement lacté. « Ceci, dit-il, est essentiel à signaler, c'est ce régime qui m'a détraqué. » Cette seule phrase indique déjà assez l'état psychopathique du malade, qui prédomine dans toute son histoire, et cette histoire est vraiment trop longue et trop monotone pour être racontée ici en détail. M. M..., qui paraît se complaire comme beaucoup de ces malades dans la description minutieuse de tous les épisodes de sa vie pathologique, en a noté toutes les phases avec les plus fins détails de dates, de poids, de taille, de régime et de médicaments.

Il se rappelle avec précision tout ce qui s'est passé depuis dix ans concernant sa santé, il peut dire le jour du mois, où il a commencé un régime et le jour où il l'a fini aussi bien en 1883 qu'en 1893; il sait qu'à telle date il pesait 70 kilogrammes et avait $1^m,79$ de taille, à telle autre date il ne pesait plus que 65 kilogrammes, ayant $1^m,81$, etc., etc. Ce qui est certain, c'est qu'après une série de tentatives de régimes les plus divers, diète lactée, régime sec, régime végétarien, régime carné, etc., tantôt combinés au repos (Weir-Mitchel), tantôt au contraire combinés avec des exercices violents, c'est que le malade a vu peu à peu son poids descendre jusqu'à 54 kilogrammes, ses forces musculaires et psychiques s'affaisser, des troubles généraux apparaître sous forme de pertes séminales, un état mental de préoccupation constante de sa santé et d'impressionnabilité considérable avec hyperexcitabilité proportionnelle des sens se développer peu à peu, enfin les troubles du sommeil aggraver encore la situation.

En somme, actuellement M. M..., jeune homme très riche et d'une nature charmante, passe une existence misérable presque constamment enfermé dans sa chambre, étendu sur une chaise longue, bien enveloppé de couvertures, le plus souvent les fenêtres bien fermées, absolument incapable de tout effort musculaire, de toute promenade, de toute occupation intellectuelle, constamment obsédé par la préoccupation du régime alimentaire ou des moyens thérapeutiques, qu'il doit suivre ; ses nuits troublées par des rêves, des pertes séminales, qui l'épuisent encore plus, déterminent de la rachialgie, l'empêchant de se lever le matin, impressionnable aux moindres émotions, vibrant aux moindres bruits, irritable et contrarié par les plus petites futilités, en somme sa vie empoisonnée par un état neuro-psychopathique, pire que la neurasthénie elle-même et malheureusement secondaire à des troubles de la nutrition générale, mais malheureusement aussi déterminés par une hérédité très accusée.

État neuro-psychopathique avec phénomènes hystériques et neurasthéniques secondaires et des troubles dyspeptiques.

Observation XL. — Mlle Y..., trente-cinq ans, sans profession, longtemps considérée et soignée comme simple neurasthénique, présente en réalité une série de troubles dyspeptiques, neurasthéniformes, hystériques et psychopathiques, développés sous l'influence de causes accidentelles et plus particulièrement d'émotions morales, mais figurant en réalité plutôt une série de syndromes névropathiques héréditaires que de vraie et franche neurasthénie.

Les antécédents héréditaires sont neuro-arthritiques; grand-père maternel, eczémateux, a succombé à une myélite, le père est original, tiqueux, la mère a été grande hystérique à manifestations diverses (délire, paraplégie et crises convulsives).

Les antécédents personnels sont : rougeole, coqueluche, eczéma à douze ans, fièvre typhoïde à quinze ans; puis la santé est restée bonne jusqu'à trente et un ans.

A cette époque, Mlle Y... a été atteinte d'anémie, caractérisée par pâleur des tissus, palpitations, essoufflement, souffle carotidien avec névralgie intercostale gauche ; et dès ce moment la malade s'exagérant son état a été vraiment cardiopathophobe, constamment obsédée par l'idée et la crainte d'une maladie de cœur.

Plus tard elle a souffert de fièvre intermittente et de troubles dyspeptiques ; mais tout paraissait être rentré dans l'ordre, lorsqu'il y a deux ans Mlle Y... subit une série d'émotions morales très vives. C'est de là que paraissent dater les troubles actuels, qui depuis ce temps ont continué plutôt en s'aggravant, avec des périodes de rémissions incomplètes. Les premiers symptômes ont été des *troubles gastriques* pendant longtemps isolés ; ces troubles ont été soignés diversement par des régimes alimentaires spéciaux sans aucun résultat.

Puis réapparurent les névralgies intercostales d'autrefois.

Enfin l'*insomnie* s'en mêla, bientôt accompagnée d'une grande hyperexcitabilité psycho-sensorielle. On conseilla alors une cure hydrothérapique, qui aggrava les troubles dyspeptiques et détermina un véritable embarras gastrique, fébrile, subaigu, avec inappétence, langue saburrale, dyspepsie atone, douleurs intestinales, constipation, etc. Au cours de ce traitement se produisent plusieurs crises d'hystérie légères sous forme de pâmoison.

A la suite de cette première tentative malheureuse se développe un *état psychopathique* très intense, caractérisé par un mélange d'irritabilité, d'emportement et d'excitation générale, alternant avec de la tristesse, du découragement, de l'aboulie, des crises de larmes, etc., qui la rendaient, dit-elle, insupportable à elle-même et aux autres.

Les troubles gastriques s'étaient cependant améliorés, malgré quoi la malade s'amaigrissait notablement et tombait peu à peu dans l'*état neurasthéniforme*, où je l'ai vue.

Cet état caractérisé par des *insomnies* fréquentes, de l'*amyosthénie* matutinale très nette, de l'*asthénie psychique* avec manque absolu de goût pour ses travaux et même pour les occupations artistiques qui lui plaisaient le plus, par de la *dépression morale* avec de l'hyperexcitabilité, enfin par des *troubles gastro-intestinaux* très intenses (langue saburrale, inappétence habituelle, douleurs d'estomac, constipation opiniâtre, etc.).

Cet état vraiment neurasthénique se distinguait pourtant par la prédominance manifeste des troubles psychiques et aussi par l'intensité et la forme des troubles dyspeptiques.

Une nouvelle tentative d'hydrothérapie très douce (bains et douches tempérées) provoqua un redoublement de ces troubles dyspeptiques et obligèrent d'interrompre.

Divers autres procédés thérapiques, massage, électricité, injections sous-cutanées et même hypnotisme furent en vain utilisés. Il est vrai que la malade vivait entourée de sa famille, le père très irritant, la mère trop condescendante et trop faible et qu'aucun n'avait consenti au procédé que je réclamais depuis longtemps, c'est-à-dire le repos complet et l'isolement.

Les troubles nerveux persistèrent, deux ou trois crises nouvelles d'hystérie se produisirent, l'état mental (obsession, phobies, irritabilité, indécision, hyperexcitabilité, etc.) s'accentua; la malade quitta Nice et quelques semaines après dut être internée.

Un tel syndrome, bien qu'à un moment donné assez nettement neurasthénique, doit pourtant être distingué de la forme classique de Beard; l'évolution et le pronostic en sont malheureusement tout autres.

Neurasthénie (*variété psychopathique*).

Observation XLI. — Mme R..., quarante-deux ans, représente un véritable type de la formule psychopathique de la neurasthénie.

Il y a dix ans que les troubles, dont elle souffrait déjà, ont donné lieu à la consultation suivante, qu'il me paraît intéressant de reproduire, pour montrer quelles étaient alors les idées de l'époque.

« Mme R..., âgée de trente-deux ans, d'un tempérament nerveux, d'une complexion délicate et d'une grande impressionnabilité physique et morale, signale à titre d'antécédents héréditaires, un double germe diathésique (rhumatique et herpétique). Elle n'a eu ni adénites cervicales, ni impétigo du cuir chevelu, soit dans l'enfance, soit dans l'adolescence. La seule manifestation accusée a consisté en acné et eczéma sur quelques régions; cette dernière éruption plus particulièrement fixée sur la face. — Le flux menstruel, établi avec une certaine difficulté à douze ans, n'a pas cessé d'être à peu près régulier, mais il a été toujours douloureux, surtout dans la première phase de la fonction. — Mariée à dix-huit ans, Mme R... a eu deux enfants de ce mariage. Le premier accouchement a été difficile, sans suites fâcheuses cependant; sauf une lésion utérine, survenue il a a environ quatre ans, combattue avec succès, et les quelques incidents, dont il vient d'être question, on peut dire que la santé de Mme R... n'avait cessé d'être bonne, lorsqu'il y a six semaines environ, à la suite d'émotions morales, de l'influence d'une température élevée et persistante et d'une constitution médicale spéciale, Mme R... commença à éprouver avec des troubles gastriques, des vertiges et une série de symptômes dépendant du système nerveux (spasmes divers, douleurs hypogastriques sacro-lombaires, épigastriques, etc.; anxiété précordiale, malaise général, inquiétude permanente, etc., etc.). Des moyens appropriés et divers ont été mis en usage par l'honorable confrère, chargé de la direction médicale de la malade.

« Si ces agents sont restés impuissants jusqu'à ce jour, il faut en attribuer la cause à la nature et au siège du mal. Ce dernier doit être considéré comme un état névropathique avec anémie mis en jeu et entretenu par :

« 1° Les principes dyscrasiques héréditaires qui ont été

signalés; principes déviés de leurs manifestations normales et fixés sur les muqueuses du pharynx, de l'estomac et de l'appareil génésique;

« 2° Une déviation utérine (rétroflexion et latéro-version).

« Combattre l'affection diathésique, rompre l'habitude fluxionnaire, soutenir les forces; régulariser les fonctions du système nerveux ou calmer l'éréthisme; chercher à remédier aux désordres locaux. Telles sont les indications qui découlent de l'étude de cet état morbide. »

Deux ans plus tard Charcot, consulté, porta le diagnostic : « Neurasthénie, vertiges »; à cette époque, en effet, Mme R... ne présentait guère que les symptômes classiques de la neurasthénie. Enfin, trois ans après, le professeur Grasset diagnostiquait à son tour : « Neurasthénie sur fond herpético-arthritique ».

Lorsque la malade entra dans mon établissement, je recueillis l'observation que voici :

L'état actuel aurait débuté il y a dix ans, à la suite d'une frayeur vive (cocher mort subitement du choléra); la malade déclare que dès le lendemain elle s'est sentie extraordinairement troublée, tant au moral qu'au physique. Elle ajoute, toutefois, que depuis quelque temps elle était devenue très hyperexcitable, ne supportant pas le moindre bruit, s'inquiétant de tout, se faisant une montagne des moindres préoccupations.

Au début, les accidents ont consisté en : *insomnie, faiblesse générale, anorexie, sensation d'inquiétude angoissante, contractions nerveuses, vive impressionnabilité.*

A ce moment les douches ont ramené l'appétit, rendu le sommeil et ont permis de nouveau à la malade de sortir. Ce n'est que plus tard qu'ont apparu les sensations névralgiques, qui ont fait diriger la malade sur Néris (été 1885); depuis ce temps, l'affaiblissement a reparu et les troubles n'ont fait que s'accuser jusqu'à constituer l'état actuel, qu'on peut ainsi résumer :

1° Du *côté de la tête :*

a) *Asthénie psychique* très intense, impossibilité absolue de pouvoir s'occuper, de lire, d'écrire, s'appliquer à quoi que ce soit, de causer et même de penser; « rien ne fait image ni corps, tout est vide dans mon cerveau ; je ne puis fixer mon esprit sur rien, c'est une sensation de trouble terrifiant; il me semble que mon cerveau tombe de ma tête autour de moi ».

b) *Hyperexcitabilité mentale :* malgré ces sensations de dépression psychique, on observe : parole rapide, grande vivacité, grande variété d'expression, pour raconter ses troubles, sur lesquels elle revient à tout instant; pas de fixité continue dans les idées, si ce n'est pour les idées de son mal, qui constituent de véritables obsessions, grande irritabilité, vive impatience.

c) *Hyperexcitabilités sensorielles,* allant pour les yeux jusqu'à la photophobie ; les moindres bruits (froissement de papier, marche à pieds nus); et surtout ceux-là, la font tressauter et l'énervent.

d) *Etat vertigineux :* sensation de vide ; « tout tourne autour de moi, et je tourne moi-même » ; c'est comme un mal de mer constant avec état nauséeux; mais l'état nauséeux affecte ici un caractère spécial; « il me semble que non seulement mon estomac, mais tout mon corps ont besoin de vomir; je suis provoquée du cerveau autant que de l'estomac » (interprétations erronées de sensations neurasthéniques vraies).

2° Du *côté du thorax :* rien de particulier, si ce n'est des sensations de battements, d'expansion de la base synchrones aux battements du cœur et dus à une sorte d'hyperesthésie des sensations normalement inconscientes de la circulation. Parfois exagération du pouls allant jusqu'à la tachycardie (96 et 100).

3° Du *côté de l'abdomen et voies digestives :* sensations douloureuses très vives, localisées par la malade à deux niveaux différents, qu'elle appelle le premier l'estomac et l'autre le ventre; ces points ne correspondent en réalité à aucune localisation anatomique et constituent de véritables topoalgies, probablement centrales; or ils jouent un rôle important dans la situation ; d'eux paraissent dépendre une grande partie des autres symptômes; plus les douleurs de ces régions sont intenses, plus l'état général est mauvais.

En dehors de cela, aucun trouble digestif proprement dit; pas de ballonnement, de gaz, de renvois; depuis quelques jours est réapparue de la constipation, qui a déjà existé autrefois.

Utérus : actuellement rien de spécial.

4° *Sensibilité générale :* en même temps que les douleurs abdominales, la malade accuse des sensations douloureuses de brûlures, de tiraillement, de déchirement dans toutes les parties du corps; et, « si je parle, la gorge et toute la poitrine me brûlent; dans les bras, dans le dos, entre les épaules, dans le cou, c'est comme si j'étais rongée par des bêtes, déchirée, brûlée, écorchée vive; et en même temps, les membres me trépident; si je marche, le moindre pas me donne un ébranlement, le moindre obstacle, une paille, me secoue des pieds à la tête ». Il existe donc une sorte d'hyperesthésie douloureuse généralisée à tout le corps, rendant pénibles les divers actes et mouvements des diverses régions atteintes.

5° *Système musculaire :* fatigue considérable ; la tête ne se tient pas sans être appuyée, ne peut ni rester debout, ni marcher quelques minutes, passe sa vie presque tout entière sur une chaise longue. Toutefois il n'existe pas d'impuissance motrice vraie; dans certains cas d'excitation la malade se lève très droite et marche très bien; elle est surtout immobilisée par la crainte des douleurs facilement provoquées.

Mais ce qui domine le tableau clinique déjà très chargé, c'est l'état phobique, constamment anxieux et obsédé, qui fait que la malade rappelle toujours tous ses maux avec les moindres détails, s'inquiète de les voir aussi nombreux et aussi tenaces et n'admet pas qu'on puisse jamais l'en débarrasser.

En somme, c'est la formule psychopathique qui tient ici le premier rang, les troubles physiques de la neurasthénie (céphalée, vertiges vrais, dyspepsie, constipation persistante, parésie musculaire, insomnie tenace, etc.), ou bien n'existent pas ou bien sont très atténués ou relégués au second plan.

Et cette forme de neurasthénie psychopathique appartient plutôt à la série mentale qu'à la série neuropathique proprement dite.

CHAPITRE III

LES FAUX NEURASTHÉNIQUES

CONSIDÉRATIONS GÉNÉRALES

Etats neurasthéniformes secondaires ou Pseudo-neurasthénies.

Ce chapitre contient toute une collection de cas très diverse, mais présentant toutefois de nombreux caractères communs. Il s'agit là de malades, pour la plupart diagnostiqués neurasthéniques, mais en réalité présentant seulement une série de troubles nerveux, plutôt neurasthéniformes que vraiment neurasthéniques et que leur groupement et leur évolution ne permettent pas de classer dans la classe des neurasthénies primitives et simples (type de Beard).

En effet, ces troubles nerveux sont toujours dans ces cas consécutifs à des lésions ou à des troubles viscéraux (dyspepsie, lésion utéro-ovarienne, affection cardiaque, etc.), dépendant directement de ces lésions ou de ces troubles, se développant peu à peu sous leur influence, marchant de pair avec eux, ne s'améliorant et ne guérissant, qu'autant que ces lésions ou troubles peuvent s'améliorer ou guérir eux-mêmes.

En somme, il s'agit là de syndromes névropathiques plus ou moins neurasthéniformes, mais secondaires et en quelque sorte symptomatiques des affections primitives, sous l'influence desquelles ils se sont développés et évoluent.

Toutefois on doit reconnaître que la prédisposition, dite névropathique, existe dans le plus grand nombre des cas; en effet, tous les dyspeptiques, toutes les utéro-ovariennes, tous les cardiopathes, ne sont pas nécessairement atteints de ces troubles.

On ne retrouve donc pas ici l'étiologie habituelle (psycho-morale, traumatique, etc.) de la neurasthénie primitive; pas davantage l'évolution du type de Beard, se constituant rapidement presque d'une seule pièce, avec toute sa série de symptômes, à la suite de la cause génératrice.

En outre, on trouve là, au début de l'histoire nerveuse, la dominant dans toute son évolution, une toute autre histoire pathologique, le plus souvent organique ou diathésique.

Mais non seulement cela, si l'on fouille la symptomatologie de ces états neurasthéniformes, si, comme je l'ai dit, on regarde à la loupe, puisqu'on ne peut encore ici regarder au microscope, on aperçoit vite la différence notable de groupement, de caractères symptomatiques et d'évolution, qui séparent ces syndromes nerveux de la véritable neurasthénie.

Pour ce qui est de leur groupement, il est le plus souvent incomplet et c'est alors les grands symptômes en quelque sorte stigmatiques de la maladie de Beard, qui font le plus souvent défaut : ainsi, l'insomnie, l'asthénie psychique, la céphalée, l'amyosthénie matutinale : presque tous ces malades se sentent mieux et plus reposés le matin.

Quand la plupart des symptômes neurasthéniques existent, si on les prend un à un pour les étudier de près, on leur trouve des caractères tout différents de ceux qu'ils ont dans la vraie neurasthénie : c'est ainsi que les troubles du sommeil et les causes de l'insomnie ne sont pas les mêmes ; que les troubles dyspeptiques sont dans certains cas plus accusés ou de toute autre forme ; que la constipation alterne avec de la diarrhée ; que l'amyosthénie n'a pas le caractère seulement névropathique et est souvent basée sur une réelle diminution de la puissance musculaire par amaigrissement, et qu'au lieu de diminuer elle augmente par les tentatives d'entraînement, etc., etc.

Enfin, si l'on considère l'évolution, on voit que le début est lent, progressif, les symptômes se constituant un à un et dépendant absolument du trouble ou de la lésion viscérale primitive, qui leur a peu à peu donné lieu.

On voit se développer des états neurasthéniformes, surtout à la suite des dyspepsies chroniques, des lésions utéro-ovariennes, de certaines affections cardiaques et aussi de certaines lésions organiques des centres nerveux.

On les rencontre encore dans certaines diathèses ou maladies dyscrasiques, telles que l'arthritisme et le diabète, dont ils semblent en quelque sorte constituer des syndromes épisodiques, alternant avec d'autres manifestations de ces diathèses ou dyscrasies, mais en tout cas évoluant toujours sous leur dépendance.

Récemment, au dernier congrès de neurologie de Bordeaux (août 1895), mon honoré confrère et excellent ami Régis, rappelant aimablement les états pseudo-neurasthéniques que j'avais déjà signalés, a parlé de la neurasthénie des artério-scléreux, ajoutant qu'on mourait de cette neurasthénie comme on meurt de l'artério-sclérose. Je ne connais pas les détails des observations de M. Régis, mais je doute fort qu'il s'agisse dans ces cas de véritable neurasthénie. Sans doute les artério-scléreux ont le droit, autant et même plus que tous autres, de devenir neurasthéniques, s'ils subissent les causes habituelles de cette maladie ; mais s'ils deviennent neurasthéniques de par leur artério-sclérose, j'ai tout lieu de croire qu'au point de vue clinique et nosographique, ils méritent plutôt le nom de neurasthéniformes.

Et, comme le fait très justement remarquer M. Régis, dont la communication est à ce point de vue très intéressante, le diagnostic de ces états neurasthéniques (?) secondaires à l'artério-sclérose est important à faire d'aussi bonne heure que

7

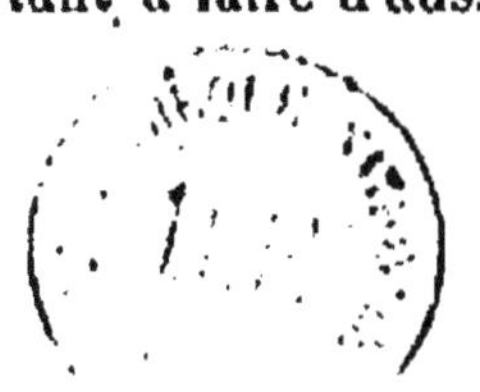

possible ; la thérapeutique et le pronostic sont ici très différents, puisque les artério-scléreux neurasthénisés meurent, alors que ne meurent pas les neurasthéniques de Beard, s'ils ne sont pas artério-scléreux [1].

Etats neurasthéniformes prodromiques. *(Pseudo-neurasthénies préorganiques.)*

Je n'ai parlé jusqu'ici que d'états neurasthéniformes secondaires, se produisant à la suite et en conséquence de certaines maladies viscérales ou diathésiques : c'est ce que j'ai encore appelé les états pseudo-neurasthéniques postorganiques.

Mais il existe des états neurasthéniformes qui apparaissent aussi sans cause connue en dehors de toute autre maladie ou lésion, et en quelque sorte à titre de période prodromique ou prémonitoire de maladies ou de lésions qui apparaîtront plus tard.

C'est ainsi qu'on voit quelquefois la tuberculose pulmonaire, le cancer du foie ou de l'estomac, la paralysie générale être précédés pendant plus ou moins longtemps de ces états neurasthéniformes, avant que tout signe certain de ces lésions ait pu y faire songer.

Le professeur Ballet a récemment appelé l'attention sur ces cas dans une de ses remarquables leçons sur la période prodromique de la paralysie générale à forme de neurasthénie.

On trouve encore ces états neurasthéniformes en tête de certaines affections vésaniques, constituant précisément ce qu'on a décrit sous le nom de périodes prémonitoires ou prédélirantes de l'hypochondrie et de la mélancolie.

C'est pour ces états que j'ai proposé le nom d'états neuras-

[1] On trouvera à la fin de ce chapitre une argumentation plus détaillée de ces questions : 1° neurasthénies artérioscléreuses ; 2° neurasthénies syphilitiques.

théniques préorganiques; je conviens que ce nom ne s'applique pourtant pas à tous ces cas, puisque les vésanies ne font pas encore partie des maladies organiques; mais il n'avait à ce moment d'autres prétentions que d'appeler l'attention sur ces états neurasthéniformes prodromiques, pour les différencier de la vraie neurasthénie de Beard.

Et c'est là justement en clinique le point important : qu'ils soient postorganiques ou préorganiques, ces divers états simili-neurasthéniques ont les mêmes caractères, que j'ai signalés plus haut, de groupement incomplet, de formes symptomatiques différentes, d'évolution lente, sans début ni causes précises et c'est pour la seconde série de ces états, que j'ai déjà dit : Il faut se défier des neurasthénies, qui viennent on ne sait d'où : elles vont on ne sait où.

J'espère que les observations qui suivent montreront, mieux encore qu'une description technique, les différences cliniques qui séparent ces états neurasthéniformes de la vraie neurasthénie[1].

[1] Un de mes honorés et excellents maîtres, le Dr Rigal, auquel j'exposais dernièrement mes idées et citais mes observations sur les états neurasthéniformes, a bien voulu, à l'appui de ces idées, me citer de vive voix trois cas d'état neurasthénique développé sous l'influence du brightisme.

Dans ces trois cas les malades se plaignaient de céphalée avec plaque occipitale, d'insomnie, de vertiges, de troubles dyspeptiques légers, d'amyosthénie et de dépression mentale très manifestes.

C'en était certainement assez pour faire le diagnostic de neurasthénie et il fut fait d'ailleurs avec indications de cure hydrothérapique.

Or dans les deux premiers cas sous l'influence du traitement ou de l'évolution spontanée du mal, ne tardèrent pas à apparaître des accidents (crises convulsives et troubles cardiaques) qui appelèrent l'attention du côté des urines; et celles-ci présentaient nettement les caractères du mal de Bright : ces deux premiers malades ne tardèrent d'ailleurs pas à succomber à d'autres accidents urémiques.

Dans le troisième cas, c'était cliniquement la répétition de la même histoire : céphalée à prédominance occipitale, vertiges; amyosthénie, insomnie, etc.; mais on était prévenu et l'analyse

I. — Etats neurasthéniformes secondaires à des affections des voies digestives.

C'est dans ce groupe qu'on trouve le plus grand nombre de cas : la question des rapports de la neurasthénie et des dyspepsies est loin d'être vidée ; ce n'est pas elle que je veux aborder ici ; je veux seulement démontrer, par quelques exemples, qu'il existe des états névropathiques simulant la neurasthénie, qui dépendent absolument de troubles dyspeptiques primitifs, non neurasthéniques ; je veux surtout démontrer que ces états neurasthéniformes n'ont que l'ap-

des urines fut aussitôt faite; on trouva encore de l'albuminurie; le malade fut soumis au régime et le syndrome neurasthénique ne tarda pas à disparaître.

M. Rigal est parfaitement d'avis qu'on ne saurait classer ces états dits neurasthéniques dans la série de Beard, et même qu'on ne saurait trop s'appliquer à les en distinguer : leur pronostic et leur thérapeutique en sont très différents. La cure par l'eau froide peut, dans ces cas, avoir les plus funestes conséquences.

Or, d'après M. Rigal lui-même, ces trois malades ne présentaient pas le type absolument classique de la vraie maladie de Beard : en les regardant de près, on eût pu trouver dans leurs divers symptômes et surtout dans la céphalée et le vertigo des caractères d'intensité et de prédominance qui ne sont pas ceux des symptômes de Beard. Et puis, tous les trois présentaient justement ce caractère important et qui doit toujours mettre en défiance, je veux dire l'absence des causes habituelles (psycho-morales) de la vraie neurasthénie; c'étaient des états neurasthéniques qui s'étaient développés en dehors de toute cause apparente et qui venaient on ne savait d'où.

Ces trois observations sont extrêmement intéressantes à connaître au point de vue pratique : je n'en ai pas moi-même encore rencontré de semblables. Et c'est pourquoi j'ai demandé à M. Rigal, qui me l'a accordée très aimablement, la permission de les citer à l'appui de cette thèse qu'on ne saurait s'entourer de trop de précautions pour distinguer les états neurasthéniformes secondaires de la vraie neurasthénie primitive.

parence de la maladie de Beard et doivent en être formellement séparés, du moins, dans la pratique.

L'observation XLII est celle d'un vieux dyspeptique névropathe, il est vrai, mais chez lequel manquent l'asthénie psychique, l'insomnie, l'état mental, etc., chez lequel d'ailleurs les troubles nerveux consécutifs à sa dyspepsie suivent les variations de ses troubles gastro-intestinaux ; chez lequel enfin ces troubles, primitifs et de vieille date, sont loin d'avoir l'allure et la forme, qu'ils ont dans la vraie neurasthénie.

L'observation XLIII est encore une observation de dyspeptique dès le collège, mais chez lequel, en raison d'une hérédité névropathique manifeste, s'est développée, sans autre cause que la débilitation, due à sa dyspepsie, toute une série de troubles nerveux neurasthéniformes, mais nettement dépendant de ces troubles gastriques.

L'observation XLIV est un bel exemple des caractères spéciaux, que prennent certains symptômes neurasthéniques, lorsqu'ils se produisent sous d'autres influences que celles qui président à la maladie de Beard ; il s'agit là d'un dyspeptique, vraisemblablement précancéreux et très anémié, qui présente de l'insomnie par sensation de froid, du vertige, de la tendance à la syncope, de l'asthénie psychique par anémie cérébrale et de la tristesse mais sans désespérance et sans phobies.

L'observation XLV montre de l'entérite dès l'enfance, de la dyspepsie au collège et peu à peu l'apparition de troubles nerveux, qui, à diverses reprises, s'améliorent parallèlement à l'amélioration des troubles gastriques ; puis rechute de ceux-ci, rechute de ceux-là ; mais au milieu de tous ces troubles, pas de céphalée, pas d'insomnie, amyosthénie plutôt moindre le matin.

C'est en effet un caractère de cette amyosthénie neurasthéniforme des dyspeptiques, qui se sentent toujours mieux le matin.

Un autre caractère de ces troubles nerveux est le suivant :

ils sont en général aggravés après les repas, tandis que chez les vrais neurasthéniques, qui ne sont en général que légèrement dyspeptiques, il se produit plutôt après chaque repas une sensation de mieux-être, dû à l'excitation.

Les autres observations présentent à peu près les mêmes caractères ; une seule mérite encore d'être signalée à part, c'est l'observation XLIX, dans laquelle il s'agit d'une dyspeptique avec état neurasthénique, tour à tour diagnostiquée et traitée comme neurasthénique primitive et comme dyspeptique primitive, sans plus de résultats d'ailleurs. Cette malade était en effet atteinte d'une petite tumeur abdominale longtemps méconnue, qui devait être le point de départ de ses troubles dyspeptiques, puisque, la tumeur une fois enlevée, ces troubles disparurent et après eux l'état neurasthéniforme qui leur était lui-même secondaire.

En somme, ce qu'il faut retenir de ces observations, c'est qu'il se produit à la suite et sous l'influence directe de dyspepsies primitives, des troubles nerveux, ayant l'aspect neurasthéniforme, mais qu'il faut savoir, et que l'on peut, en clinique, distinguer de la vraie neurasthénie.

Ces états neurasthéniformes secondaires aux dyspepsies doivent évidemment être soumis à un traitement général, mais leur guérison dépend de la thérapeutique de la dyspepsie.

Il faut se garder plus encore peut-être de l'erreur contraire, que j'ai vu trop souvent commettre et qui consiste à traiter comme simples dyspeptiques des neurasthéniques avérés.

A. — ÉTATS NEURASTHÉNIFORMES SECONDAIRES A DES AFFECTIONS DES VOIES DIGESTIVES

OBSERVATION XLII. — M. H..., sans profession, quarante-six ans, souvent diagnostiqué neurasthénique en raison de troubles nerveux divers, coexistant avec des troubles gastro-intestinaux n'est en réalité qu'un faux neurasthénique absolument dépendant de ses voies digestives.

Comme antécédents héréditaires, rhumatisme chez les grands parents, crampe des écrivains chez le père, cardiopathie chez la mère, rien d'autre. Le début des accidents actuels remonte à 1878 et parait s'être produit à la suite d'excès (vie mondaine).

C'est l'*estomac* qui a été le premier et le seul intéressé jusqu'à il y a trois ans; pendant toute cette période les troubles gastriques ont consisté en *gastralgie*, *flatulence*, parfois *vomissements et débâcles diarrhéiques*.

Dès cette époque, ces troubles se produisaient nettement sous l'*influence de surmenages* tels que fatigues de chasse, plaisirs, émotions morales, voyages en chemin de fer ou bicyclette, etc., etc.

Le malade se présente chez moi avec une petite notice ainsi rédigée :

Atonie générale, surtout gastro-intestinale, grande impressionnabilité au froid, maux de reins, expectoration de glaires et de mucosités par la bouche, mauvaise digestion, alternative de constipation et de dérangements, chute du rectum, chute de la paroi abdominale, fatigue générale, etc.

A l'examen du malade on peut constater les phénomènes suivants :

Tête : pas de *céphalée* habituelle, mais se *produisant* sous forme de *serrement* en cas de *fatigue*, de *tracas ou d'ennuis* (perte de jeu) ; *mémoire* notablement *diminuée*, de temps en temps *petits vertiges*, surtout le matin à jeun.

Irritabilité de *caractère*, emportements et colères fréquentes pour des riens; impressionnabilité exagérée, parfois surexcitation psychique et musculaire.

Sens. Yeux : mouches volantes, points noirs. Oreilles : bourdonnement constant aggravé par le voyage ; toutefois il doit exister une lésion de l'oreille gauche dont l'acuité auditive est réduite à 0,10.

Sommeil : actuellement dort bien, sans rêves spéciaux, est parfois réveillé par ses troubles dyspeptiques.

Système musculaire : se fatigue facilement, sensation fréquente de courbature générale, sans le caractère de l'*amyosthénie* matutinale.

Sensibilité générale : pas de troubles objectifs ; quelquefois, rarement, engourdissement dans les extrémités, mais surtout sensation de froid, particulièrement aux pieds.

Estomac : c'est la grosse affaire ; langue plutôt rouge et sèche sans enduit saburral, appétit conservé, plutôt exagéré, parfois boulimie. S'il se fatigue avant les repas ; s'il a des ennuis ou des émotions de jeu, il est sûr de mal digérer pendant la première heure de la digestion ; ballonnement, pesanteur, sensation d'impuissance stomacale, frissonnements, puis quatre ou cinq heures après le repas, production abondante de gaz fétides sentant les œufs pourris, renvois, malaise général, envie d'aller à la garde-robe, etc.

Intestins : d'habitude constipation opiniâtre ; mais assez souvent débâcle produite par toute cause de fatigue. État sexuel plutôt diminué.

Comme on le voit, le début s'est fait par des troubles dyspeptiques sous l'influence de causes (excès de vie mondaine) qui retentissent assurément sur le système nerveux, mais aussi directement sur les voies digestives et déterminent plus rarement la vraie neurasthénie.

Ces troubles dyspeptiques ont toujours prédominé, réglant en quelque sorte l'intensité des troubles nerveux qu'ils ont pu produire à la longue et actuellement encore, comme le dit si bien le malade : « c'est là la grosse affaire ».

D'ailleurs les troubles nerveux qui existent, bien que certains appartiennent à la série neurasthénique, sont loin de constituer un type de vraie neurasthénie : il y manque l'asthénie psychique, l'insomnie et surtout l'état mental qui chez M. H... est très peu altéré.

Il s'agit donc bien là d'un état neurasthéniforme provoqué et entretenu par des troubles gastro-intestinaux primitifs et prédominants.

OBSERVATION XLIII. — M. J..., sans profession, quarante ans, également considéré comme neurasthénique, souffre en réalité de *troubles dyspeptiques compliqués de phénomènes neurasthéniformes.*

Les antécédents héréditaires sont neuro-arthritiques: hystérie, coliques hépatiques, eczéma, rhumatisme articulaire.

Les antécédents personnels sont : rougeole, fièvre typhoïde, scarlatine, poussées d'urticaire, impressionnabilité très vive, grande délicatesse de constitution.

Les *troubles dyspeptiques* actuels ont débuté dès le collège : ils consistent aujourd'hui en renvois et gaz abondants après les repas, estomac clapotant, poussées de colite muco-membraneuse, constipation opiniâtre, langue constamment saburrale, appétit plutôt diminué, formule hypopeptique du suc gastrique (analyse Winter).

A côté de ces troubles et vraisemblablement déterminés par eux, se sont peu à peu développés des phénomènes divers de neurasthénie consistant en insomnie par périodes, amyosthénie générale mais sans le caractère d'exacerbation matutinale, asthénie psycho-morale légère, sans état mental précis; en même temps hyperexcitabilité sensorielle et irritabilité du caractère, mais peu accusées.

Enfin, M. J... présente l'habitus et le facies d'un insuffisant de la nutrition générale avec amaigrissement.

On se trouve donc là en présence d'un syndrome neuropathique, dont beaucoup de traits sont empruntés au tableau de la neurasthénie, mais il faut considérer que ce syndrome déterminé peu à peu par d'anciens troubles dyspeptiques sans l'intervention d'aucune autre cause psycho-morale, évolue parallèlement à ces troubles et reste sous leur entière dépendance, s'améliorant ou s'aggravant avec eux. Ce n'est plus là la neurasthénie de Beard, mais bien un état neurasthéniforme dépendant de troubles primitifs des fonctions digestives.

Observation XLIV. — M. Az..., sans profession, cinquante-trois ans, m'a été adressé à Nice avec le diagnostic : neurasthénie post-dyspeptique? En effet M. Az..., dont les antécédents héréditaires sont absolument nets (je n'ai pu relever aucune tare diathésique dans ses ascendants et collatéraux tous morts très âgés ou encore bien portants) a toujours eu des troubles du côté de ses voies digestives.

Dès l'enfance gastro-entérite à répétition, l'ayant rendu chétif jusqu'à sept ans; puis longue période de bonne santé; à trente-six ans jaunisse grave; à quarante-un ans gastrite et depuis lors fréquents troubles digestifs et presque constamment aigreurs après les repas.

Malgré cela, il avait gardé ses forces et son embonpoint lorsqu'il fut pris en Espagne de gastro-entérite aiguë qui en quelques jours l'anémia et l'amaigrit tellement qu'à son retour à Paris on ne le reconnaissait pas.

Depuis, les troubles gastro-intestinaux ont persisté, sensations de barre, de tiraillement, de crampes après avoir mangé, indigestions fréquentes, gaz très abondants, nausées, constipation telle qu'on a dû employer la curette rectale; en même temps amaigrissement et anémie progressives; tendances à la syncope, vertiges, insomnie, avec sensations de refroidissement général, sensations de vide cérébral; d'où difficulté de s'appliquer, troubles de la vue en lisant; grande faiblesse musculaire, enfin abattement, tristesse et accès de découragement.

Sans doute ces divers symptômes se rencontrent pour la plupart dans la neurasthénie; mais ils ont d'autres caractères (ni l'insomnie, ni l'état mental, ni l'asthénie psychique et musculaire ne sont celles que Beard a décrites); d'autre part, il y a ici pour expliquer cet état neurasthéniforme toute une évolution et toute une série de causes d'épuisement physiologique vraiment suffisantes.

Et en résumé ce malade ne saurait être classé dans la série des neurasthéniques : c'est un malade des voies digestives, vraisemblablement un néoplasique avec seulement des troubles *neurasthéniformes secondaires*[1].

Observation XLV. — M. S..., trente-sept ans, présente aussi tous les caractères d'un simple état neurasthéniforme consécutif à des troubles dyspeptiques.

Ses antécédents héréditaires sont neuro-arthritiques (grands parents paternels rhumatisants, grands parents maternels névropathes, insomniques; père dyspeptique, mère et deux sœurs rhumatisantes, un oncle cardiaque.

Ses antécédents personnels sont : entérite dès l'enfance, au lycée, dyspepsie, coliques, fréquentes; a dû toujours surveiller son alimentation; pendant le volontariat s'est porté assez bien; puis, lorsqu'il a pris la direction de son usine, l'estomac est redevenu mauvais.

A trente-trois ans attaque d'influenza ayant aggravé notablement les troubles dyspeptiques : inappétence, gaz, renvois, constipation et amaigrissement général, accompagné d'une grande faiblesse musculaire.

Un régime alimentaire bien dirigé reconstitue les forces; mais M. S..., subit un refroidissement et fait une bronchite aiguë, qui détermine la rechute des troubles dyspeptiques.

C'est alors que se développent une série de troubles consistant surtout en :

Une grande faiblesse musculaire;

Un affaiblissement parallèle de la puissance intellectuelle, empêchant M. S... de se livrer à aucun travail sérieux ;

[1] J'ai appris, en rentrant à Nice, que ce malade avait succombé quelques mois plus tard aux progrès d'un cancer de l'estomac.

Une sorte d'état hypochondriaque avec irritabilité exagérée et parfois même crises d'excitation;

Enfin les troubles gastro-intestinaux (inappétence, dyspepsie flatulente, constipation) sont au complet.

La réunion de ces troubles constituent assurément un état voisin de la neurasthénie, mais il n'y a ni céphalée, ni insomnie, ni prédominance de l'amyosthénie matutinale et quand on demande à M. S..., comment il se trouve le matin : « C'est, dit-il, le moment où je me porte le mieux. » Ce caractère suffirait presque à lui seul à éliminer le diagnostic de vraie neurasthénie. On le retrouve chez la plupart des dyspeptiques neurasthéniformes.

Dans ces cas, il s'agit en réalité simplement d'épuisement général par insuffisance d'alimentation dû aux troubles dyspeptiques.

Ici d'ailleurs il n'existait aucune cause d'ordre psycho-morale; pas de surmenage, pas d'ennuis; tout autour de lui, affaires et famille, allait très bien et les troubles dont il souffrait ne pouvaient être rattachés qu'au mauvais état de ses voies digestives.

Observation XLVI. — M. G..., cinquante-deux ans, directeur de mines.

Antécédents héréditaires (père sciatique, sœur morte rachitique).

Antécédents personnels: enfance, déformations rachitiques, jambes arquées.

A sept ans, opération de la pierre, puis bonne santé générale; à quinze ans, jaunisse à la suite de contrariétés; à vingt-six ans, poussée de typhlite; à vingt-neuf ans, nouvel accès de jaunisse; à quarante-six ans, accès de coliques néphrétiques pendant trois jours; à quarante-huit ans, démangeaison au périnée, coliques sourdes dans le bas-ventre, ténesme vésical et expulsion de graviers.

Depuis longtemps, *troubles gastriques*, estomac toujours

délicat, réagissant douloureusement aux moindres contrariétés.

Depuis trois ou quatre ans surtout ces troubles sont plus accusés (dégoût de la viande, odeurs de la cuisine désagréables coupant l'appétit), aggravation progressive des phénomènes dyspeptiques; gonflement, gaz et renvois après les repas; douleur au niveau de la région gastro-hépatique, qui est sensible à la pression et présente une matité très accusée.

A côté et probablement de par ces troubles gastriques, développement d'un léger état neurasthénique secondaire : céphalée avec accès de céphalalgie et points hyperesthésiques constants, insomnie et amyosthénie matutinale coïncidant nettement avec troubles gastriques, asthénie psychique, travail plus difficile, mémoire diminuée, urines à coefficient d'utilisation inférieure avec traces de pigment biliaire.

Ces troubles neurasthéniformes sont donc nettement consécutifs aux troubles dyspeptiques et restent sous leur dépendance, évoluant désormais parallèlement avec eux; ils sont loin de rentrer dans la série des neurasthénies primitives et simples.

Observation XLVII. — Dyspepsie sans neurasthénie.

Il n'est évidemment pas besoin de démontrer qu'il existe des dyspeptiques sans troubles neurasthéniques; en voici pourtant un exemple très net.

Mlle Eg..., dix-neuf ans, à antécédents héréditaires névropathiques, m'a été adressée pour suivre une cure hydrothérapique; elle souffre depuis bientôt deux ans de troubles dyspeptiques, consistant en langue sèche et saburrale, diminution de l'appétit, lourdeur et ballonnement avec gaz et renvois abondants après les repas; parfois gastralgie et crampes très pénibles; constipation très tenace; amaigrissement.

Sous l'influence de ces troubles digestifs, altérant la constitution générale, il n'est pas étonnant qu'il se soit produit un certain abattement, une certaine fatigue physique, diminuant l'activité et le courage habituels; en même temps s'est produite une légère modification du caractère, devenu plus sombre, plus attristé et aussi plus irritable.

Mais rien de neurasthénique dans tout cela, pas de céphalée, pas d'insomnie, pas d'amyosthénie matutinale : comme la plupart des dyspeptiques, c'est au contraire le matin que Mlle Eg... se trouve le mieux; pas de troubles sensoriels, ni d'asthénie psychique vraie, etc.

En somme, troubles dyspeptiques purs et simples, dont la persistance pourrait à la longue développer un état neurasthéniforme, mais jusque-là dyspepsie primitive et simple, sans neurasthénie secondaire.

Observation XLVIII. — Mme R. C... m'a été adressée comme une neurasthénique d'origine gastrique. Voici son histoire :

Antécédents héréditaires : goutte chez les grands parents paternels; rhumatisme chez le père, une sœur anémique et une nerveuse.

Antécédents personnels nuls, n'a jamais été malade : mariée à dix-huit ans, première grossesse suivie d'accidents utérins ayant nécessité curettage; deux ans après, fausse couche de trois mois suivie de cystite et de troubles dyspeptiques qui ont persisté depuis et dominent encore aujourd'hui toute la scène clinique.

Ces *troubles gastro-intestinaux* consistent en inappétence, (la malade évite d'ailleurs de manger pour éviter ces troubles souvent très pénibles), gonflement, lourdeur, gêne respiratoire après chaque repas et souvent crampes très douloureuses, s'irradiant dans le dos; constipation fréquente avec alternatives de diarrhée; enfin nausées et amaigrissement.

Ces troubles durent depuis qua·‑e ans et dans les six derniers mois la malade a maigri de plus de 10 kilogrammes.

Alors peu à peu sont apparus les troubles suivants : affaiblissement général, tant physique que musculaire ; manque de goût pour ses occupations favorites, se fatigue très vite à étudier et marcher, insomnies fréquentes ; découragement, tristesse et accès de larmes ; irritabilité du caractère, enfin vertiges avec vomissements bilieux abondants. En outre, l'analyse d'urine a démontré la présence de l'albumine et de tubes hyalins et épithéliaux.

Or, il est impossible de faire rentrer une telle histoire clinique dans le cadre des simples neurasthénies. La longue antécédence et la prédominance des troubles digestifs, l'évolution et le groupement symptomatique incomplet des troubles nerveux, leur association avec d'autres troubles inusités dans le tableau de Beard, obligeait à faire de ce cas un syndrome neurasthéniforme compliquant une affection primitive du tube digestif et peut-être une lésion rénale.

Observation XLIX. — Mme P..., quarante-quatre ans, présente un cas intéressant d'état neurasthéniforme secondaire à des troubles dyspeptiques et guéri par l'intervention chirurgicale.

Cette malade fut très longtemps traitée comme simple dyspeptique par un grand nombre de confrères et portait à ce moment le diagnostic « affection gastro-intestinale » avec dyspepsie intense et alternatives de constipation et de diarrhée.

Ces troubles ayant peu à peu développé de l'épuisement général avec faiblesse musculaire, diminution de l'énergie morale, tristesse, irritabilité, etc., elle fut alors considérée comme neurasthénique à prédominance gastrique et soumise à un traitement général, qui ne donna que peu de résultats.

C'est à ce moment qu'en raison de la forme rubanée des matières fécales et de la constipation opiniâtre on songea à l'existence d'une tumeur comprimant l'intestin.

En effet, M. Pozzi consulté reconnut l'existence de cette tumeur et l'extirpa.

Peu après la malade allait beaucoup mieux. Les troubles digestifs avaient presque entièrement disparu, les forces se reconstituaient peu à peu, les troubles d'asthénie générale disparaissaient; Mme P... me fut envoyée à Nice pour terminer sa convalescence, et activer la reconstitution de ses forces par l'hydrothérapie.

En somme il s'est agi là d'un de ces cas de pseudo-neurasthénie figuré par un état neurasthéniforme plus ou moins complet, mais consécutif à des troubles dyspeptiques et ne reconnaissant aucune des causes habituelles de la vraie neurasthénie.

Cet état neurasthéniforme a été en réalité produit par une lésion longtemps méconnue, déterminant elle-même des troubles intestinaux, puis dyspeptiques, puis nutritifs généraux aboutissant enfin à l'épuisement nerveux.

Donc au début : 1) tumeur comprimant l'intestin et produisant la constipation; 2) constipation retentissant sur tout le tube digestif, troublant les fonctions de l'estomac (dyspepsie); 3) dyspepsie retentissant sur la nutrition générale et insuffisance d'assimilation ; 4) enfin état neurasthéniforme, produit par cette insuffisance de la nutrition générale.

Observation L. — M. L..., vingt-sept ans, vient de lui-même me trouver avec le diagnostic « neurasthénie » pour suivre le traitement hydrothérapique.

Il se plaint en effet *de grande fatigue musculaire*, ne lui permettant pas de marcher plus d'une heure, de *troubles du sommeil*, provoqués soit par des palpitations, soit par des érections avec des pollutions nocturnes, de *troubles dyspeptiques* (ballonnement, gaz, renvois, souvent inappétence, toujours constipation) ayant produit de l'amaigrissement, de grande *impressionnabilité*, d'*émotivité exagérée*, d'accès de tristesse mélancoliforme, etc., etc.

Sans doute la plupart de ces troubles appartiennent au tableau de Beard; mais pourtant M. L... déclare qu'il n'a pas de céphalée, pas de difficulté pour le travail, pas de diminution de mémoire, pas d'insomnie proprement dite, et que son état mental est d'habitude plutôt gai, entrain et insouciant que triste et préoccupé; ses accès de tristesse coïncident par pur accident avec ses divers malaises et particulièrement avec des pertes séminales, dont il est très ennuyé depuis longtemps.

En effet, si l'on reconstitue l'évolution de cet *état neurasthéniforme*, on trouve que M. L... a souffert de troubles dyspeptiques depuis l'âge de vingt ans, de renvois acides et brûlures ayant nécessité pendant trois ans l'usage de la magnésie calcinée : puis il a eu une blennorhagie à vingt-quatre ans, pour ses premiers essais, et il en a été très affecté : il l'a soignée par toutes sortes de médicaments internes, qui ont davantage altéré ses voies digestives; en outre, depuis ce moment, la continence, à laquelle il crut devoir s'astreindre, détermina des érections et des pollutions nocturnes fréquentes, qui continuèrent encore à l'affaiblir, et c'est ainsi que se constitua peu à peu, sans causes psycho-morales, par simple dénutrition et affaiblissement progressif, l'état neurasthéniforme ci-dessus.

L'hérédité de ce malade est pourtant très chargée : un grand-père apoplectique, une grand'mère et un père frappés d'aliénation, une tante hypochondriaque, un oncle rhumatisant.

Mais il n'y a pas eu là les causes accidentelles classiques de la névrose de Beard.

OBSERVATION LI. — Mlle M..., vingt-cinq ans, souffre d'état neurasthéniforme développé à la suite de troubles gastriques.

Antécédents héréditaires : névropathiques (une mère et deux sœurs très nerveuses).

Antécédents personnels : fièvre typhoïde vers six ans,

rhumatisme de huit à dix ans; à dix-neuf ans première crise de dyspepsie gastralgique très intense; trois nouvelles crises d'une durée de plusieurs semaines chaque, se sont produites depuis.

La première s'est produite en septembre 1894; les douleurs ont été tellement vives, qu'elles ont condamné Mlle M... à laisser toute nourriture de côté, même le lait pendant plusieurs jours.

Ces troubles gastralgiques et dyspeptiques ont tellement fatigué Mlle M... qu'ils ont déterminé l'état neurasthéniforme suivant :

Faiblesse générale physique et psychique avec impossibilité de faire des promenades, de rendre des visites, etc. Grande diminution du goût et de la facilité au travail, difficulté de prêter une attention soutenue ; caractère triste avec envies de pleurer et en même temps irritable; sommeil pendant longtemps au début empêché par les douleurs d'estomac, maintenant encore difficile à venir et très léger; troubles gastro-intestinaux consistant encore en une grande susceptibilité de l'estomac, qui ne peut rien supporter sans douleurs, crampes et brûlures plus ou moins vives; persistance de la constipation ; troubles de la circulation générale avec refroidissement habituel des extrémités. Or, dans tout cela, on retrouve bien la plupart des symptômes neurasthéniques; mais ni l'insomnie, ni l'état mental, ni les troubles dyspeptiques n'ont les caractères qu'ils ont dans la vraie neurasthénie; en outre n'existe pas l'étiologie psycho-morale et l'apparition de ces troubles à la suite des troubles gastriques, leur évolution dépendant de ceux-ci, oblige à les classer dans la série des états neurasthéniformes secondaires à la gastralgie.

II. — États neurasthéniformes secondaires à des affections utéro-ovariennes.

Voici un chapitre bien intéressant encore et auquel je me propose depuis longtemps déjà de consacrer une étude spéciale ; c'est celui des rapports de la gynécologie avec la neuropathologie, mais il faut pour cela le concours d'un gynécologue et celui de mon excellent confrère et ami, le Dr Berlin (de Nice) m'est déjà assuré. Ce chapitre, très important dans la pratique, est encore trop insuffisamment documenté, pour qu'on en puisse tirer des conclusions précises ; aussi ne fais-je que le signaler ici, sans même tenter de l'esquisser aujourd'hui.

Je cite seulement deux observations de malades, considérées comme neurasthéniques et qui en réalité ne présentent qu'une série de troubles névropathiques, affectant plus ou moins grossièrement l'allure neurasthénique, troubles s'étant développés à la suite de lésions utéro-ovariennes et d'interventions gynécologiques.

Toutefois, je dois reconnaître qu'il y a des états neurasthéniques vrais, souvent aigus, parfois très intenses, consécutifs à des affections de l'appareil utéro-ovarien ; j'en ai cité diverses observations dans les formes frustes et complètes de la vraie neurasthénie.

Je dois même avouer que, très souvent, chez la femme, les lésions ou simplement même les fonctions de cet appareil jouent un rôle important dans la pathogénie et l'évolution des troubles neurasthéniques.

Mais je n'insiste pas davantage ; il y a là matière à nombreuses recherches et à discussions intéressantes et ce travail ne peut être fait, je le répète, qu'à l'aide de documents précis et en collaboration avec un gynécologue. On ne peut, dès maintenant, qu'affirmer le rapport étroit qui unit, dans beaucoup de cas, ces deux branches spéciales de la médecine, c'est-à-dire la neuropathologie, je dirais presque, si je n'avais peur d'un affreux néologisme, la neurasthénologie et la gynécologie.

OBSERVATION LII.—Mme de Z..., trente-deux ans, est atteinte de troubles neurasthéniformes sans détermination nosographique précise, qui paraissent liés à un mauvais état de la nutrition générale et avoir été provoqués par divers accidents utéro-ovariens.

Les antécédents héréditaires sont plutôt arthritiques (goutte et asthme; trois frères, dont deux délicats (neurasthéniques).

Les antécédents personnels sont : début tardif et irrégularités de la menstruation, neuranémie des jeunes filles avec anorexie et amaigrissement; de dix-sept à dix-neuf ans, bonne santé; se marie bien portante, mais délicate, pesant alors 55 kilogrammes; ne pèse plus aujourd'hui que 45 kilogrammes.

Quelques mois après ce mariage, début des *douleurs dans le ventre;* à vingt-trois ans, fausse grossesse, dilatations à la laminaire, poussée de pelvipéritonite; depuis lors persistent les douleurs dans le ventre et se développent quelques *troubles nerveux:* faiblesse du dos, étourdissements, quelques phobies; de vingt-quatre à vingt-sept ans, *poussées de congestion pulmonaire*, passant au début inaperçues, découvertes par hasard, nécessitant l'application de vésicatoires, exagérées au point de faire craindre l'hémoptysie, par une cure à la Bourboule, définitivement guéries par quelques applications de pointes de feu.

En 1890, consulte le Dr N..., pour *continuité des douleurs de ventre;* on admet tour à tour *empâtement de l'ovaire*, *tubercules des annexes*, *salpingite*, etc., et on conseille un repos auquel la malade ne se soumet pas.

En 1891, le Dr T..., consulté, pratique l'*ablation de l'ovaire et du salpinx droits.* L'hiver est meilleur, sauf quelques troubles d'estomac et dysurie presque anurique, puis recommencent douleurs du ventre avec difficulté progressive de la marche.

Saison à Néris, séjour à la montagne; enfin après l'hiver 1892-1893, passé comme d'habitude avec les mêmes douleurs, la même gêne de la marche, Mme de Z... consulte le Dr G... et suit la cure de Vichy.

C'est alors que se développe un état névropathique aigu qui a duré près de trois mois, d'octobre à janvier 1893 et a été caractérisé par : sensation constante et très pénible de *vertige* avec crainte constante de se trouver mal, *angoisse*, sensation phobique d'anéantissement, *d'évanouissement*, avec refroidissement de tout le corps, mais sans jamais de syncope grave (*crises phobiques anxieuses*, qu'on observe dans certaines formes de neurasthénie); avec cela, insomnie, inappétence, découragement, irritabilité, malaise angoissant du crépuscule et de l'obscurité, grande faiblesse générale, etc.

En janvier 1894, quelques injections sequardiennes et le repos à Nice produisent une amélioration et la malade se remet peu à peu de cette crise qui, en mai 1894, était complètement terminée.

Depuis, le Dr B... a tenté à deux reprises le redressement de l'utérus qui a chaque fois réveillé les douleurs du ventre et le retour de quelques troubles nerveux.

Actuellement (mars, avril 1895), Mme de Z... se plaint surtout de : *a*) la persistance des douleurs dans le ventre et les reins; *b*) crises de courbature musculaire provoquées par la marche ou spontanées sans motif; *c*) sensations algiques dans les yeux, besoin de grande lumière, angoisse du crépuscule et de l'obscurité; *d*) état vertigineux fréquent; *e*) troubles du sommeil avec réveils en sursaut, oppressée et inquiète à devoir faire vive lumière et se tâter le pouls pour se rassurer; *f*) de légers troubles dyspeptiques (douleurs et gonflement après les repas; *g*) amyosthénie générale très accusée.

Toutefois Mme de Z... ne présente ni céphalée, ni asthénie

psychique, ni état mental mélancolique, ni vraiment aucun trouble suffisamment stigmatique de la vraie neurasthénie.

En revanche, elle présente de l'amaigrissement, de la pâleur des tissus et un aspect général de débilité maladive qui dénote un mauvais état de la nutrition.

En somme, il s'agit plutôt dans ce cas d'un état neurasthéniforme vraisemblablement à départ utéro-ovarien.

Observation LIII. — Mme R..., quarante-six ans.

Antécédents héréditaires : mère névropathe, morte à la suite d'une série d'attaques de paralysie ; une sœur morte de méningite ; cardiaques et tuberculeux parmi les collatéraux.

Antécédents personnels : très bonne santé, mariée à dix-huit ans ; une fausse couche suivie de névralgie intercostale très tenace (deux ans).

Vers trente-huit ans, pelvi-métrite intense, longtemps soignée ; depuis, règles difficiles, douloureuses à provoquer des évanouissements. Puis, trois ans plus tard, se développe un abcès pelvien qui s'ouvre dans l'intestin et détermine une série d'accidents obligeant la malade à garder le lit pendant neuf mois.

La convalescence est longue et depuis ce moment Mme R... est encore sujette à des métrorrhagies qui l'empêchent de se rétablir entièrement ; c'est sous cette influence que peu à peu s'est développé l'état neurasthéniforme suivant, pour lequel Mme R... m'est adressée à titre de « neurasthénique par accidents utérins ».

Or Mme R... présente : des *troubles dyspeptiques*, pesanteur, ballonnement et quelquefois vertiges après les repas, mais plutôt de la diarrhée d'aliments indigérés que de la constipation.

Des *troubles du sommeil :* se réveille au milieu de la nuit avec des sensations de picotement et de brûlure dans tout le corps et ne peut se rendormir.

De l'*amyosthénie matutinale :* a de la peine à quitter le

lit, mais, au lieu de s'entraîner et de se sentir vaillante le soir, elle est encore plus fatiguée que le matin.

De légers *troubles sensoriels :* mouches volantes et bourdonnements d'oreilles, surtout après ses menstrues et, par suite, probablement dus à l'anémie.

Enfin des *troubles du caractère* devenu très irritable, très préoccupé de la santé et en même temps très apathique avec moments de désespoir, de dégoût de la vie allant jusqu'à l'idée de suicide.

Ces divers troubles ne sauraient être considérés comme vraiment neurasthéniques ; ils n'ont pas le caractère des symptômes de Beard ; leur groupement, leur évolution et leur étiologie n'appartiennent pas davantage au type clinique de la vraie neurasthénie, mais ils rentrent bien dans la série des états neurasthéniformes secondaires aux troubles et lésions de l'appareil utéro-ovarien.

III. — États neurasthéniformes secondaires à des affections cardiaques.

Il n'est pas douteux qu'il existe de nombreux rapports entre les troubles cardiaques et les troubles neurasthéniques.

On a déjà vu combien souvent la vraie neurasthénie s'accompagne de troubles cardiaques et circulatoires, en particulier, dans cette forme de crises que j'ai décrites sous le nom de crises anxiophobiques, avec ralentissement du pouls et refroidissement des extrémités au début, puis, à la fin, tachycardie.

Les neurasthéniques présentent d'ailleurs facilement, en dehors de ces crises, de la tachycardie et on connaît aussi l'angor pectoris neurasthénique.

Mais ce que j'étudie ici, c'est l'influence que peuvent exercer les cardiopathies organiques sur le développement de la neurasthénie.

Je ne possède que trois observations de cardiopathes (diagnostiqués organiques par des confrères autorisés) chez lesquels s'est développé, peut-être autant sous l'influence de la préoccupation de leurs troubles cardiaques que de ces troubles eux-mêmes, une série de désordres nerveux, à la vérité, plutôt neurasthéniformes que vraiment neurasthéniques.

Je ne connais pas personnellement d'exemple de type complet de Beard développé directement et exclusivement sous l'influence de lésions cardiaques primitives, mais je ne serais pas surpris qu'il en existât, en raison même de l'énorme préoccupation morale que déterminent ces lésions chez ceux qui en sont atteints.

Je vois peu de cardiaques ici; on a généralement peur et souvent à juste titre, de les soumettre aux procédés hydro et électrothérapiques : j'ai pourtant cité (chap. I, série A) un cas de neurasthénie chez une cardiaque dont les troubles nerveux et cardiopathiques furent considérablement modifiés par l'hydrothérapie.

A mon avis, c'est encore une étude très intéressante à faire que celle des rapports de causalité entre la neurasthénie et les affections cardio-vasculaires, et, si un cœur « organique » peut faire de la neurasthénie chez un prédisposé, et aussi sous quelles formes les plus fréquentes, la neurasthénie est capable de faire un cœur « névrosique » (crises cardiophobiques et cardialgiques, tachycardie, bradycardie, névropathie cérébro-cardiaque, etc.).

Observation LIV. — Mme Mo..., trente-quatre ans, s'est toujours admirablement portée jusqu'à son premier enfant (vingt et un ans); les fatigues de l'allaitement ont retenti sur sa santé, qui depuis ce moment a toujours été délicate.

Il y a trois ans, influenza forme pneumonique, à la suite de laquelle débute cardiopathie organique légère, mais avec crises d'étouffement provoquées par la marche à l'air vif ou se produisant la nuit.

Angoisse, gène respiratoire, râles muqueux, etc., en même temps aussi troubles dyspeptiques, gaz, renvois, ballonnement, constipation et amaigrissement.

Or, Mme M... se frappe de tout cela, s'en préoccupe à l'excès, et cela, avec l'insuffisance de la nutrition due aux troubles dyspeptiques, développe l'état neurasthéniforme suivant avec grande fatigue musculaire nettement plus accusée le matin, d'ailleurs nuit troublée ou par crises cardiaques ou par rêves effrayants, parfois même insomnie par somnophobie, celle-ci due à la crainte de mourir pendant le sommeil (c'est une phobie que j'ai déjà observée chez plusieurs malades) ; vive hyperexcitabilité et impressionnabilité, colères ou larmes, tremblement, accès de palpitations et, prédominant sur tout cela, véritable cardiopathophobie.

Mais pas de céphalée, pas d'asthénie psychique, pas d'état mental déprimé et mélancolique!

D'ailleurs aucune cause morale, aucun surmenage pour expliquer l'apparition de ces troubles qui se sont développés peu à peu et parallèlement à l'évolution des accidents cardiaques et des phénomènes dyspeptiques.

Donc état neurasthéniforme secondaire et non pas vraie neurasthénie : la malade névropathe de tempérament avait été pourtant classée dans la série neurasthénique.

Observation LV. — M. H..., quarante-six ans, dont les antécédents héréditaires sont seulement arthritiques (gravelle, pierre), mais nullement névropathiques, est lui-même un cardiopathe depuis sa croissance : il a toujours présenté de l'irrégularité et souvent des intermittences : il a souffert d'accès de palpitations avec sueurs localisées à la main gauche pendant ces accès ; puis enfin dans les dernières années sont apparus des troubles dyspeptiques, dus, selon lui, à son genre de vie (vie de bureau très occupée, très sédentaire).

Ces divers troubles cardiaques et dyspeptiques (langue saburrale, inappétence, acidité et brûlures) ont peu à peu déterminé des troubles du sommeil : dort par morceaux et même a des périodes d'insomnie ; une grande fatigue physique et intellectuelle l'obligent ensuite à prendre du repos, ne pouvant s'occuper de ses affaires ; mais pas d'amyosthénie matutinale, se sent au contraire beaucoup plus frais au réveil, vertiges assez fréquents, un peu d'hypochondrie (préoccupé de son cœur et de son estomac) avec dépression mentale, etc.

Or le malade déclare n'avoir jamais eu de soucis d'affaires, ni de contrariétés : tout a marché à souhait dans sa vie ; d'ailleurs il reconnaît que ces divers troubles névropathiques marchent absolument de front avec les troubles du cœur et de l'estomac.

Enfin ces divers malaises, outre qu'ils sont incomplets, n'ont pas non plus les caractères des vrais états neurasthéniques et c'est pourquoi il y a lieu de les classer encore dans la série des états neurasthéniformes secondaires.

Observation LVI. — Mme G..., quarante-six ans, vient me consulter pour un état de faiblesse générale avec troubles nerveux divers, qu'on a souvent qualifiés de neurasthéniques.

Les antécédents héréditaires sont neuro-arthritiques : grands parents rhumatisants, père rhumatisant, mère gastralgique et asthmatique, un frère rhumatisant.

Les antécédents personnels sont excellents ; jusqu'à vingt-quatre ans, Mme G... a joui d'une parfaite santé et présente encore l'aspect d'une constitution vigoureuse ; mais à vingt-quatre ans elle a eu une métrite grave à la suite de laquelle ont évolué des accidents spécifiques secondaires : quelque temps plus tard, un phlegmon péri-utérin, puis de nombreuses hémorrhagies utérines. Enfin depuis trois ou quatre ans les règles commencent à s'interrompre.

Or, coïncidant avec l'apparition de la ménopause, se sont développés peu à peu des troubles cardiaques, tels que palpitations, accès d'oppression, intermittences et surtout réveils en sursaut, déterminés par des secousses brusques du cœur avec angoisse nerveuse très pénible et crainte anxieuse de la mort.

Ces troubles cardiaques se produisent manifestement sous l'influence d'émotions morales pénibles. Ils préoccupent vivement Mme G... et la mettent dans un état constant d'appréhension de la mort; en même temps ils ont développé une sorte de monophobie, qui l'empêche de sortir seule, depuis qu'au cours d'une promenade elle a été prise d'un de ces malaises, qu'elle appelle ses « fatigues du cœur ». C'est à la suite de tous ces troubles que Mme G... a été peu à peu atteinte : d'abord de troubles du sommeil (cauchemars, parfois insomnie); de troubles dyspeptiques (bâillement après les repas, rougeur de la face, pesanteur et ballonnement); de fatigue musculaire générale, compliquée d'ailleurs par la gêne de la marche due aux troubles cardiaques; enfin et surtout de modification du caractère, qui est devenu triste, préoccupé et irritable à l'excès : « les moindres bruits m'agacent, la conversation me fatigue, j'ai perdu toute énergie, j'ai toujours peur de me trouver mal et par suite de sortir, de rester seule, etc. ». Mais pas de céphalée, ni d'asthénie psychique, etc.

En somme, état neurasthéniforme secondaire aux troubles utérins et cardiaques, dont avait souffert Mme G...

Un de mes confrères que je priai d'examiner le cœur dissuada d'appliquer tout traitement hydrothérapique.

IV. — États neurasthéniformes considérés comme syndromes épisodiques de l'arthritisme et du diabète.

Dans un petit travail, dont mon maître et ami, le Dr Vigouroux, m'a confié l'honneur de la préface, les rapports de l'arthritisme et de la neurasthénie ont été suffisamment démontrés, pour que je n'aie pas à y insister de nouveau. Je puis toutefois dire, en passant, que les nouvelles recherches continuées dans le même sens n'ont fait que confirmer les premières ; j'ai fait analyser les urines de presque tous mes neurasthéniques, et dans tous les cas de vraie neurasthénie cette analyse a démontré l'existence d'une formule urinaire, toujours inférieure à la normale.

Mais ce n'est pas au point de vue urologique, que je cite les observations suivantes; c'est au point de vue clinique et nosographique.

Elles sont destinées à établir que, sous l'influence de la diathèse arthritique peuvent se développer, au titre de syndromes épisodiques de cette diathèse, des syndromes névropathiques, ayant l'aspect neurasthéniforme, et même de vrais syndromes neurasthéniques ; mais dans ce dernier cas interviennent toujours les causes habituelles de la vraie neurasthénie tandis que les états neurasthéniformes arthritiques peuvent se développer spontanément sous la seule influence de la diathèse, alternant avec d'autres manifestations arthritiques.

L'observation XLII est un véritable type de diathèse arthritique, se manifestant sous ses formes les plus diverses, du côté de la peau, des voies urinaires, des appareils cardio-respiratoires, des articulations, etc. ; or on y trouvera à diverses reprises des poussées neurasthéniques alternant avec ces divers troubles, mais paraissant le plus souvent provoquées par des causes morales.

L'observation XLIII présente au contraire un cas d'état neurasthéniforme incomplet et atypique évoluant spontanément chez un arthritique à côté d'autres manifestations de même nature.

Les observations XLIV et XLV sont celles de deux frères, également arthritiques, qui tous les deux, sous l'influence d'émotions morales très vives, ont fait des poussées de vraie neurasthénie.

Enfin les observations XLVI et XLVII figurent des états simplement neurasthéniformes, développés chez des arthritiques, à côté ou en alternance d'autres symptômes diathésiques; la dernière offre la particularité de certaines obsessions et sensations bizarres qui assombrissent le pronostic en décelant une tendance manifeste aux troubles psychopathiques.

Syndromes épisodiques de l'arthritisme et poussées de neurasthénie.

OBSERVATION LVII. — M. Ho..., quarante-sept ans, est atteint de troubles neuro-arthritiques, dont l'histoire peut être ainsi résumée.

Les antécédents héréditaires sont : un père goutteux, une mère très solide quoique nerveuse, un oncle mort à trente-trois ans de paralysie générale progressive.

Les antécédents personnels sont précoces : dès l'âge de sept à huit ans : *sable rouge dans les urines* et déjà crises néphrétiques : à dix ans premiers phénomènes d'*asthme* et accès fréquents de *coryza;* de quatorze à dix-huit ans, au collège, assez bonne santé ; au moment des examens retour des *accès d'asthme* avec *palpitations*, réveils brusques avec spasmes du cœur, et dès cette époque début de *cardiophobie*, Puis de dix-huit à vingt-trois ans excellente santé, grande vigueur physique, caractère enjoué ; fait la campagne de 1870 sans accidents.

De nouveau quelques crises de *coliques néphrétiques*, qu'on calmait par des piqûres de morphine (en moyenne une c[illegible]se par an jusqu'à 1880) : mais apparaissent en 1876 des *migraines*, de l'*eczéma* et une *constipation* opiniâtre.

Ces deux derniers phénomènes ont persisté, bien que diminués, jusqu'à maintenant.

Les migraines ainsi que les crises néphrétiques ont disparu en 1892 et c'est avec leur disparition que coïncident les premiers troubles de *tachycardie*.

Toutefois, dès 1890, à la suite de l'influenza et surtout d'émotions et préoccupations morales très vives, M. Ho... a souffert d'un *état neurasthénique* avec insomnie, troubles dyspeptiques, obsessions et craintes sans motifs, monophobie, asthénie psychophysique.

En 1892, nouvelle poussée de bronchite grippale, nouveaux chagrins et ensuite aggravation des troubles neurasthéniques : asthénie psycho-morale, impossibilité de s'occuper, mélancolie, idées tristes, affaissement, dyspepsie, insomnie, irritabilité, fatigue musculaire, etc. ; M. Ho... parait bien avoir présenté alors les phénomènes classiques de la *neurasthénie*.

Une cure à Royat améliora un peu sans guérir ; mais l'année suivante (1893) une cure au Mont-Dore détermina des accès cardiaques avec tachycardie, angoisses, dyspnée, qui obligèrent de l'interrompre : ces mêmes troubles du cœur se reproduisent en février 1894 au cours d'une maladie de sa mère, toujours avec angoisses phobiques et grande dépression nerveuse. A ce moment, M. Ho... abuse de l'éther et un peu de morphine.

Malgré quoi en avril 1894, il fait sans encombre trois semaines de service militaire ; tous ces troubles s'amélioraient un peu, malgré la persistance d'un cœur très irritable palpitant à la moindre émotion, lorsque M. Ho... est atteint en février 1895 de rhumatisme des deux épaules avec asthme et catarrhe bronchique, qui de nouveau aggravait les troubles cardiopathiques, l'état d'angoisse phobique et d'asthénie nerveuse.

Contre tous ces troubles, M. Ho... utilise de temps en temps la morphine à des solutions très faibles et seulement au cours des accès de migraines, d'asthme ou de palpitations jamais en dehors ; il n'éprouve jamais le phénomène du besoin et ne peut être considéré comme morphinomane ; il fait en moyenne, depuis dix ans, 15 ou 20 piqûres par an, de 3 à 5 gouttes chaque, d'une solution au 1/25 ou 1/50e.

Lorsque, après cette dernière poussée arthritique, M. Ho...

vint ici pour l'hydrothérapie, il présentait un léger état neurasthénique, caractérisé par un peu d'asthénie psychique (fatigue de la puissance d'attention, diminution de la mémoire); troubles du sommeil, agité de cauchemars, nécessitant l'usage fréquent d'hypnotiques; amyosthénie générale au lever; quelques troubles dyspeptiques (gaz et constipation); de l'asthénie sexuelle manifeste à point de départ psychique, prédominant; mais surtout un profond état de mélancolie découragée et plus encore une cardiophobie intense. « Depuis plusieurs mois j'étais obsédé, empoisonné par l'idée d'une maladie de cœur et la crainte de l'angine de poitrine, dont est mort récemment un de mes amis. » M. Ho... présente donc le tableau classique des troubles de la série arthritique avec accès de neurasthénie superposés et prédominance de manifestations cardiopathiques de nature nerveuse.

Sous l'influence de l'hydrothérapie, M. Ho... a éprouvé une très rapide et très réelle amélioration, il n'a plus souffert de tachycardie ni d'angoisses; il n'a eu besoin ni d'éther, ni de bromure, ni de morphine : il avoue lui-même s'être trouvé comme métamorphosé.

Dans ce cas, véritable type de neuro-arthritisme, la formule neuropathique a revêtu assez nettement les caractères de la vraie neurasthénie : d'ailleurs ces troubles nerveux ont été le plus souvent déterminés chez M. Ho... par des causes morales : mais, en réalité, il s'est plutôt agi ici de vrais accès neurasthéniques que d'état neurasthéniforme, la formule de Beard y étant presque au complet et ces accès peuvent néanmoins être considérés comme des syndromes épisodiques de l'arthritisme, dont M. Ho... pourrait être cité comme un exemple.

Observation LVIII. — M. de T..., quarante-huit ans, présente les symptômes d'un *état neurasthéniforme* consécutif à divers accidents viscéraux ainsi qu'à diverses causes morales, le tout évoluant sur un terrain arthritique.

Les antécédents héréditaires sont ici purement rhumatisants; (un père hémorroïdaire, une mère rhumatisante, un frère migraineux).

Les antécédents personnels sont : pneumonie à six ans, fièvre d'Afrique de vingt-trois à vingt-cinq ans, puis de trente à trente-cinq ans nombreuses *angines herpétiques*.

En outre, de temps en temps *troubles dyspeptiques*, alternant avec des *troubles cutanés*..

Dès l'âge de quarante ans, M. de T... a commencé à souffrir d'un sentiment de faiblesse générale, qui était plus tard (quarante-trois ans) diagnostiqué par Hardy « état névropathique non systématisé » et par Charcot (quarante-cinq ans) « neurasthénie ».

Vers la même époque M. de T... a souffert de *crises douloureuses abdominales*, tour à tour diagnostiquées « crises hépatiques; obstruction du cæcum, gastro-entéralgie purement nerveuse, colite muco-membraneuse » (Potain). L'expulsion de pseudo-membranes au cours d'une de ces crises semble avoir confirmé ce dernier diagnostic; ces crises tenaient le malade au lit pour deux ou trois semaines, elles se sont reproduites trois fois et ont vivement préoccupé le malade.

Actuellement (mai 1895) M. de T... se plaint surtout d'un état d'asthénie nerveuse, alternant avec des périodes d'excitation, qui l'empêchent de se livrer régulièrement et avec toute l'énergie qu'il avait autrefois à ses occupations.

Du côté de la *tête*; toutes les deux ou trois semaines, accès de migraine d'une durée de huit à dix heures : habituellement fatigue et manque d'énergie pour s'occuper de ses affaires, écrire son courrier, etc. : diminution légère de la mémoire ; pas de céphalée.

Du côté des *sens* : légère hypérexcitabilité ; le *sommeil* est suffisant comme durée : pas d'insomnie, mais rêves fréquents (cauchemars) et très fatigants.

L'*amyosthénie matutinale* a été autrefois très accusée : jambes de coton au réveil : aujourd'hui encore la faiblesse musculaire d'ailleurs presque constante est plus accusée le matin que le soir.

Les *réflexes* rotuliens sont ici presque nuls : au premier choc ils ne sont perçus qu'à la palpation du triceps ; après quelques chocs, la jambe se déplace légèrement ; mais pas de douleurs fulgurantes, pas de parésie vésicale, pas de signe de Romberg.

Les *troubles digestifs* sont très accusés : pesanteur, ballonnement, gaz et renvois très abondants, *constipation* très tenace.

Les *fonctions sexuelles* sont affaiblies : deux coïts par mois, suivis de lassitude générale avec épuisement nerveux pendant plusieurs jours.

Enfin divers phénomènes arthritiques, tels que lombago, scapulalgie, etc.

Ces divers phénomènes évoluent presque *circulairement*, M. de T... se sentant pour quelques jours en pleine puissance de lui-même et plutôt excité (période d'excitation) ; mais ces quelques jours sont suivis d'une période plus longue de dépression.

OBSERVATION LIX. — Observation de deux frères très arthritiques avec angor-pectoris et poussées neurasthéniques sous l'influence de causes morales.

Dans ce cas, il s'agit bien de neurasthénie vraie, en ayant tous les caractères et l'étiologie classique (émotions morales) ; mais il s'agit de neurasthénie chez des arthritiques confirmés sur laquelle l'arthritisme exerce une influence d'évolution très manifeste.

1). M. Op..., quarante-neuf ans, ingénieur.

Antécédents héréditaires : grands parents goutteux, père brightique, mère mélancolique avec troubles mentaux ayant nécessité l'internement, un frère hypocondriaque « ? » avec angorpectoris.

Antécédents personnels : eczéma à quatorze ans, douleurs

rhumatismales très fréquentes mais fugaces, grande sensibilité aux variations atmosphériques.

A trente-cinq ans, début des troubles cardiaques par petits accès d'oppression avec angoisse, palpitations après les repas, insomnie ou plutôt réveils en sursaut avec palpitations (par les temps de vent N.-O.).

Surviennent alors deux ou trois ans plus tard, de gros chagrins de famille avec émotions morales très pénibles, auxquelles M. Op..., d'une nature déjà très impressionnable et bonne, fut très sensible.

C'est de là que débutent les *troubles neurasthéniques, insomnie* vraie, par préoccupation de ses chagrins, à peine deux ou trois heures de sommeil par nuit.

Amyosthénie matutinale très accusée persistant le jour, malgré superbe constitution de la musculature.

Troubles dyspeptiques, ballonnement et gaz abondants, produisant parfois, après les repas, une véritable crise d'angor-pectoris avec grande oppression, angoisse, menace de syncope, tremblement, mains froides, etc., et tout cela se terminant par des éructations bruyantes et très abondantes; c'est là le type de la crise d'angor d'origine stomacale : angor stomachi.

Du côté de *la tête* pas de céphalée, mais très souvent aux changements de temps et au cours de ses mauvaises périodes, impossibilité absolue de travailler, à ne pouvoir donner une signature, ni lire un journal; habituellement diminution évidente de la puissance intellectuelle.

Caractère très modifié, déprimé, découragé, triste à pleurer, très émotif, sociophobie et claustrophobie par périodes.

A côté de ces troubles, persistance accoutumée des troubles cardiaques (intermittence, tachycardie émotive, oppression à la marche, crises d'angor).

Or, le tableau névropathique est bien ici celui de la neurasthénie, de cause morale, développée chez un sujet très arthritique.

OBSERVATION LX. — 2). M. Op..., cinquante-quatre ans, grand cultivateur, mêmes antécédents héréditaires.

Antécédents personnels : manifestations herpétiques et arthritiques assez fréquentes, balanites herpétiques, blépharites, migraines, arthrites et surtout poussées de gravelle rouge très abondante avec névralgies intercostales et oppression coïncidant avec ces poussées d'acide urique : ces troubles avaient presque entièrement disparu sous l'influence de cures de Vichy, lorsque, à la suite d'un refroidissement suivi de bronchite, à quarante-huit ans, apparaissent les premières crises d'angor-pectoris, « accès d'angoisse, partant du cœur, montant vers le cou du côté gauche sans envahir le bras ».

Puis, quelque temps après, un de ses enfants tombe malade et meurt très rapidement : d'où très grand chagrin, émotion morale très pénible et début d'un *état neurasthénique aigu* avec redoublement des « accès d'angor » ; tout d'abord *insomnie*, tout au plus deux heures de sommeil, au cours desquelles le plus souvent M. Op... est réveillé par une angoisse du cœur, non douloureuse, mais avec sensation de défaillance, de « vie qui s'en va » et avec transpiration abondante, surtout des membres inférieurs ; *troubles dyspeptiques*, pesanteur, ballonnement, gaz et renvois ; *amyosthénie* générale ; « je n'avais plus de jambes » ; *asthénie psycho-morale ;* aucun goût pour ses travaux, mais pas d'impuissance intellectuelle ; *état mental* très affaissé, très triste, avec impressionnabilité et émotivité considérable ; hypochondrie et cardiopathophobie très accusée.

Cet *état neurasthénique aigu* s'est peu à peu atténué sous l'influence de l'éloignement de la cause et des traitements suivis.

Les accès d'angor ont eux-mêmes diminué de fréquence et d'intensité ; persistent seulement quelques restes de ces divers troubles nerveux et quelques manifestations arthritiques, manifestement dépendantes des variations atmosphériques.

Ces deux observations sont vraiment intéressantes par leurs étroites analogies; elles sont absolument sœurs, et il est curieux de voir ces deux frères arthritiques, à peu près de la même manière, être atteints sous l'influence d'émotions morales, qui ont été très différentes, mais également dépressives, d'état neurasthénique vrai, très voisin du type de Beard.

Observation LXI. — M. F..., trente-huit ans, me paraît atteint de troubles purement névropathiques d'origine vraisemblablement rhumatismale dont la réunion ne constitue pas un type nosographique déterminé.

Les *antécédents héréditaires* sont neuro-arthritiques : (grand'mère paternelle névropathe, grand'mère maternelle névralgique et rhumatisante, père artério-scléreux, avec vertiges et lithiase urinaire, mère névralgique, sœur migraineuse).

Les *antécédents personnels* sont presque nuls, pas de maladies infectieuses graves, pas de syphilis. M. F... s'est toujours très bien porté jusqu'à l'âge de vingt-neuf à trente ans.

Le début des troubles actuels remonte à cette époque : au sortir d'un bain de rivière dont M. F... abusait, il fut pris subitement d'une épreinte douloureuse au niveau de la région précordiale, dont la persistance pendant quelque temps détermina une sorte d'*état cardiophobique.*

On parla à ce moment au malade d'*angine de poitrine* alors que ces troubles n'en avaient aucunement le caractère et présentaient plutôt des caractères contradictoires : c'est-à-dire, qu'ils se produisaient spontanément la nuit, réveillant brusquement le malade en sursaut et que 2° ils s'atténuaient plutôt sous l'influence de la marche.

Puis, ces troubles ont complètement disparu pendant trois ans et M. F... s'est alors retrouvé en état de santé parfaite.

Mais en décembre 1892, au cours d'une période de service militaire, à la suite de refroidissements humides, M. F... a été pris de douleurs vives sur le trajet des canaux urinaires avec expulsion d'urines très chargées de cristaux rougeâtres, peut-être léger accès de coliques néphrétiques.

Et c'est depuis, que M. F... présente des douleurs erratiques prédominantes dans le thorax et les membres supérieurs, apparaissant quelquefois dans le dos et les jambes; ces douleurs sont tantôt vives, tantôt sourdes, celles-ci siégeant nettement dans les masses musculaires; parfois ces douleurs se produisant au niveau du cœur, donnent lieu à une *sensation d'angoisse* avec gêne respiratoire et malaise général; si ces petits accès cardialgiques et cardiophobiques se produisent la nuit, ils mettent le malade en état d'excitation nerveuse fébrile et de vive préoccupation; en même temps ils produisent un peu de tachycardie. Le cœur de M. F... répond d'ailleurs à la formule clinique dite « Cœur irritable » palpitant à la moindre émotion, mais il ne présente aucun signe de lésion organique.

En dehors de ces troubles, M. F... ne présente aucun malaise céphalique, ni cardio-pulmonaire, ni gastro-intestinal; pas d'insomnie, pas d'amyosthénie matutinale ; seul le caractère est altéré, mais dans le sens purement névropathique, tristesse mélancoliforme, préoccupation exagérée, hyperexcitabilité, etc.

Toutefois lorsque M. F... est sous l'influence de ses malaises habituels, il souffre en même temps d'un état nerveux neurasthéniforme : l'appétit et les fonctions digestives ainsi que le sommeil, l'aptitude au travail, l'énergie morale, etc., sont au-dessous de la normale.

En somme il s'agit là simplement de troubles névropathiques chez un rhumatisant sous forme de névralgies et myalgies erratiques avec légers accès de cardialgie phobique et lorsque ces troubles neuro-arthritiques se produisent, ils s'accompagnent d'un léger état neurasthéniforme : mais ici encore, ni l'étiologie, ni le groupement, ni le caractère des symptômes ne peuvent donner l'illusion et faire admettre la vraie neurasthénie.

OBSERVATION LXII. — Mme de Ch..., trente-cinq ans, est une arthritique héréditaire, chez laquelle se sont développés divers troubles névropathiques ayant quelques-uns des caractères de la neurasthénie.

Antécédents héréditaires : père goutteux, mère cancéreuse, une sœur nerveuse.

Antécédents personnels : rien que des maladies infectieuses vulgaires (rougeole à quatre ans, fièvre typhoïde à douze ans) ; sauf cela excellente santé, mais très fatiguée par cinq enfants, quatre fausses couches et très énervée par nombreuses contrariétés de famille. Vers l'âge de trente ans, série de bronchites dites herpétiques, emphysème, rhumatisme intercostal l'obligeant à deux saisons au Mont-Dore.

Malgré quoi, développement de névralgies générales, sensations de rongement intérieur dans tous les membres, douleurs dans la poitrine et l'estomac, sensation bizarre d'un *vampire intérieur* qui la dévore.

On parle devant elle d'arthritisme constitutionnel, d'asthénie goutteuse et cela redouble son anxiété.

En même temps les scènes de famille continuent, on lui trouve bonne mine, on l'accuse de vouloir être malade afin d'aller aux eaux et dans le Midi pour son plaisir, etc., etc.

C'est alors que se développe l'état névropathique suivant : grande *irritabilité*, allant jusqu'à l'excitation par crises, plaintes continuelles de son état, *sommeil* troublé ou difficile, ou traversé d'affreux cauchemars.

Amyosthénie très accusée le matin, reste au lit jusqu'à midi, ne peut se lever tant elle se sent fatiguée ; *troubles dyspeptiques* (très bon appétit, mais ballonnement, pesanteur, renvois et gaz) ; constipation ; *état mental* plutôt excité, obsédé par l'idée qu'un membre de sa famille est cause de tout le mal et que tant qu'il sera là, mêlé à sa vie, elle ne guérira pas ; *sensations singulières du « vampire constitutionnel »* qui la ronge en dedans, théorie sur l'empoisonnement constitutionnel, dont elle est atteinte, etc.

C'est en raison de ces symptômes que la malade me fut adressée comme étant à ce moment sous l'influence d'une poussée neurasthénique.

Or, il est facile de conclure que ces troubles développés chez un sujet nettement arthritique, sont loin de présenter les caractères de la neurasthénie ; pas de céphalée, pas d'asthénie psycho-morale, plutôt de l'excitation, etc. ; mais surtout mélange de phénomènes vraiment psychopathiques, qui obligent à classer ce cas dans la série des états neurasthéniformes à tendance psychopathique secondaires ou épisodiques de l'arthritisme.

V. — États neurasthéniformes considérés comme syndromes épisodiques du diabète.

Les trois observations de glycosurie qui suivent présentent toutes les trois, bien que très différentes, le caractère commun d'avoir donné lieu à divers troubles névropathiques, qui par leur évolution et leur groupement ont constitué un syndrôme d'allure neurasthéniforme, au point que pour deux d'entre eux le diagnostic de neurasthénie ait été fait.

Sans doute on voit des neurasthéniques présenter de la glycosurie : mais ces trois malades sont loin d'avoir présenté les caractères et l'évolution de la vraie neurasthénie, comme on le verra en parcourant leurs observations.

Le premier a fait dès le début un ensemble de troubles névropathiques très intenses (vertiges, troubles de la vue, douleurs occipitales, etc.), qui n'appartiennent pas sous cette forme au type de Beard, et qui d'ailleurs ne s'accompagnaient pas des autres stigmates de la neurasthénie ; ils étaient vraisemblablement d'ordre toxique, puisqu'ils se sont atténués parallèlement à la diminution de la glycosurie, dès que celle-ci fut reconnue et soignée.

Ce n'est que plus tard que se constitua peu à peu un état

neurasthéniforme, qui d'ailleurs évolua lui-même de pair avec la glycosurie.

Dans le second cas, une glycosurie très intense (212 grammes en vingt-quatre heures) fut en quelque sorte découverte par hasard ; soumise immédiatement à un régime sévère, cette glycosurie baissa très rapidement et ce fut alors qu'apparut toute une série de troubles nerveux, dont l'ensemble constitue un véritable état neurasthéniforme très accusé.

Enfin dans la troisième observation il s'agit d'un confrère qui sous diverses influences (surmenage professionnel, influenza, préoccupations morales) présenta d'abord divers troubles nerveux ; puis à la suite d'une émotion très vive, il fut pris subitement de soif intense, qui le détermina à faire analyser ses urines. Il y trouva de suite 48 grammes de sucre, et c'est à partir de ce moment, que se développa un syndrôme ayant assez l'allure neurasthénique, qui néanmoins marcha de pair avec la glycosurie, s'atténua, et guérit parallèlement à la diminution et à la disparition du sucre.

Observation LXIII.—M. Ma..., trente-quatre ans, est atteint de troubles névropathiques, gastro-intestinaux et nutritifs généraux, qui semblent être sous la dépendance de la glycosurie intermittente dont il est affecté.

Les antécédents héréditaires sont névropathiques, père médecin mort jeune, mère nerveuse morte brightique, oncle psychopathe, tante hystérique.

Les antécédents personnels sont nuls jusqu'à vingt et un ans : santé robuste jusque-là ; puis surviennent ennuis considérables de famille, grosses préoccupations d'affaires et il semble qu'à ce moment se soit produite une légère neurasthénie avec céphalée constante, troubles vasomoteurs et dyspeptiques, etc.

A ving-huit ans (mariage) la nervosité irritable s'accroît, en outre poussées de sciatique gauche avec contractions vermiculaires et crampes dans le mollet gauche, de temps en temps rachialgie et occipitalgie; malgré cela la nutrition générale reste bonne; en décembre 1893, M. Ma... pesait encore 80 kilogrammes.

Le *début des troubles* actuels s'est fait nettement en janvier 1894 d'une manière presque aiguë et sous forme de céphalalgie, vertiges et nausées avec embarras gastrique et langue saburrale : on fit alors le diagnostic d'influenza. Après trois semaines d'état aigu, la santé ne se rétablit pas complètement, les maux de tête persistent avec prédominance de localisation à la nuque. En mars 1894 poussée de lumbago très douloureuse durant quinze jours.

En juin 1894 reprise des accidents du début : l'état vertigineux est très accusé ; il s'y ajoute des troubles de la vue (diplopie, amblyopie, etc.), c'est alors qu'on fait la première analyse d'urine et qu'on découvre 39 grammes de sucre par litre sans polyurie, ni azoturie franche.

M. Ma... consulte alors le professeur L... qui prescrit : Vals, digitaline, bromure de potassium, dioscoride et régime végétarien. Le sucre baisse rapidement et oscille pendant trois mois entre 6 et 8 grammes; en même temps les troubles nerveux diminuent, mais il y a tendance marquée à l'azoturie, l'urée oscillant entre 46 et 57 grammes pendant cette période. Le régime est changé : deux litres de lait par jour, Vichy et quelques viandes fortes. Le sucre remonte rapidement; le 10 décembre l'analyse dénote 40 gr. par 24 heures.

Le lait est alors supprimé; le sucre descend à 5 grammes le 14 décembre, et disparaît complètement le 18; en même temps que la poussée glycosurique les troubles nerveux étaient réapparus sous forme de douleur et sensation congestive à la nuque, palpitations, dyspnée, rachialgie, etc.

M. Ma... lors de son arrivée à Nice dans les premiers jours de janvier 1895 ne présente aucune trace de sucre et est soumis au régime carné intensif sans pain ni farineux, avec Vichy, glycéro-phosphate et arsenic.

Du côté de la *tête* sensation permanente d'ivresse légère et d'hébétude avec état vertigineux proportionnel, mais sans titubation ni le moindre signe de Romberg;

Douleurs à l'occiput alternant avec des sensations de poussée congestive dans la même région.

Asthénie psychique et morale avec diminution de la mémoire, diminution de goût pour le travail, apathie pour les occupations favorites, préoccupation vive de son mal, idées tristes, découragement, en somme état mélancolique avec irritabilité exagérée et tendance aux larmes. Les troubles de la vue sont très accusés et le malade se plaint fréquemment d'altérations diverses de ses facultés visuelles : polyopie, amblyopie, diplopie, etc.

Du côté de l'*appareil cardio-pulmonaire*, aucun signe de lésion organique, mais par poussées, palpitations et gêne de la respiration et même dyspnée faisant croire au malade qu'il a de l'angine de poitrine; toutefois l'exercice musculaire n'exagère pas ses troubles et il n'y a ni cardialgie ni brachialgie gauches.

Du côté de l'*appareil digestif :* langue saburrale, pas de polyphagie proprement dite, pas de troubles dyspeptiques après les repas, alternatives de constipation et de diarrhée, renvois de gaz fétides.

Diminution notable de la puissance sexuelle.

Du côté du *système musculaire:* fatigue générale, amyosthénie, très accusée le matin, malgré qu'il n'existe aucun trouble du sommeil, M. Ma... dormant en moyenne 8 heures sans rêves habituels, sensation de courbature générale et rachialgie très accusée.

Du côté de la *nutrition générale :* amaigrissement notable; M. Ma... pesant 83 kilogrammes fin décembre 1893, ne pesait que 67kg,700 fin décembre 1894, il aurait donc perdu plus de 12 kilogrammes en un an.

Aucun trouble objectif de la sensibilité, les réflexes sont bien conservés.

Troubles vasomoteurs déterminant parfois des poussées de coloration verdâtre de la peau, surtout aux extrémités.

M. Ma... fut d'abord soumis au traitement hydrothérapique simple avec continuation du régime alimentaire et médicamenteux prescrit.

Puis en raison d'absence persistante de toute trace de sucre, j'ai autorisé à reprendre l'alimentation ordinaire ; pendant plusieurs semaines la glycosurie ne reparut pas et les divers malaises éprouvés semblaient s'être améliorés : persistait seule la continuation de l'amaigrissement.

Au début du mois de mars une nouvelle analyse d'urine dénota la réapparition du sucre en assez grande quantité (31 gr. par litre) dans les urines, bien que le malade continuât son traitement hydrothérapique auquel s'était ajouté depuis une quinzaine le traitement électrostatique. M. Ma... dut reprendre alors la diététique alimentaire des glycosuriques et depuis lors les phénomènes nerveux se sont notablement améliorés.

Les troubles de la vue ont presque complètement disparu, la gêne respiratoire et les poussées dyspnéiques n'existent plus, les douleurs de la nuque sont plus rares, l'état d'ébriété et de vertige a également disparu; l'amyosthénie est moins accusée, les fonctions digestives semblent meilleures et le poids a remonté d'environ 1 kilogramme et demi.

Cette observation est bien celle d'un syndrome névropathique neurasthéniforme (vertiges, asthénie psychique, état mental, plaque occipitale, rachialgie, amyosthénie, etc.); mais non vraiment neurasthénique (pas d'insomnie ni de céphalée, ni les troubles digestifs habituels, etc., et surtout complication de symptômes absolument étrangers au type de Beard) : d'ailleurs paraissant déterminés et constamment influencés par le diabète, dont souffre M. Ma... (les troubles nerveux marchant de pair avec la glycosurie et diminuant sous l'influence des régimes qui diminuent le trouble urinaire).

Il s'agit donc là d'état neurasthéniforme secondaire et non de neurasthénie : son pronostic est attaché à celui de la glycosurie causale qui peut être elle-même purement nerveuse en raison des événements qui ont présidé à son évolution et de l'hérédité névropathique du malade.

OBSERVATION LXIV. — M. G..., quarante-cinq ans, professeur, glycosurie (212 grammes), avec état neurasthéniforme.

Antécédents héréditaires : père graveleux ; mère très nerveuse ayant eu treize enfants, dont sept morts en bas âge, un rachitique, un tabétique et deux autres névropathes.

Antécédents personnels : pas de maladies graves, mais abus sexuels et syphilis à trent-huit ans.

M. G... s'est présenté chez moi simplement pour raison d'asthénie sexuelle et érections incomplètes, éjaculation très rapide ; depuis plus de dix ans M. G... a consulté nombre de confrères, fréquenté nombre d'établissements hydrothérapiques et suivi nombre d'autres traitements contre cette asthénie sexuelle, qui le préoccupe vivement ; c'est ainsi qu'il a tour à tour essayé des sondes réfrigérantes, des bains de siège glacés, de diverses formes de douches, de la galvanisation, de demi-bains à la Winternitz, de la suspension et de tous les médicaments conseillés dans ce cas (strychnine, ergot de seigle, sirop de Fellow, phosphure de zinc, injections de Brown-Séquard, etc.).

Bien que M. G... ne se plaignit que de son impuissance et ne voulût être soigné que pour cela, j'insistai pour l'interroger et découvris quelques symptômes (polydipsie, gros appétit, urines claires et abondantes), qui portèrent mon attention de ce côté et me firent conseiller une analyse d'urine ; on trouva 212 grammes de sucre pour 3 litres par jour.

Le régime fut de suite institué et en moins de quinze jours le sucre était descendu à 2 grammes par litre, soit 5 grammes pour 2 litres et demi par jour.

Mais, phénomène intéressant, parallèlement à cette diminution brusque de la glycosurie, M. G... était atteint d'une série de troubles nerveux constituant l'état neurasthéniforme suivant :

Pas de céphalée, ni d'asthénie psychique proprement dite, mais M. G... très travailleur, devenait presque paresseux, sans courage, même pour la lecture ; en même temps il se préoccupait énormément et était presque obsédant pour son régime : son caractère s'attristait et souffrait de petits accès de mélancolie allant presque aux larmes, il devenait aussi plus irritable et d'une hyperexcitabilité telle que les bruits le faisaient tressauter et l'insomnie ne tardait pas à apparaître, naturellement suivie d'amyosthénie matutinale, enfin à diverses reprises pendant une période de quinze jours le malade fut réveillé la nuit par une sensation de choc brusque au niveau du cœur avec douleur précordiale, palpitations, gêne respiratoire et engourdissement de tout le membre supérieur gauche, mais aussi du membre inférieur du même côté.

Je fis ausculter son cœur par deux de mes confrères, qui le déclarèrent absolument sain. Ces accès de pseudo-angor-pectoris inquiétèrent beaucoup le malade, et son état mental déjà très déprimé s'en ressentit encore.

Néanmoins ces troubles disparaissant, la glycosurie étant réduite et se maintenant à 0, malgré la reprise du régime presque ordinaire, M. G... se trouva bientôt mieux et quitta l'établissement ; mais l'asthénie sexuelle restait la même, malgré la guérison de la glycosurie et l'utilisation des divers procédés hydro et électrothérapiques, que je tentai de lui appliquer.

L'observation de M. G... présente donc ces particularités intéressantes : 1° d'une glycosurie assez intense méconnue depuis plus ou moins longtemps, donnant lieu à très peu de troubles ; 2° de l'apparition d'un état neurasthéniforme très accusé, avec crises de fausse angine de poitrine, coïncidant avec la descente brusque de la glycosurie; 3° de la coexistence déjà si souvent signalée dans la même famille du tabes et du diabète, puisqu'un des frères de ce glycosurique est lui-même tabétique.

OBSERVATION LXV. — M. Ch..., cinquante-neuf ans, médecin, m'a lui-même communiqué son observation dans les termes suivants :

Antécédents héréditaires : grands parents sains, morts très âgés ; père mort à soixante-cinq ans d'accident, mère cardiopathe, rien d'autre.

Antécédents personnels : fièvre éruptive de l'enfance, angines tonsillaires fréquentes ; depuis qu'il exerce, véritable surmenage physique et moral.

A quarante-cinq ans, décollement de la rétine et vive appréhension de perdre la vue ; premières insomnies avec réveils en sursaut et cauchemars ; grande lassitude le matin ; l'année suivante attaque d'influenza ; reprise trop rapide des occupations professionnelles et aggravation des troubles neurasthéniques, c'est-à-dire de l'*amyosthénie* du matin, de l'insomnie, avec apparition de troubles dyspeptiques et une très grande impressionnabilité.

Au surmenage par occupations professionnelles, très absorbantes, très pénibles, s'ajoutent les soucis de l'administration de la fortune et de l'éducation de deux enfants en tutelle : les mêmes troubles persistent, tantôt diminués, tantôt exagérés ; mais s'y ajoutent des battements de cœur, surtout après les repas et des douleurs précordiales.

Tout dernièrement, M. Ch... subit une émotion brusque et vive, à la suite de laquelle il éprouva immédiatement une sensation de soif intense ; il fait alors analyser ses urines, qui contiennent 48 grammes de sucre par litre ; à partir de ce moment se produit de l'amaigrissement, une diminution rapide des forces, des accès d'oppression avec douleurs précordiales, crampes et fourmillement dans la main gauche. Il existe en outre d'une façon permanente une sensation de poids sur la poitrine : « les vêtements me gênent, il me faut souvent soulever même ma chemise et la pression de la bretelle sur la région précordiale m'est très pénible ».

Pendant quelque temps les accès d'angoisse avec oppression se sont répétés presque toutes les nuits, puis, sous l'influence du repos, du régime et du séjour à la campagne, ils se sont peu à peu espacés et ont complètement disparu.

« En passant, je signale qu'une cure assez sérieuse à Vichy n'a fait que me débiliter et aggraver ces divers malaises. » Enfin, M. Ch... a présenté alors une série de troubles dont la réunion constituait un syndrome neurasthénique ainsi représenté : grande difficulté de travail ; effort énorme pour donner une consultation, impossibilité de s'appliquer à lire, insomnie ou sommeil troublé par des rêves, des soubresauts, des accès d'angoisse ; caractère très modifié, tristesse et découragement plutôt qu'irritabilité ; dyspepsie flatulente, constipation, enfin amaigrissement.

Actuellement, M. Ch... est en voie de guérison ; presque tous ses troubles ont disparu et la glycosurie est descendue à 2 ou 3 grammes par litre.

VI. — Etats neurasthéniformes prodromiques (pseudo-neurasthénies pré-organiques).

Jusqu'ici, il n'a été question que d'états neurasthéniformes, secondaires ou épisodiques, mais, en tout cas, dépendant de lésions viscérales ou d'états diathésiques, préexistant et les ayant déterminés.

Or, à côté de ces états neurasthéniformes ou pseudo-neurasthénies post-organiques, il existe, à n'en pas douter aujourd'hui, une autre série, plus difficile et pourtant plus importante à diagnostiquer, d'états neurasthéniformes qui, eux, évoluent en dehors de toute influence au moins apparente.

Ce sont ces pseudo-neurasthénies que j'ai parfois appelées pré-organiques, qui préludent en quelque sorte à l'évolution encore cachée d'une tuberculose pulmonaire, d'un cancer du foie ou de l'estomac, d'une paralysie générale, etc.

Ce sont encore ces états neurasthéniformes qui constituent la période prodromique dite prédélirante, de certaines vésanies telles que l'hypochondrie et la mélancolie.

Or, on devine déjà combien il serait important, en pratique, de pouvoir diagnostiquer sûrement ces états neurasthéniformes prodromiques et de pouvoir dire que celui-ci aboutira à la tuberculose, celui-là au cancer, cet autre à la paralysie générale, cet autre enfin, à la mélancolie ou à l'hypochondrie.

Malheureusement, les documents sont encore trop peu nombreux et trop peu précis et on ne peut encore, à l'heure actuelle, qu'indiquer les grandes lignes.

Pour ces états comme pour les autres, il y a lieu de considérer à la fois l'étiologie, la symptomatologie et l'évolution.

Or, ici, au point de vue étiologique il faut surtout se rappeler ce principe que je répète encore une fois : « toute neurasthénie qui vient on ne sait d'où, va on ne sait où » ; l'absence de cause évidente est ici d'un précieux indice ; de même l'absence de toute lésion ou trouble viscéral, ou diathésique, pouvant expliquer l'existence et la forme de ces troubles nerveux.

L'analyse fine des symptômes démontrera le plus souvent qu'il ne s'agit pas du véritable type de Beard ; certains stigmates et des plus importants feront défaut ou n'auront pas le caractère qu'ils ont d'habitude dans la vraie neurasthénique ; l'asthénie psychique, la céphalée et l'insomnie pourront faire défaut chez les précancéreux, où domineront les troubles gastro-intestinaux ; chez les prétuberculeux la tachycardie, l'amaigrissement, la décoloration anémique des tissus, l'excitation sexuelle feront contraste dans un tableau de neurasthénie incomplète, peu accusée; chez les préparalytiques généraux, les troubles psychiques, dysmnésiques, dyslaliques, etc., paraîtront insolites pour un neurasthénique où l'insomnie, l'état mental et les troubles gastro-intestinaux pourront être légers.

Enfin, chez les prévésaniques, les troubles sensoriels, céphaliques et mentaux auront un caractère psychopathique que j'ai déjà signalé dans quelques observations.

Mais tout cela n'est pas encore suffisamment déterminé pour qu'on puisse donner la formule précise de chacun de ces diagnostics délicats, on ne peut qu'en indiquer les grandes lignes : 1° on est plutôt en présence d'un état neurasthéniforme que neurasthénique, évoluant spontanément, sans cause connue ; 2° on trouve associés d'autres caractères non communs au type de Beard; ou, prédominants, certains symptômes qui par cela même doivent éveiller l'attention et rendre circonspect.

Pour arriver à ce résultat tant désirable d'un diagnostic précis, il faut recueillir avec soin et le plus de détails possibles tous ces états neurasthéniformes plus ou moins bizarres et douteux et tâcher de suivre leur évolution.

On les groupera alors en séries ayant évolué les unes vers la tuberculose, les autres vers la paralysie générale et on arrivera peut-être, en les comparant, à dresser le bilan symptomatique précis de chacun d'eux et formuler plus tard avec certitude leur diagnostic et leur pronostic.

J'ai, pour ma part, rencontré plusieurs cas de ce genre et je me rappelle assez bien trois de ces cas qui ont abouti à la paralysie générale, après avoir été plus ou moins longtemps considérés comme neurasthéniques. L'un de ces malades m'avait été adressé en 1891 à Royat, par le professeur Charcot ; c'était un sujet russe, dont j'ai appris plus tard l'évolution vers la paralysie générale progressive ; les deux autres cas concernaient un jeune pharmacien de Paris et un médecin plus âgé (quarante-cinq ou quarante-six ans), de province. Malheureusement, je n'étais pas alors prévenu de ces faits sur lesquels l'attention n'est appelée que depuis quelque temps ; j'étais aux débuts de ma carrière et n'avais pas encore pris l'habitude de recueillir mes observations comme je le fais maintenant. Je n'ai donc pas les éléments nécessaires à la reconstitution exacte de ces observations ; j'en ai seulement gardé l'impression que ces états neurasthéniques étaient en dehors de la série classique par certains côtés et par conséquent devaient être rangés plutôt dans la série des états neurasthéniformes.

J'ai pu observer encore deux cas de pseudo-neurasthénie précancéreuse : l'une d'elles a été citée dans la thèse de M. Thiroux, par mon ami le Dr Cautru, ancien interne des hôpitaux ; elle concerne un malade qui me fut adressé comme neurasthénique par un de nos maîtres les plus distingués, alors qu'il n'existait en réalité à ce moment aucun signe de lésion viscérale et quelques mois plus tard ce malade succombait à un cancer du foie.

L'autre est citée dans la série des observations d'états neurasthéniformes post-dyspeptiques ; j'ai su depuis que le malade avait enfin présenté les signes certains d'un cancer de l'estomac auquel il a succombé.

Enfin, je me rappelle très nettement le cas d'une jeune fille qui me fut adressée à Nice, il y a quatre ans, avant la création de mon établissement, pour être franklinisée. Elle était considérée comme simple neurasthénique et présentait, en effet, une grande partie des symptômes du type de Beard, autant qu'il m'en souvient (je n'ai pas davantage recueilli son observation) ; mais je sais qu'elle ne put supporter même le bain statique simple qui provoqua chaque fois, à trois reprises différentes, de la tachycardie, de la gêne respiratoire et même des frissons. Il fallut y renoncer et quelques semaines plus tard, cette jeune fille succombait à une phtisie galopante.

Qu'adviendra-t-il de cette observation de neurasthénie

classée sous le n° XL, parmi les formes psychopathiques? J'ai tout lieu de craindre que cette longue période d'état de la neurasthénique à formule spéciale, ne soit que le prélude période prodromique d'une affection vésanique.

Les deux observations que je cite ici ne me paraissent pas comporter encore de pronostic précis ; je les cite seulement pour montrer qu'il ne s'agit pas là d'états neurasthéniques francs, c'est-à-dire purs et simples ; l'un d'eux, même, malgré l'opinion du confrère qu'il concerne et s'est offert à moi comme neurasthénique, ne présente aucun caractère évident du type de Beard.

Et pour les deux, j'ai l'impression en raison des antécédents, de la prédominance de l'amaigrissement, du facies et de l'allure générale des malades, qu'ils pourraient bien un jour ou l'autre être considérés comme ayant été des états neurasthéniformes prodromiques, prétuberculeux.

OBSERVATION LXVI. — M. D..., trente ans, officier, m'a été adressé comme atteint de neurasthénie.

Antécédents héréditaires : aucun autre que la mère migraineuse et probablement hystérique.

Antécédents personnels : développement rapide de la stature, épistaxis fréquents de quinze à dix-sept ans, première bronchite à vingt-sept ans avec état neurasthéniforme caractérisé par grande faiblesse musculaire, dyspepsie, insomnie, irritabilité du caractère.

Depuis persiste de l'oppression et une très grande préoccupation presque phobique et obsédante de sa santé.

L'état actuel paraît s'être développé sous l'influence de la cessation brusque de la vie au grand air et des exercices physiques et de la reprise de travaux intellectuels avec excès (surmenage).

Le début s'est fait par des troubles dyspeptiques (langue saburrale, ballonnement, crampes) et de la constipation.

Puis de l'oppression et de la fatigue musculaire très accusées ; alors surviennent des troubles du caractère : M. D..., devient très irritable, presque emporté, en même temps que triste, sombre, très préoccupé de ses malaises : cet état mental très différent de sa norme, paraît suivre les variations de ses troubles digestifs. Le sommeil est altéré, le plus souvent traversé de cauchemars, parfois insomnie.

Pas de céphalée, mais asthénie psychique (aucun goût pour ses travaux, impossibilité de s'appliquer).

En outre du côté du système cardio-pulmonaire, palpitations et essoufflement, petits points erratiques et surtout nutrition générale très défectueuse, amaigrissement notable et persistant malgré un excellent appétit, que le malade satisfait état flasque et mou du système musculaire avec sensation constante de fatigue ; cet officier auparavant très actif, passerait volontiers sa vie sur une chaise longue.

Soupçonné par quelques confrères d'une imminence de lésion du côté des voies respiratoires, M. D... a été à diverses reprises examiné à ce point de vue et l'un de mes collègues a trouvé de l'expiration prolongée avec de la rudesse au sommet droit dans les fosses sus-épineuses et sous-claviculaires avec de la sibilance au niveau du sixième et septième espace intercostal.

Qu'adviendra-t-il de cet état neurasthéniforme, plutôt que vraiment neurasthénique, bien qu'assez complet et paraissant dû à l'une des causes habituelles de la vraie neurasthénie, le surmenage? Peut-être devra-t-on un jour ranger ce cas dans l'un de ces états neurasthéniformes que j'ai plusieurs fois observé et désigné sous le nom de pseudo-neurasthénies pré-organiques, c'est-à-dire préludant à une lésion organique tuberculeuse.

Observation LXVII. — M. N..., trente-six ans, médecin, se croyant neurasthénique, vient me prier de le soumettre à la Franklinisation.

Ses antécédents héréditaires sont, d'après lui, absolument

sains ; il ne connaît dans ses ascendants aucune tare constitutionnelle.

Ses antécédents personnels sont au contraire assez chargés : il a eu toutes les maladies de la première enfance (rougeole, scarlatine, oreillons, variole légère) : il a enduré des privations, qui ont déterminé chez lui une anémie assez profonde et un mauvais état des bronches, qui ont toujours été très délicates.

A vingt ans maladie aiguë de l'appareil respiratoire (probablement pleurésie), puis, depuis, assez souvent des accès d'oppression, crises d'asthme, selon M. N.... Enfin dans ces derniers temps troubles dyspeptiques, ayant déterminé un amaigrissement d'environ 8 kilos depuis un an.

Actuellement le malade se plaint d'une grande fatigue générale avec bradycardie, frilosité légère, hypoesthésie cutanée, persistance des troubles dyspeptiques et de la constipation, etc.

Mais pas d'asthénie psychique ; M. N... se livre au contraire à des travaux intellectuels, qui l'intéressent avec beaucoup de goût et d'entrain : il se fatigue seulement plus vite et doit s'arrêter de temps en temps ; pas d'insomnie, pas d'état mental hypochondriaque.

En somme, vraiment aucun symptôme précis de neurasthénie, et rien dans l'étiologie, l'évolution et la symptomatologie qui justifie ce diagnostic, tout au plus pourrait-on voir dans ce cas un état neurasthéniforme, préludant à l'apparition d'une affection organique, telle que la tuberculose ? on voit en effet, comme je l'ai déjà signalé, des états pseudoneurasthéniques précéder pendant plus ou moins longtemps les premiers symptômes évidents d'une lésion pulmonaire tuberculeuse et M. N... en raison de ses antécédents (délicatesse des bronches, pleurésie) et de son amaigrissement actuel pourrait bien être sous une telle menace.

Je termine ce chapitre des états neurasthéniformes par la

discussion d'une thèse de M. Decroux (juin 1895) dans laquelle l'auteur a essayé d'établir des rapports étiologiques directs entre la neurasthénie vraie et les maladies infectieuses. Or, à la lecture de cette thèse, j'ai trouvé que la plupart de ces soi-disant neurasthénies post-infectieuses constituaient ou des erreurs de diagnostic ou de simples états neurasthéniformes et c'est pourquoi j'ai cru intéressant d'en placer ici l'argumentation.

RAPPORTS DE LA MALADIE DE BEARD

AVEC LES MALADIES INFECTIEUSES

(Thèse de Paris de M. le Dr Decroux.)

Tel est le titre de cette thèse qui essaie de démontrer à l'aide de quelques observations, d'ailleurs très mal choisies, que les maladies infectieuses jouent un rôle très important et plus fréquent qu'aucun auteur ne l'avait encore admis, dans l'étiologie de la neurasthénie ; mais en outre le même auteur a la prétention, très juste d'ailleurs, de démontrer qu'il y a dans cette étude un gros écueil à éviter ; c'est d'appliquer l'étiquette de neurasthénie à des phénomènes qui n'affectent avec la maladie de Beard, que des rapports purement morphologiques.

« Le diagnostic de neurasthénie, dit-il avec beaucoup de raison, est un moyen trop commode de se débarrasser de certains problèmes. La neurasthénie est sans doute une maladie compliquée, mais enfin c'est une espèce nosographique et en matière de délimitation, les médecins ont le tort d'être moins exigeants que les naturalistes. Si on soumet à une analyse rigoureuse bien des cas de prétendues neurasthénies on s'aperçoit vite, que plusieurs n'ont que des rapports lointains avec la maladie de Beard. »

On ne saurait vraiment mieux dire, et il est étonnant et malheureux, qu'avec d'aussi bonnes dispositions d'esprit, comme point de départ, l'auteur ait choisi des observations aussi peu démonstratives.

Le diagnostic doit, d'après lui encore, être fondé à la fois sur l'étiologie, la symptomatologie et l'évolution; c'est ce que je me suis toujours efforcé de démontrer.

En étiologie, l'hérédité joue un très grand rôle, et non seulement l'hérédité névropathique, mais encore et surtout, peut-être, l'hérédité arthritique.

En symptomatologie il faut trouver les stigmates, réunis au moins dans le plus grand nombre (céphalée, amyosthénie, dyspepsie par atonie gastro-intestinale, insomnie, dépression cérébrale, irritabilité extrême, découragement, rachialgie); et, dans les cas frustes, dit cet auteur, c'est la céphalée qui donne les meilleurs renseignements.

Enfin l'évolution doit être également prise en sérieuse considération.

Voici maintenant les exemples qui sont fournis à l'appui de cette thèse.

Observation I. — *Neurasthénie dans les maladies infectieuses chroniques.*

Il s'agit d'un homme de quarante-trois ans, qui, de vingt à trente ans fut atteint d'ostéo-arthrite du pied, d'hémoptysies avec toux, amaigrissement, sueurs nocturnes, etc.; en un mot, divers troubles tuberculeux. Or, au cours de leur convalescence, il fut pris de maux de tête, avec douleur sourde à la nuque; son caractère changea, devint irritable et émotif, le travail était difficile, les digestions lentes, la constipation opiniâtre.

« Actuellement, la marche lui cause une grande fatigue, l'estomac est très dilaté, la langue est blanche, la région lombaire est le siège d'une vive hyperesthésie, le faciès est sombre et triste, d'expression inquiète, le malade est préoccupé de son état, mais, à mon avis, il a l'air de s'en consoler assez facilement : « Que voulez-vous, dit-il, je ne puis être comme tout le monde; je n'ai pour respirer que la moitié de mon appareil respiratoire, je manque d'air, c'est ce qui me fatigue et m'énerve. »

Et l'auteur conclut : « le malade est, à n'en pas douter, neurasthénique; la relation entre la neurasthénie et la tuberculose ne nous paraît pas douteuse ».

C'est aussi mon avis, qu'il existe une relation manifeste

entre certains syndromes neurasthéniques et la tuberculose; il y a deux ans que je citais, sans en publier les détails, des observations d'états pseudo-neurasthéniques, précédant l'apparition de la tuberculose pulmonaire.

Mais, vraiment, dans le cas ci-dessus, si, ce que je ne conteste pas d'ailleurs, on peut admettre une relation entre les phénomènes nerveux et tuberculeux dont souffre le malade, je suis loin d'admettre que ce malade puisse être classé dans la série des vrais neurasthéniques; il n'en a ni l'insomnie, ni l'état mental (habituellement inconsolable des vrais neurasthéniques), ni les vertiges, ni les palpitations, etc., ni l'évolution, ni l'allure générale.

Il représente plutôt, selon moi, un exemple d'un de ces états neurasthéniformes qu'on observe précisément dans de telles conditions, c'est-à-dire à la suite de toute lésion organique grave, débilitant l'organisme, sans que pour cela elle soit nécessairement infectieuse; c'est un cas, selon moi, de pseudo-neurasthénie post-organique.

Observation II. — P..., cultivateur, arthritique d'hérédité, devient tuberculeux par contagion et guérit : « il engraisse, cesse de tousser, mais en même temps ses forces s'en vont, la moindre marche, le fait de monter un escalier l'essouffle; l'appétit est pourtant conservé et même considérable; il se plaint d'une céphalalgie gravative; son caractère s'est modifié, devenu impressionnable et irritable; son état le préoccupe beaucoup, et ces troubles contrastent curieusement avec le facies animé et l'air robuste de M. P... »

Et c'est avec une telle observation que l'auteur prétend démontrer que la tuberculose peut faire de la vraie neurasthénie. Il va jusqu'à parler de la création d'une forme spéciale de « neurasthénie tuberculeuse ! ! »

Or, dans ce cas, les troubles de la marche avec essoufflement, suffiraient seuls à écarter l'hypothèse; ce n'est pas là l'amyosthénie neurasthénique ; en outre il n'est question, ni de troubles du sommeil, ni de troubles gastro-intestinaux, ni de découragement, ni de vertiges, etc., etc. ; il y a là seulement de la céphalée gravative et quelques modifications de caractère, plus irritable et plus vif.

Ce n'est certes pas sur des observations aussi incomplètes qu'on peut avoir la prétention de fonder l'étiologie de la vraie neurasthénie par maladie infectieuse chronique.

Neurasthénie dans les maladies aiguës.

Ici je ne m'arrêterai vraiment pas; il n'y a pas de réfutation contre un argument d'aussi peu de valeur; son simple exposé le condamne.

Voici en effet le sommaire de l'observation III, destinée à démontrer qu'une fièvre continue aiguë peut engendrer la neurasthénie.

Observation III. — Nervosisme chronique, suite de fièvre continue. Aliénation consécutive; céphalalgie, affaiblissement de la vision, convulsions générales sans perte de connaissance; étourdissements, nausées; engourdissement des membres et embarras de la langue. Guérison partielle. Paralysie persistante avec anesthésie; syncopes sans convulsions (Bouchut).

Il ne faut pas manquer d'audace pour citer cette observation comme un exemple de neurasthénie par maladie aiguë.

Avec de tels faits on ne peut que compromettre une hypothèse étiologique contre laquelle je suis loin de m'élever en principe, et que je considère au contraire comme très intéressante.

Mais il ne faut pas pour cela aller déterrer de vieilles observations insuffisamment recueillies et l'auteur eût mieux fait de laisser ce cas dans la série où l'avait à ce moment très justement placé le distingué maître Bouchut, c'est-à-dire dans la série vague du nervosisme chronique.

Observation IV. — Nervosisme aigu, suite de convalescence; fièvre, évanouissement; coliques; borborygmes; spasmes de la vessie et des reins, urines claires et limpides, dérangement des règles.

Et voilà encore une observation déterrée de Pomme (1749), que l'auteur a choisie pour démontrer que la neurasthénie de Beard pouvait être produite par la pneumonie.

Or : 1° la pneumonie n'était pas découverte à cette époque et l'auteur convient lui-même qu'on ne peut que la soupçonner en raison des phénomènes décrits par Pomme ; 2° a-t-on jamais vu dans la neurasthénie pareil groupement de symptômes, qui, comme Pomme l'a reconnu beaucoup plus justement, « décèlent l'affection hystérique ».

Grippe et neurasthénie.

« La grippe est un des facteurs les plus nets de l'état neurasthénique, du moins elle nous apparaît dans ce moment comme une de ses causes les plus fréquentes. La neurasthénie post-grippale peut être générale ou se localiser d'une façon prédominante sur tel ou tel appareil, d'où forme gastrique la plus fréquente, forme dyspnéique et forme cardiaque. »

C'est une question beaucoup trop importante et trop vaste que celle des neurasthénies post-grippales, pour être même seulement abordée ici.

Et si l'on y ajoute encore la question des neurasthénies locales, il faudrait presque un volume nouveau pour les résoudre. Je ne saurais donc m'y arrêter.

L'observation V intitulée : *Neurasthénie post-grippale, localisée au tube digestif*, est encore bien mal choisie pour démontrer l'existence de vraie neurasthénie post-grippale. Pour moi, je conteste que le syndrome suivant puisse être classé dans la série de Beard. Il est en effet représenté par « Abattement suivi de dépérissement extraordinaire, lié à des troubles digestifs sans lésion organique; état nauséeux perpétuel, dégoût de la viande, perte du goût, vomissements fréquents, diarrhées profuses. Cachexie, qui va s'accentuant et fait penser à une infection cancéreuse à marche rapide ; irritabilité extrême ; anesthésie gustative, œsophagisme. »

Eh bien, il est vraiment regrettable de choisir de tels

exemples et de les citer pour des cas de neurasthénies post-grippales ; rien dans cette réunion de symptômes n'appartient à la neurasthénie ; Beard n'a jamais parlé d'état nauséeux, de vomissements, de diarrhées profuses, d'ageusie, d'œsophagisme, etc.

En revanche on n'y trouve aucun des symptômes classiques de la vraie neurasthénie.

S'il fallait se contenter de cette observation pour juger la question, on voit dans quel sens elle serait de suite résolue et ce serait probablement injuste.

En effet, l'observation VI, bien qu'encore incomplète, est plutôt en faveur de l'origine grippale de certains états neurasthéniques. Il s'agit d'un confrère « très surmené depuis longtemps, qui contracte la grippe et malgré cela continue ses travaux ; alors quelque temps après il devient hypochondriaque, se tâtant le pouls, prenant sa température, se croyant menacé d'une pneumonie, parce qu'il a une névralgie intercostale ; il présente en outre de la céphalée, des vertiges et de l'asthénie musculaire, contrastant avec son apparence athlétique. Le repos et un séjour dans le Midi font disparaître ces accidents ».

Il semble bien que ce soit là un cas de neurasthénie vraie, bien que fruste, mais en raison de ce qu'il s'agissait d'un surmené, il est difficile de déterminer quel part a pu revenir à la grippe dans la production de cet état neurasthénique ; la grippe peut bien n'avoir été que le coup de fouet provocateur, et cette observation est encore, à mon avis, insuffisante à démontrer le rôle direct de cette infection aiguë dans la production de la neurasthénie vraie. Mais encore une fois je ne prétends aucunement juger ici une question aussi étendue et aussi délicate.

Neurasthénie dans l'impaludisme.

L'observation VII présente comme neurasthénique consécutivement à des accès palustres, le malade suivant :

« Facies triste, bourdonnements d'oreilles, troubles de la vue ; de temps en temps vertiges sans cause appréciable : estomac manifestement dilaté, paresse intestinale ; appétit capricieux, irrégulier ; douleurs de névralgie sciatique tantôt à droite, tantôt à gauche ; plaques d'hyperesthésie à la partie inférieure de la colonne vertébrale ; céphalée de forme gravative ; douleurs occipitales ; asthénie musculaire très marquée ; état mental irritable et découragé. »

C'est bien là en effet un type assez complet de maladie de Beard ; l'auteur n'y mentionne pas d'autres causes que l'impaludisme ; mais il eût été intéressant qu'il signale l'absence catégorique de toute autre influence ; en pareil cas on devait nécessairement conclure au rapport de causalité directe et exclusive entre l'impaludisme et ces troubles vraiment neurasthéniques.

Quant à l'observation VIII, que M. D... est encore allé chercher dans les vieux auteurs, il eût mieux fait de s'en tenir à la précédente, qui était presque démonstrative, la suivante pouvant effacer cette bonne impression.

En effet, il s'agit d'un M. de O..., atteint de fièvre tierce, contre laquelle la quinine reste sans action et voici le tableau clinique qu'on voudrait faire rentrer dans la neurasthénie : « Il s'établit une fièvre lente, nerveuse, continue avec dépérissement notable et rapide ; le malade maigrissait à vue d'œil ; une faiblesse générale s'empara de lui et se fit principalement sentir sur la moitié inférieure du corps ; bientôt la faiblesse des membres inférieurs fut telle qu'ils refusèrent complètement le service ; le malade, étendu sur une chaise longue, faisait ses affaires avec une intelligence, dont le mal physique n'a jamais affaibli l'activité. »

Il est absolument incroyable qu'on puisse un seul moment songer à considérer ce syndrome comme un syndrome neurasthénique. Il n'y est question d'aucun des stigmates de la maladie de Beard ; et au contraire, on est en présence d'un paraplégique qui a conservé toute sa puissance d'activité intellectuelle.

Il faut convenir qu'un tel choix n'est pas heureux pour établir un rapport d'étiologie entre l'impaludisme et la maladie de Beard.

Avant de clore cette esquisse d'argumentation, je ne voudrais pas laisser croire que je suis hostile à l'hypothèse des maladies infectieuses, considérées comme facteurs étiologiques directs de la neurasthénie.

Je suis persuadé qu'il en peut être ainsi.

J'ai voulu seulement en argumentant ce travail, qui avait la prétention de démontrer la vérité de cette hypothèse, établir que cette prétention était exagérée; en effet, le plus grand nombre des observations choisies par l'auteur ne sont pas des observations de neurasthénie ; j'ai voulu aussi établir que certains états considérés par lui comme des types de vraie neurasthénie avaient beaucoup plus de chance d'appartenir à la série des états neurasthéniformes secondaires, qu'on observe d'ailleurs très souvent à la suite de toutes autres maladies, que des maladies infectieuses.

Et pour me résumer, je prétends que ce travail ne démontre nullement que la vraie neurasthénie de Beard puisse se développer directement et exclusivement à la suite des maladies infectieuses citées[1].

Neurasthénie et artério-sclérose.

Dans sa communication très intéressante au congrès de médecine mentale et de neurologie tenu cette année à Bordeaux, communication que je n'ai pu malheureusement lire *in extenso*, mon très distingué confrère et ami le Dr Régis a signalé l'existence de rapports étroits et fréquents

[1] Je profite de cette digression pour jeter ici un coup d'œil dans les travaux parus à ce sujet sur les rapports de la neurasthénie avec la syphilis, si bien mis en évidence par le professeur Fournier, dans son remarquable travail *Les affections parasyphilitiques*, je me permettrai de même quelques réflexions sur l'intéressante question soulevée par M. Régis, au dernier Congrès de Bordeaux, sur les rapports de la neurasthénie avec l'artério-sclérose et dont les grandes lignes ont été exposées dans la thèse de M. Darroux.

entre la neurasthénie et l'artério-sclérose : il a de plus laissé entendre (compte rendu des journaux), qu'il existait des cas de neurasthie d'origine purement artério-scléreuse, cas dont le pronostic était grave, en proportion directe du degré de l'artério-sclérose.

Le Dr Régis a eu parfaitement raison de faire remarquer qu'il existait pas mal de cas considérés jusqu'ici comme des cas de neurasthénie pure et qui ne sont autres que des cas de neurasthénie symptomatique d'un substratum à chercher.

Je suis entièrement de son avis et c'est justement pour ces cas, que j'ai proposé le nom d'état neurasthéniforme secondaire à des lésions connues ou inconnues, attendu que la seconde variété, ces états neurasthéniformes (variété préorganique ou prévésanique) sont en réalité secondaires au début d'affections encore indéterminées.

J'ai dit états neurasthéniformes, parce que je crois avoir pu démontrer à l'aide des observations que je cite, que ces cas sont *cliniquement* très différents des cas de neurasthénie primitive, c'est-à-dire développés primitivement et en apparence directement sous l'influence de causes psycho-morales diverses.

Pathogéniquement peut-être doivent-ils être tous confondus! peut-être évoluent-ils tous, en raison de leurs grandes analogies, sous l'influence d'un mode pathogénique, unique, toxique, dynamique ou autre.

Mais, ici, je n'ai aucune prétention d'explication pathogénique et je me suis placé au point de vue purement clinique : or, à ce point de vue qui comprend, je le répète ici, l'étiologie apparente, la symptomatologie et l'évolution chronologique, j'ai toujours trouvé de grandes différences entre le syndrome nerveux décrit par Beard sous le nom de neurasthénie et les autres syndromes nerveux symptomatiques, secondaires, que beaucoup d'auteurs décrivent aussi comme neurasthéniques : non seulement leur symptomatologie m'a paru différente, mais surtout leur évolution ; et, bien que leurs analogies nombreuses avec le type de Beard obligent à être parfois hésitant et à les considérer au moins comme des états neurasthéniformes, il m'a paru qu'en pratique il était important de pouvoir les distinguer; car encore une fois leur pronostic est tout autre que celui de la neurasthénie de Beard, que j'appelle neurasthénie vraie, par pure convention terminologique et sans aucune arrière-pensée de définition pathogénique; de même leur thérapeutique et leur terminaison sont très différentes.

Or ces différences me semblent très importantes entre 1° les états dits neurasthéniques de l'artério-sclérose, qui peuvent évoluer jusqu'à la mort par progrès des altérations vasculaires ou du moins restent susceptibles de fréquentes rééditions par persistance de la lésion causale, et 2° les neurasthénies d'accident par choc moral ou surmenage intellectuel, qui guérissent presque d'elles-mêmes par simple éloignement de la cause et en tout cas ne sont susceptibles de récidives qu'autant que l'accident causal en est lui-même susceptible.

Encore une fois je ne conteste pas que pathogéniquement ces neurasthénies de l'artério-sclérose ne soient de vraies neurasthénies, mais je crois pouvoir dire, a priori même, que *cliniquement* elles sont différenciables du type neurasthénie primitive et simple que Beard a décrit, et les quelques observations citées dans la thèse du Dr Darroux me paraissent appuyer cette manière de voir.

Je ne suis donc nullement opposé à ce que l'artério-sclérose soit une cause de vraie neurasthénie au sens pathogénique du mot. Mais en principe aussi je suis d'avis que cette neurasthénie doit pouvoir être distinguée cliniquement, parce qu'il me semble inadmissible qu'une neurasthénie provoquée chez un simple névropathe non artério-scléreux, par émotion morale, traumatisme ou surmenage, prenne exactement la même forme clinique qu'une neurasthénie, qui se développe peu à peu sans cause apparente chez un artério-scléreux. Du reste, dans quelques observations de Darroux et dans la symptomatologie générale qu'il décrit, on est frappé de la priorité d'évolution et de la prédominance constante de certains troubles cardio-vasculaires (vertiges, palpitations, arythmie, bourdonnement d'oreilles, etc., etc.).

Or, comme je me suis placé, je le répète, dans ce travail, à un point de vue purement clinique et pratique, j'insiste seulement sur la nécessité et la possibilité de ces différenciations cliniques, et c'est toujours à ce seul point de vue que je prétends distinguer des vrais et des faux neurasthéniques :

Des vrais, c'est-à-dire des types de Beard, de même cause, de même symptomatologie, de même évolution et par suite de même pronostic;

Des faux, c'est-à-dire des neurasthéniques encore, si l'on veut, au point de vue de la nature intime de leurs troubles, mais différant des autres par leur origine, souvent par les fins détails de leurs symptômes, toujours par leur évolution et souvent aussi par leur pronostic beaucoup plus grave.

Je fais à ce sujet une grande différence entre l'hystérie et la neurasthénie.

Celle-ci peut, selon moi, se créer de toute pièce, par pur accident au même titre qu'une fracture de jambes.

Celle-là existe toujours *in posse*, et quand elle se développe de par une intoxication, une infection, un traumatisme, une émotion, etc., elle ne fait qu'apparaître sous l'influence de cause provocatrice, mais non créatrice. Elle sort tout armée d'une circonvolution quelconque du cerveau de Jupiter : c'est pourquoi elle est toujours la même dans sa symptomatologie et son pronostic.

Il n'en est plus ainsi de la neurasthénie ou, si on l'aime mieux, des états neurasthéniques, qui eux se forment différemment, selon leurs causes déterminantes, lesquelles sont le plus souvent en même temps créatrices, et c'est pourquoi je pense qu'on peut habituellement distinguer ces divers états neurasthéniques d'origine psycho-morale, traumatique, infectieuse, toxique, artério-scléreuse, etc.

Or, si l'on prend pour étalon le type de Beard, et que conventionnellement on lui donne le nom d'état neurasthénique primitif et simple, de neurasthénie vraie, proprement dite, on peut, par comparaison, sans autres prétentions nosographiques définitives, appeler les autres, pseudo-neurasthénies secondaires, et je pense avoir démontré, à l'aide de mes observations, qu'il s'agit dans presque tous ces cas d'états neurasthéniformes plutôt que vraiment neurasthéniques.

Du reste, voici les observations citées dans la thèse de M. Darroux :

Cette thèse, qui a pour titre « *Des rapports de la neurasthénie avec l'artério-sclérose* », a pour but de démontrer qu'il existe des états neurasthéniques, se développant primitivement et exclusivement sous l'influence de l'artério-sclérose et, par suite, justiciables du traitement propre à ses lésions vasculaires. On voit dès lors combien il est important en clinique de savoir les distinguer des autres états neurasthéniques, afin de pouvoir leur appliquer le traitement qui leur convient.

Et c'est en essayant cette différenciation clinique, possible à mon avis, qu'on arrive à les faire rentrer dans les états neurasthéniformes, c'est-à-dire semblables, mais pourtant cliniquement distincts, de la neurasthénie de Beard prise pour étalon.

Je n'ai pas besoin d'insister sur la vraisemblance et la très grande probabilité des rapports entre la neurasthénie et l'artério-sclérose : on sait, depuis les travaux de M. Huchard, les relations étroites qui unissent la neurasthénie et l'arthritisme : j'ai eu l'honneur de préfacer un petit livre de M. Vigouroux (*Neurasthénie et arthritisme*, chez Maloine, 1893), qui établissait cliniquement l'étroitesse de ces relations. Rien d'étonnant donc dans cette combinaison de la neurasthénie et de l'artério-sclérose; il est étonnant plutôt, qu'on ne l'eût pas encore signalée, et c'est à M. Régis que reviendra l'honneur d'avoir appelé l'attention sur ce point, à mon avis très important, de la grande question neurasthénie.

Mais il est intéressant de pousser aux détails cette étude et de voir :

1° Si l'artério-sclérose peut elle seule produire directement et primitivement le type de neurasthénie décrit par Beard, ou,

2° Si elle ne produit pas plutôt des états neurasthéniformes assez semblables, mais différents par leurs symptômes et leur évolution et pouvant en être distingués.

Or voici ce que j'ai pu relever dans les quelques observations publiées par M. Darroux.

L'observation I est celle d'un cultivateur de quarante ans, qui sans cause connue vers l'âge de trente-cinq ans commence à éprouver des *douleurs épigastriques* survenant par accès principalement le matin et suivies de *violents maux de tête* ; en même temps se développe peu à peu de l'asthénie psychique (difficulté d'attention, dysmnésie) et des insomnies; puis apparaissent des sueurs profuses, des vertiges, des bourdonnements d'oreilles : en même temps on constate de la sclérose bilatérale du tympan, des battements de cœur fréquents et vibrants, des temporales sinueuses et dures, des fémorales athéromateuses.

Or, il n'est pas douteux que ce malade soit artério-scléreux; mais je conteste que le syndrome nerveux qu'il présente puisse être assimilé à la neurasthénie de Beard : ni le début, ni les caractères spéciaux des symptômes gastriques et céphaliques ne sauraient y être comparés.

Dans ce tableau, si l'on fait la part de tout ce qui peut être attribué à l'artério-sclérose, il reste bien peu pour la neurasthénie, et l'ensemble de tous ces troubles, malgré quelques symptômes isolés de la série de Beard, est loin de présenter l'aspect clinique de la neurasthénie proprement dite.

L'observation II est celle d'un homme de trente-huit ans

déjà réformé pour hypertrophie du cœur et qui présente les symptômes suivants : vertiges, éblouissements, bourdonnements d'oreilles, palpitations, insomnies, céphalée, douleurs vives à la pointe de la langue, émotivité, constipation, claudication intermittente, double cataracte au début, arc sénile péricornéen, artères dures et sineuses, etc.

L'observation III est moins concluante encore : il s'agit d'un serrurier de cinquante-deux ans, atteint de soi-disant neurasthénie depuis trente-cinq ans, avec tachycardie, angoisse, exophtalmie. Cette simple énumération suffirait à éveiller des doutes, qui se confirment davantage encore, quand on étudie l'évolution de ce cas.

Dès l'âge de dix-sept ans, accès de palpitations avec angoisses ; à vingt-un ans réformé pour maladie organique du cœur; peu à peu les forces diminuent, les palpitations deviennent plus fréquentes et s'accompagnent de vertiges; le malade doit cesser tout travail; pendant sept ans il se soigne et traîne d'hôpital en hôpital. Il en arrive à être obligé d'entrer à Bicêtre comme incurable.

A ce moment c'est un homme à la chair flasque, aux traits tombants, aux muqueuses décolorées; il a des vives douleurs dans les genoux, il sent ses jambes fléchir, étendre ses bras est pour lui une peine considérable ; il a des défaillances répétées, des palpitations très douloureuses, la marche très pénible, des sueurs profuses, une sensation de chaleur exagérée, un peu de saillie des globes oculaires.

Mais « pas de céphalalgie : pas de troubles dyspeptiques, selles régulières, etc. ».

Or, il n'est pas étonnant qu'un tel malade épuisé par des souffrances si variées depuis si longtemps présente des phénomènes de dépression nerveuse; mais ce n'est nullement là un exemple à montrer de tableau neurasthénique; cette observation produit simplement l'impression d'un cachectisé dynamique et nullement celle d'une neurasthénie, telle que Beard l'a décrite.

Les observations IV, V, VI et VII sont trop incomplètes, pour qu'on en puisse tirer quelques conclusions ; elles démontrent tout au plus, que la plupart de ces malades avaient une hérédité arthritique ou artério-scléreuse : mais personne n'ignore que cette hérédité est fréquente et cela ne prouve aucunement que la neurasthénie des descendants, si neurasthénie il y avait, se soit développée directement et exclusivement de par cette hérédité artério-scléreuse.

L'observation VIII est celle d'un épicier de soixante-trois ans qui, sans excès ni chagrins, est devenu très émotif, présente une « obsession du nez », l'empêchant de dormir et constituant « le tourment de sa vie » ; il souffre en outre de bourdonnements, hémorroïdes, de prurit intermittent et présente l'arc sénile péricornéen.

Athéromateux ? soit ; mais neurasthénique ! à mon avis, d'après l'observation il n'en présente aucun caractère.

L'observation IX est celle d'un cocher de soixante-quatre ans, qui pendant dix ans a souffert de douleurs d'estomac ; puis « il a eu des douleurs aux jambes et aux genoux, qui le rendaient triste ; il a constaté une diminution de la mémoire ; dans la tête, état de trouble vague ; de temps en temps il voudrait mourir ; il ne dort pas ; il a des douleurs articulaires et boite de la jambe droite par arthrite du genou ».

Encore un arthritique ; mais vraiment je ne vois pas matière à classifier ce malade dans la série des neurasthéniques par le seul fait qu'il dort mal, est rendu triste par ses douleurs, éprouve des troubles dans la tête et voudrait parfois mourir ; c'est tout au plus un état neurasthéniforme mal dessiné.

Enfin l'observation X est celle d'un enfant de onze ans, qui paraît avoir eu des accès de petit mal : la tête lui tournait, il serrait les dents, avait les yeux hagards et ne parlait plus. En outre « c'est un enfant très nerveux, qui a des sensations de vide dans la tête, oublie presque tout, a des soubresauts dans le sommeil et transpire beaucoup des mains ».

Eh bien, j'avoue que cette dernière observation ne saurait entraîner plus que les autres la conviction que l'artério-sclérose, acquise ou héréditaire, produit directement et primitivement la véritable neurasthénie de Beard.

Mais, je tiens à le répéter, je considère l'opinion de M. Régis comme très fondée et présentant le plus grand intérêt pratique; j'admets très volontiers, malgré ces observations insuffisantes, que l'artério-sclérose constitue un des meilleurs terrains de prédisposition à la neurasthénie, qu'il y a lieu en présence de tout neurasthénique, vu l'importance du pronostic attachée aux lésions artério-scléreuses, de rechercher les principaux caractères de ces lésions; mais je prétends aussi que les états neurasthéniques développés sous cette influence ou modifiés par elle présenteront toujours des caractères spéciaux qui permettront de les distinguer de la forme qui a été décrite sous le nom de neurasthénie vraie, primitive et simple.

Neurasthénie et syphilis.

C'est au savant maître en syphiligraphie, M. le professeur Fournier, qu'on doit d'avoir appelé l'attention sur les rapports de la neurasthénie et de la syphilis. Il faut convenir, en effet, que les divers traités de la neurasthénie n'avaient pas signalé suffisamment ce point intéressant et n'avaient cité la syphilis que comme une cause banale parmi les causes banales (infection, intoxications) de la maladie de Beard.

Il est vrai, comme l'a d'ailleurs très bien fait remarquer M. Fournier, que cela tient aux différences du milieu clinique dans lequel vivent les syphiligraphes et les neuropathologues. En effet, nous ne voyons pas les syphilitiques proprement dits, mais les névropathes, et c'est par simple accident d'observation que nous découvrons la syphilis chez eux. Pour ma part, je n'ai pas encore vu un cas de neurasthénie syphilitique : ces poussées aiguës de neurasthénie coïncidant avec les poussées de syphilis vont plutôt consulter les syphiligraphes, et dans mes observations de neurasthénie (environ 300) à peine si j'ai trouvé 8 syphilitiques; or, chez ceux-là, la syphilis n'a paru jouer aucun rôle dans la détermination de leur neurasthénie; il y avait là toute autre cause suffisant à l'expliquer et paraissant d'ailleurs l'avoir développée directement. Toutefois je suis loin de contester l'existence de la neurasthénie syphilitique, et je serais d'ailleurs en mauvaise situation de le faire étant donné l'insuffisance de mes observations personnelles et la haute compétence si justement incontestée de M. Fournier; d'ailleurs il faut bien convenir avec lui que la syphilis est par excellence de toutes les maladies infectieuses celle qui peut le mieux réaliser le syndrome neurasthénique.

Et cela, à trois titres : 1° de par l'action anémiante, débilitante, dépressive qu'elle exerce sur l'économie; 2° de par le branle-bas qu'elle apporte dans les fonctions du système nerveux ; 3° et aussi « gardons-nous de méconnaître ce dernier facteur » de par sa réaction sur le moral, de par la terreur, l'effroi, le désespoir, qu'inspire une maladie comme elle, de sinistre renom, une maladie qui ne « pardonne pas, ne guérit pas », avec laquelle on n'est jamais quitte, etc.

« J'ai vu plus de vingt fois ceci dans mon cabinet : des consultants, à qui j'annonçais (et non sans les ménagements d'usage), qu'ils venaient de contracter la vérole, pâlir, blêmir, perdre contenance, défaillir, tomber évanouis. J'ai vu cent fois des hommes bien trempés et de caractère énergique à tout autre égard, être déprimés, accablés, anéantis, rien que par l'impression morale exercée sur eux par la syphilis. »

Or M. Fournier fait preuve en insistant sur ce point de la meilleure bonne foi et de sa grande sagacité d'observation; le « trauma moral » de la syphilis, comme il l'a si pittoresquement appelé, m'a paru en effet jouer le plus souvent un très grand rôle dans les quelques observations de neurasthénie syphilitique que j'ai pu parcourir (thèse de Merlier). Mais dans ces cas il ne me semble pas, qu'on doive rattacher les troubles neurasthéniques directement à la syphilis, pour en faire de la neurasthénie syphilitique; selon moi, ces cas appartiennent tant par leur étiologie que par leur symptomatologie à la série de Beard proprement dite.

Toutefois, d'après M. Fournier, chez un certain nombre de malades l'infection syphilitique devient « certainement incontestablement le prétexte, l'occasion, la cause d'états neurasthéniques diversement constitués ».

Encore une fois, je le répète, personne n'oserait songer à contester cette opinion d'un aussi savant maître en la matière, et surtout après l'exposition si complète et si judicieusement raisonnée, qui en a été faite dans ses leçons sur « Les affections parasyphilitiques » (p. 33 à 100). Je n'ai nullement l'intention de prendre position en un tel débat, mais désire seulement exposer quelques remarques, qui m'ont été inspirées par la lecture des travaux publiés sur ce sujet :

1° D'une part, j'ai eu l'impression que dans beaucoup de cas le trauma moral avait joué le principal rôle de cause provocatrice ;

2° D'autre part, il m'a paru que certains des syndromes neuro-syphilitiques catalogués neurasthéniques se distinguaient nettement du type de Beard et méritaient plutôt d'être classés dans la série des états neurasthéniformes, au sens où j'entends ce mot.

Et d'ailleurs je ne crois pas en cela être en désaccord avec le professeur Fournier, qui, décrivant les analgésies de certains de ces états neurasthéniques, déclare que « de par leur caractère dûment syphilitique, elles impriment un cachet d'origine aux symptômes qui les accompagnent et témoignent de l'origine spécifique du groupe morbide, dont elles font partie ».

Dans ces conditions, la neurasthénie syphilitique constituerait une variété clinique, qui devrait être distinguée de la vraie neurasthénie de Beard. Et en effet, d'après les observations publiées, l'intensité de certains phénomènes, la présence de certains autres, insolites au tableau de Beard, l'absence dans certains cas de quelques-uns des stigmates de la neurasthénie, enfin les caractères d'étiologie et d'évolution donnent à ces syndromes neuro-syphilitiques une allure toute spéciale, qui oblige presque à les classer à part et à les distinguer de la vraie neurasthénie.

Voici du reste, rapidement résumées, les opinions du professeur Fournier :

1° Les accidents neurasthéniques de la syphilis se développent le plus souvent dans le premier temps de la période secondaire et tout « spécialement chez certaines jeunes femmes sans doute prédisposées de nature et par âge à cette qualité d'accidents; dans ces cas ils apparaissent coïncidemment avec diverses manifestations d'ordre spécifique, qui ne sauraient donner lieu à controverses sur la dépendance mutuelle de ces troubles ».

« Mais les troubles neurasthéniques peuvent se produire d'une façon isolée, indépendante, aux divers âges de la syphilis, dans la période tertiaire et ils n'ont pas besoin d'une escorte d'accidents spécifiques, pour que leur origine spécifique puisse être légitimement affirmée. »

Pendant longtemps M. Fournier a hésité lui-même à imputer à la syphilis cette neurasthénie, qu'on rencontre à l'état de manifestation exclusive sur des sujets syphilitiques; mais plus tard, enhardi par l'expérience, c'est-à-dire après l'avoir observé nombre de fois comme expression isolée de la syphilis, M. Fournier admet qu'on puisse la rattacher directement à l'influence de cette affection.

2° Les accidents neurasthéniques de la syphilis peuvent se produire sous trois formes spéciales :

a) Une forme mono-symptomatique consistant en une céphalée de caractère neurasthénique;

b) Une forme de neurasthénie aiguë généralement intense

et souvent compliquée de phénomènes hystériques, figurant un véritable tableau d'hystéro-neurasthénie, mais où l'on démêle certains phénomènes nettement spécifiques tels que fièvre, typhose secondaire, algidités et asphyxie des extrémités, etc.

c) Enfin une forme vague et commune de neurasthénie simple.

Or, M. Fournier a fait de ces trois formes, des tableaux cliniques si remarquables, qu'on est vraiment tenté de les reproduire pour leur netteté de la mise au point, le fini des détails et la puissante impression d'ensemble, qui ressort de leur lecture.

Au sujet de ces diverses formes, M. Fournier établit les bases d'un diagnostic raisonné de telle manière qu'on ne saurait hésiter à distinguer la céphalée neurasthénique de la céphalée spécifique et les formes myélasthéniques et cérébrasthéniques de la grande neurasthénie, des spinopathies et des encéphalopathies spécifiques.

Il est certain qu'après lecture de ces descriptions faites on peut dire de main de maître, l'hésitation ne vient guère à l'esprit, et la conviction qu'il existe vraiment des neurasthénies syphilitiques semble s'imposer.

Pourtant, comme je l'ai déjà laissé voir, quelques doutes me sont apparus :

1° Sur cette céphalée mono-symptomatique dite neurasthénique, que je n'ai jamais rencontrée à l'état isolé dans les cas de neurasthénie vulgaire, et que j'ai rarement vue aussi intense, aussi nettement dessinée, aussi riche de manifestations et de conséquences et surtout aussi tenace de durée dans les types habituels de la maladie de Beard : il est certain qu'avec de tels caractères cette céphalée neurasthénique des syphilitiques peut être distinguée et séparée de la céphalée classique des neurasthénies vulgaires.

2° Sur cette grande forme de neurasthénie presque toujours compliquée d'hystérie qui s'observe le plus souvent à la suite des grandes poussées secondaires de la syphilis; j'ai trouvé, dans la description de M. Fournier, des détails de symptômes que je n'ai pas rencontrés ailleurs, ainsi que certains troubles sensitivo-moteurs et circulatoires (paresthésie, analgésie, algidité, cyanose et axphyxie des extrémités, paraparésie, typhose secondaire, etc.), que je ne connais pas aux formes classiques de Beard; d'ailleurs le professeur Fournier lui-même reconnait qu'il y a souvent dans ce tableau des phénomènes nettement spécifiques qui sont comme la signature de la maladie causale.

3° Enfin sur cette forme vague et commune de la neurasthénie, plus spéciale, il semble, aux époques tertiaires de la syphilis, et où il n'est pas toujours démontré que d'autres causes n'aient pas intervenu dans sa détermination.

Toutefois M. Fournier, dont l'autorité, je le répète, fait loi en la matière, donne des raisons telles de son opinion, qu'il est difficile de ne pas s'y ranger; ses raisons seraient en effet les suivantes :

1° La fréquence même de ces accidents au cours de la syphilis : sur ce point un neuropathologue ne saurait avoir d'objections contre les syphiligraphes;

2° Les conditions dans lesquelles se produisent le plus souvent ces accidents neurasthéniques au cours de la syphilis, accompagnant ou suivant presque immédiatement les manifestations, dont la spécificité n'est pas douteuse;

3° L'absence complète de toute autre cause de neurasthénie sur un sujet syphilitique;

4° Enfin la fréquence et la multiplicité des manifestations nerveuses de la syphilis.

Mais si les arguments de M. Fournier sont tellement concluants, il faut convenir que les observations citées à l'appui de cette opinion dans la thèse de M. Merlier sur la neurasthénie syphilitique sont loin d'entrainer la conviction, dont on ne peut se défendre en lisant les leçons du maître.

Analyse des observations publiées dans la thèse de M. Merlier sur « la neurasthénie d'origine syphilitique ».

L'observation I est celle d'un chaudronnier de trente-huit ans, qui prend la syphilis en 1883 et fait une série d'accidents tels que roséole, plaques muqueuses, syphilides papuleuses, exostose du tibia, adénite cervicale, otite suppurée, syphilides buccales, etc., mais à ce moment-là aucun symptôme névropathique.

Or, en 1886, « il commence à mener une existence agitée, qu'il continue plusieurs années ; il soupe en joyeuse compagnie, passe des nuits blanches, etc. Alors surviennent des crises gastralgiques fréquentes, avec pituites et crachats noirs ; après les repas il éprouve des étourdissements, des bouffées de chaleur, des battements de cœur et des pertes séminales ; il a des envies pressantes d'uriner, qu'il doit satisfaire aussitôt, sinon il urine dans son pantalon ».

C'est bien là un syndrome neurasthéniforme, si l'on veut, mais ce n'est certes pas là la neurasthénie, qui ne comporte ni les crises gastralgiques, ni les crachats sanglants, ni les troubles vésicaux. D'ailleurs il y a ici pour l'expliquer de toutes autres causes que la syphilis, et un individu quelconque, qui aurait mené l'existence de celui-ci, suivie de troubles gastralgiques, etc., pourrait faire un tel syndrome sans être un syphilitique. En tout cas, ici, la syphilis n'est pas un élément causal suffisamment isolé, pour qu'on puisse l'invoquer exclusivement.

Plus tard se développent de la laryngite spécifique et de nouveau des syphilides buccales et cutanées ; alors les palpitations et les vertiges augmentent en même temps que de la faiblesse et de la lourdeur dans les jambes, surviennent des tremblements des mains et des jambes, prédominant du côté droit ; il existe en outre à l'occasion des mouvements brusques, des engourdissements, des raideurs et des contractures.

Le malade urine dans son pantalon; enfin il se plaint de céphalalgie diurne et nocturne.

Or, vraiment, la plupart de ces symptômes sont étrangers au tableau clinique de Beard.

Donc, pour cette observation : 1° je n'admets pas que cliniquement on puisse la faire rentrer dans le cadre de la neurasthénie, parce que la plupart de ses symptômes ne rentrent pas dans ce cadre, parce que d'autre part la plupart des stigmates neurasthéniques ne s'y trouvent pas signalés; 2° il existe en outre un mélange de causes (excès, veilles, gastralgies, hématémèses, qui ne permettent pas d'incriminer la syphilis comme cause unique et directe de ces troubles.

L'observation II est celle d'une brodeuse de vingt-sept ans qui à vingt-cinq ans est atteinte de chancre induré avec roséole et plaques muqueuses; elle guérit et ne s'inquiète nullement de sa syphilis.

Puis quelques mois plus tard elle est prise de céphalée continue, débutant dès le réveil et atteignant son maximum l'après-midi; la douleur est parfois assez violente pour l'obliger à prendre le lit; elle s'accompagne en outre de troubles de la vue, tels que mouches volantes, étincelles, pluies de feu. Cette céphalée n'a déjà pas les caractères de la céphalée neurasthénique, qui n'est jamais douloureuse et consiste plutôt dans une sensation de fatigue cérébrale.

Mais en outre la malade se plaint « d'insomnie, de grandes fatigues au réveil, de changement de caractère, devenu très irritable, elle croit qu'elle va devenir folle par suite d'étourdissements fréquents qu'elle éprouve et de la sensation d'anéantissement qu'elle a dans tout son être; enfin elle présente des troubles dyspeptiques ». Ici on a bien l'impression de la neurasthénie; mais encore cette forme affecte-t-elle une allure spéciale par l'intensité et la présence de certains symptômes, c'est-à-dire de la céphalée, des étourdissements et des troubles de la vue; d'ailleurs l'observation n'indique pas qu'aucune autre cause n'est intervenue dans la détermination de ces troubles; et, je le répète, si la syphilis doit être elle-même et elle seule incriminée dans la production d'un tel syndrome, il faut reconnaître qu'elle lui donne un cachet clinique assez particulier, pour qu'on puisse le distinguer des formes habituelles de la neurasthénie de Beard.

L'observation III est celle d'un médecin qui devint syphilitique à l'âge de dix-neuf ans : « Les accidents secondaires furent peu intenses, mais la *réaction morale fut considérable* ».

Il avait repris ses travaux avec ardeur, lorsque « tout à coup *effrayé* par l'observation de quelques syphilis graves, son caractère se transforma »; alors se développe un véritable état neurasthénique type : il devient morose, excitable, emporté; très rangé jusque-là, il passe maintenant des heures au café, cherchant dans l'usage de l'alcool le moyen d'oublier ses maux. Il se plaint, en effet, de maux de tête; il ne dort plus, il perd sés forces et devient incapable de tout travail intellectuel. On ne saurait vraiment décrire un tableau plus classique de la neurasthénie.

Or tous ces phénomènes s'améliorent sous l'influence du simple repos et d'un séjour dans sa famille.

Mais le voilà soldat, il se trouve entraîné à reprendre ses habitudes d'alcoolisme : « apparaissent alors des troubles gastriques (douleurs avec vomissements), maux de tête, lassitude générale, etc. ».

Or cette observation est très intéressante parce qu'elle démontre clairement le rôle joué par les causes morales dans le développement du premier accès de véritable neurasthénie, qui s'est de même amélioré sous l'influence de causes morales réparatrices, dans ce cas il ne s'est pas agi de neurasthénie syphilitique proprement dite, mais bien de neurasthénie par trauma moral de la syphilis.

L'observation IV : il s'agit d'un pharmacien de trente-cinq ans, qui fut atteint de syphilis à vingt-trois ans. Là encore l'histoire est intéressante par le contraste qui existe entre la bénignité des accidents infectieux et l'intensité de la réaction morale : « la *réaction morale* fut effrayante dès que le médecin lui eut annoncé qu'il avait la syphilis ; dès le *lendemain*, le malade perd son énergie, ne dort plus, se dit brisé, courbaturé le matin, il est en outre incapable de tout travail intellectuel ; ces troubles s'exagèrent encore lorsqu'il apprend de ses amis étudiants, que la syphilis détermine des fractures spontanées, la folie, etc. ».

Certes c'est bien là de la neurasthénie, mais combien brusque son apparition, combien nettement consécutive à l'influence morale ! « dès le lendemain ». Il ne s'agit pas là évidemment d'une influence toxique ou infectieuse de la syphilis et on ne saurait, selon moi, donner à ce syndrome le nom de neurasthénie syphilitique.

D'ailleurs l'histoire de ce malade se continue de la même façon : le voilà guéri, il a repris sa gaité, lorsque tout à coup il se trouve isolé par suite du mariage de sa sœur, « il s'affecte beaucoup de cet isolement, qui semble être la cause provocatrice d'accidents cérébraux » que voici : céphalée violente, insomnie, vertiges, mydriase, ptosis, etc. M. Leloir diagnostique syphilis cérébrale et le traitement spécifique guérit ces accidents en six semaines. Il est intéressant de noter ici l'action provocatrice d'une cause morale sur le développement d'accidents cette fois vraiment syphilitiques.

Plus tard se fait une nouvelle poussée : « vos pupilles sont dilatées, vous êtes perdu, » lui dit un de ses camarades ; or « après cette phrase malencontreuse survint un nouvel orage neurasthénique qui obligea le malade à suspendre tout travail ».

Eh bien, dans toute cette observation l'influence des causes morales est chaque fois si nettement et si directement manifeste, qu'il n'est pas besoin d'invoquer la syphilis pour expliquer ces divers accès neurasthéniques : je ne vois vraiment là qu'un cas de neurasthénie classique à répétition, d'étiologie et de symptomatologie classique, mais évoluant chez un syphilitique.

L'observation V est celle d'un gardien de la paix de trente ans, atteint de syphilis à vingt-sept ans ; vers trente ans il est pris de « vertiges suivis de chutes, céphalée, perte de la mémoire, grande lassitude, inégalité pupillaire ». Mais ceci ne saurait être considéré comme neurasthénique, mais bien comme accidents cérébraux, que le traitement spécifique guérit d'ailleurs.

Toutefois à la suite de cette poussée persistent « des maux de tête par accès, des modifications du caractère devenu morose et émotif, des troubles de la mémoire, de la fatigue musculaire, des éjaculations prématurées, du ténesme rectal, quelques douleurs urétrales, de la diminution de l'ouïe et de la vie, etc., malgré quoi le malade mange, digère bien et engraisse ».

Or cet ensemble de troubles n'a pas davantage l'aspect clinique de la maladie de Beard ; on y trouve d'abord ; des symptômes qui n'y appartiennent pas ; la céphalée n'est plus la même ; d'autre part, certains stigmates de la neurasthénie, tels que la dyspepsie et l'insomnie, font ici défaut ; je classerais plus volontiers ce syndrome dans la série des états neurasthéniformes secondaires ici à la syphilis.

L'observation VI est celle d'un tapissier de vingt ans ; syphilis à dix-sept ans avec roséole, plaques et céphalée ; huit ans plus tard il fait une poussée de syphilides cutanées multiples, qui guérit par le traitement spécifique, mais est suivie des troubles que voici : « dans les membres inférieurs, douleurs qui l'obligent de mettre sa jambe en extension ; phénomène de contracture des muscles péroniers ; dans les bras douleurs vagues, qui ne se calment que lorsqu'il met son avant-bras en pronation forcée ; craquements dans le cou et douleurs dans la région sacrée ; fatigue plus accusée le matin au réveil ; émotivité excessive, idées noires. » Là encore, je pense qu'on doit plutôt considérer cet ensemble de troubles comme un état neurasthéniforme, que comme une poussée de neurasthénie pour les deux mêmes raisons que dans l'observation précédente : 1° un grand nombre de ces symptômes n'appartiennent pas à la neurasthénie ; 2° la plupart des stigmates neurasthéniques font défaut.

L'observation VII est celle d'une femme qui, coïncidemment avec une poussée aiguë d'accidents syphilitiques, a été atteinte des troubles suivants : « asthénie musculaire telle qu'on l'a crue affectée d'une maladie de la moelle ; « elle avait les allures d'une paraplégique » ; céphalée, vertiges, dépression intellectuelle, inaptitude à toute occupation, émotivité, bizarrerie d'allures, insomnie, cauchemars, anorexie, tympanisme, vomissements, algidités périphériques d'étrange intensité, asphyxie des extrémités, plaques mobiles d'anesthésie cutanée, parfois hémianesthésie, obnubilation du goût et d'odorat, rétrécissement du champ visuel, spasmes oculaires, etc. ».

C'est un tort, selon moi, de citer un tel cas comme une preuve, que la syphilis engendre une neurasthénie syphilitique ; il s'agit là de grande hystérie et j'ai déjà dit quelle différence je faisais entre ces deux affections au point de vue de leur pathogénie par les maladies infectieuses. La syphilis, qui développe de l'hystérie, ne joue le rôle que de cause provocatrice, mais non créatrice ; l'hystérie existe presque toujours « *in posse* » à l'état latent chez l'individu, qui en est un jour ou l'autre atteint : la malade de cette observation était vraisemblablement déjà une névropathe héréditaire.

L'observation VIII est celle d'un jeune clerc de vingt-cinq ans qui avait fait deux crises de neurasthénie, « l'une sous l'influence exclusive de la syphilis, l'autre sous cette influence encore peut-être, joindre à celle d'un certain surmenage intellectuel. Or il semble bien qu'il s'agisse là vraiment d'un cas de neurasthénie profonde très intense, bien qu'il ne soit question ni de céphalée, ni d'insomnie; mais l'asthénie psychique et la dépression morale sont ici vraiment caractéristiques.

Toutefois à côté de cela il y a des phénomènes qui ne sont plus de la neurasthénie ordinaire : tels les troubles moteurs des membres inférieurs (phénomène du dérobement, sensation de sol élastique ou bosselé, tremblements, etc.). Et ceci paraît démontrer que les toxines syphilitiques, quand elles font de la neurasthénie, la font avec des caractères spéciaux.

D'autre part, dans cette observation on ne dit pas le rôle qu'a pu jouer le trauma moral et il semble qu'il ait dû intervenir, en considérant l'état mental de ce malade, qui s'analysait et s'étudiait sans cesse, se trouvant chaque jour un nouveau symptôme et se croyant menacé de tous les maux.

L'observation IX est celle d'un cuisinier de vingt-trois ans : syphilitique à vingt ans, en même temps alcoolique.

« La syphilis lui amena de grands ennuis dans sa famille ; il est alors pris d'attaques d'hystérie avec convulsions et perte de connaissance, parfois même miction involontaire et morsures de la langue; plus tard, hémoptysie à la suite d'une impression morale violente, idées noires, impulsions criminelles, en même temps grande lassitude, crampes et fourmillements dans les membres inférieurs; apparition de céphalalgie occipitale; parésie du membre supérieur droit parésie vésicale; diminution de la mémoire; état mélancolique; hémianesthésie totale droite; pseudo-point ovarien gauche; rétrécissement du champ visuel, etc. »

Voici encore une observation qui n'a que bien peu de chose à voir avec la neurasthénie, et qui ne saurait davantage servir de preuve à la thèse des neurasthénies syphilitiques; il s'agit là de grande hystérie avec, ainsi qu'il arrive souvent, quelques phénomènes neurasthéniques et même psycho-pathiques. Si la syphilis peut être, comme il paraît d'ailleurs, incriminée dans leur détermination, c'est encore au titre de cause provocatrice ; ce malade était doublement prédisposé par son hérédité et ses habitudes alcooliques : il avait en outre « de grands ennuis ».

En somme on ne saurait conclure de ces observations que la syphilis engendre d'elle-même directement et primitivement un symptôme nerveux identique à celui qu'a décrit Béard ; deux de ces observations seulement pourraient être invoquées en faveur de cette thèse, je le répète d'ailleurs très vraisemblable, mais encore dans ces deux observations l'action du trauma moral n'est-elle pas clairement élucidée.

Dans tous les autres cas, où le syndrome décrit se rapproche le plus de la neurasthénie et même la représente assez exactement, on retrouve manifestement l'action nette et apparemment directe du trauma moral, d'ailleurs si justement indiqué par le savant maître M. Fournier.

Dans quelques autres cas on se trouve en présence, selon moi, d'états neurasthéniformes, similaires de la neurasthénie, mais auquel l'intervention du virus syphilitique a donné des caractères spéciaux, qui permettent de les distinguer de la vraie neurasthénie; enfin dans une dernière série il s'agit de grands états hystériques qui paraissent s'être manifestement développés sous l'influence de poussées syphilitiques, comme ils auraient pu le faire d'ailleurs sous l'influence d'une autre maladie infectieuse, et qui gardent là sans aucune altération les grands caractères stigmatiques de cette névrose essentiellement héréditaire.

CHAPITRE IV

TROUBLES NEURO-PSYCHOPATHIQUES

DIVERS

CLASSÉS A TORT DANS LA NEURASTHÉNIE

Dans ce chapitre j'ai réuni toute une série de cas, présentant des troubles névropathiques et psychopathiques divers, dont le groupement et l'évolution sont le plus souvent trop indéterminés et parfois inachevés pour qu'on puisse les classer dans une série nosographique précise.

Or, presque tous ces cas, sinon tous, ont été dans la pratique catalogués sous l'étiquette « neurasthénie », précisément parce qu'on ne savait pas où les mettre, en raison même de la bizarrerie et de la variété de leurs troubles, en raison du non-classicisme, si l'on pourrait ainsi dire, de leur évolution et de leur symptomatologie.

Assez souvent, il est vrai, on retrouve à côté de ces troubles divers quelques symptômes neurasthéniques, qui font penser à la maladie de Beard, mais d'autres fois on n'en trouve même pas trace.

J'ai l'intention de démontrer, en les exposant, qu'aucun d'eux n'a droit à l'étiquette de neurasthénie.

Les uns appartiennent à l'hystérie et leurs divers symptômes peuvent être tous à la rigueur interprétés dans ce sens, sans toutefois présenter un syndrome clinique de l'hystérie classique.

Les autres avoisinent les psychopathies et sortent presque du cadre de la neuropathologie ; ils ont un pied dans la médecine mentale.

Les autres enfin sont formés d'un groupement non systématique de divers troubles névropathiques, tels que gastralgie, céphalalgie, névralgies diverses, paresthésies, vertiges, crampes, tremblement, parésie, etc.

J'ai cru pouvoir les diviser en deux groupes principaux :

A. Un premier groupe, composé des cas dans lesquels prédominent des troubles purement névropathiques, plus ou moins mélangés de symptômes neurasthéniques;

B. Un second groupe, composé des cas dans lesquels prédominent des troubles psychopathiques, parfois associés à quelques troubles hystériques ou neurasthéniques, mais, d'autres fois, purs de toute association et appartenant alors pour la plupart à ce qu'on a décrit sous le nom de *syndromes épisodiques héréditaires de la dégénérescence mentale.*

Tous ces états neuro-psychopathiques, outre qu'ils sont pour la plupart difficiles à sérier actuellement en une nosographie précise, première raison pour lesquels on les classe sans plus de réflexion dans la neurasthénie, ont encore cette seconde raison, aussi mauvaise que la première, d'y être classés, qu'ils présentent le plus souvent un état d'asthénie générale et de nervosisme irritable, leur communiquant un aspect plus ou moins neurasthéniforme.

Or, je l'ai déjà dit, ces raisons sont aussi mauvaises l'une que l'autre.

La première (bizarrerie des symptômes et de leur évolution rendant difficile leur diagnostic nosographique) ; or, il faut encore le répéter : la neurasthénie n'est plus un trou noir à tout jeter dedans pêle-mêle; elle ne se distingue pas par son imprécision ; elle a perdu le vague de l'ancien nervosisme; ce n'est plus la neurasthénie d'Arndt; ce n'eût vraiment pas été la peine de tant travailler, d'avoir des maîtres cliniciens comme Beard et Charcot pour arriver à cette conclusion : la neurasthénie, c'est le chaos.

La neurasthénie est et doit rester un type clinique défini, à étiologie, à évolution et à formule clinique déterminées.

La seconde raison, aspect neurasthéniforme de la plupart de ces cas, est tout aussi insuffisante : il n'y a vraiment là que des apparences grossières : d'abord le plus grand nombre des stigmates neurasthéniques fait défaut; le groupement et l'évolution des divers symptômes, constituant ces états, sont des plus variables, des plus indéterminés.

Enfin, pour quelques symptômes caractérisés de la série neurasthénique, on trouve, prédominant nettement comme nombre et comme intensité, les plus divers désordres névropathiques et psychopathiques, qui n'ont pour la plupart rien à voir avec la maladie de Beard, ou qui ne s'y rencontrent qu'à titre de complication exceptionnelle dans certaines formules spéciales, en raison de tares héréditaires manifestes.

A. — Troubles névropathiques avec ou sans phénomènes neurasthéniques.

Troubles névropathiques (gastralgie et céphalalgie) avec état neurasthéniforme secondaire, mais non neurasthénie.

OBSERVATION LXVIII. — Mlle W..., trente-trois ans. Antécédents héréditaires : grands parents goutteux, rhumatisants et eczémateux, père dyspeptique, mort à soixante-trois ans, de congestion cérébrale, un frère dyspeptique, une sœur rhumatisante, un oncle atteint de lithiase urinaire.

Antécédents personnels, gastro-entérite de l'enfance, torticolis, des maux de tête pendant ses études entre quatorze et seize ans.

Le début des accidents actuels paraît remonter à la mort de son père (1889), bien que déjà depuis un an elle fût traitée pour de l'anémie et des troubles dyspeptiques.

L'émotion morale de cette mort aggrava les troubles dyspeptiques, déterminant des crises gastralgiques atroces avec perte complète de l'appétit et épuisement général des forces.

Ces troubles durèrent ainsi avec quelques intervalles de repos jusqu'à la fin de 1892 ; c'est alors que Mlle W... « commence à *souffrir de la tête :* quand je veux lire, travailler, m'appliquer à quoi que ce soit, on dirait qu'on me frappe sur la tête, à la nuque et sur le sommet avec un marteau ».

En outre existe habituellement une céphalée constante, qu'exagère, sous la forme des coups de marteau, n'importe quelle fatigue.

Pendant quatre mois au début de 1893, sous l'influence

d'un simple repos dans un climat très doux, les troubles gastriques et céphaliques disparurent presque entièrement; puis ils reparurent en même temps, tantôt coïncidant, tantôt alternant sous l'influence apparente d'un séjour au bord de l'Océan, toutefois persistèrent malgré le retour à Paris.

A ce moment on trouve un souffle anémique très accusé, et on prescrit de l'arsenic et des douches. L'arsenic provoque des crampes de l'estomac; les douches appliquées par une doucheuse avec de mauvais appareils, en province, déterminent en moins de quinze jours une fatigue telle du système musculaire que Mlle W... doit y renoncer.

Actuellement Mlle W... souffre toujours de ses *douleurs de tête* avec *impossibilité de s'appliquer* et même de lire; les *troubles gastriques* (dyspepsie et gastralgie) sont toujours là. Mlle W... se plaint encore de fatigue musculaire constante sans exagération matutinale, elle est devenue très hyperexcitable, la musique et le monde l'énervent, au cours d'une visite de plusieurs personnes elle ne comprend bientôt plus ce qui se dit autour d'elle et doit se retirer; enfin son caractère est devenu irritable en même temps que triste et porté aux larmes.

Voici certes un état encore très analogue à la neurasthénie et lui aussi provoqué par des causes morales (chagrin très vif); mais en réalité il s'en distingue par toute son évolution, par la prédominance longtemps exclusive des troubles céphaliques et gastriques avec des caractères n'appartenant pas à ces mêmes troubles quand ils sont neurasthéniques; et d'ailleurs l'état actuel est plutôt encore neurasthéniforme, aussi doit-on le considérer comme tel et comme secondaire aux autres désordres du début.

Syndrome névropathique indéterminé avec symptômes neurasthéniques.

OBSERVATION LXIX. — M. D..., trente-quatre ans, professeur de lettres, souffre de troubles névropathiques divers à prédominance névralgique et paresthésique accompagnés d'un léger état neurasthéniforme.

Les antécédents héréditaires sont légèrement neuro-arthritiques (rhumatisme et hémiplégie).

Les antécédents héréditaires sont excellents : fièvre typhoïde à dix ans, pas d'autres maladies, santé parfaite plutôt vigoureuse.

M. D... se surmène professionnellement depuis plusieurs mois : il éprouvait, à la suite de fatigues de leçons, une sensation de gêne et refroidissement sur le sommet et tout autour de la tête qui l'obligeaient à se couvrir (céphalée paresthésique).

L'état actuel date du 14 juillet 1894 et s'est développé à la suite d'une émotion morale très vive (mort de sa mère par attaque hémiplégique).

Le début s'est fait par des spasmes (battements) de la paupière supérieure gauche; ces petites secousses ont duré trois ou quatre jours, laissant à leur suite une certaine difficulté de rélèvement de la paupière; en même temps se produisirent des petites douleurs dans la région oculaire gauche et aussi droite.

Ces phénomènes disparurent et furent remplacés par des sensations algiques et paresthésiques dans la face et les membres : douleurs vagues et mobiles dans les membres supérieurs, sensations de fatigue, courbature dans les membres inférieurs, sur tout le corps sensation de toile d'araignée ou de mouche, M. D... faisant le mouvement réflexe comme pour les chasser, enfin quelques points topoalgiques siégeant dans la phalangine de l'index droit, sur le tiers inférieur des péronés, dans le talon, etc.; en dehors de cela pas d'insomnie, pas de céphalée proprement dite, pas de troubles gastro-intestinaux, pas de stigmates de neurasthénie confirmée, pourtant M. D... avait l'impression nette d'une grande fatigue nerveuse avec préoccupations phobiques, asthénie psychomorale (difficulté d'attention et de mémoire, tristesse, hypochondrie) et lassitude musculaire générale.

En somme, il est assez difficile de classer M. D... dans une série nosographique précise ; il semble bien qu'il ne s'agisse là encore que de simples désordres névropathiques, mais il est prudent d'en attendre l'évolution avant de se prononcer sur leur nature.

M. D... a été néanmoins, faute de pouvoir mieux faire, catalogué dans la neurasthénie par les divers confrères qu'il a consultés ; professionnellement soit ! mais nosographiquement ce peut être une erreur.

Syndrome névropathique indéterminé avec symptômes neurasthéniques.

Observation LXX. — M. Z..., trente-deux ans, a été atteint de troubles névropathiques divers, dont les principaux sont : névralgies occipitales, état neurasthéniforme et accès de diplopie avec vertiges.

Les antécédents héréditaires sont nettement névropathiques (mère mélancolique, trois sœurs névropathes, dont une avec accidents hystériques).

Les antécédents personnels sont figurés par une attaque de rhumatisme (musculaire ?) à treize ans et syphilis à vingt-six ans : M. Z... a dû passer deux hivers en Asie centrale, au cours desquels il a été atteint de fièvre intermittente et de céphalalgies violentes.

Rentré à Moscou en avril 1894, M. Z... a souffert encore de maux de tête persistants, ayant affecté la forme névralgique sur le trajet du grand occipital, ne présentant pas le caractère nocturne bien qu'empêchant le sommeil.

Ces maux de tête furent interprétés tour à tour paludéens et spécifiques ; ils ne furent améliorés ni par le traitement KI et Hg, ni par une cure d'Aix ; au contraire, ils se compliquèrent alors de vertiges et même d'envies de vomir.

La galvanisation seule les améliora et rendit le sommeil ; mais M. Z... resta sous l'influence d'un état névropathique avec affaiblissement général, tant moral que physique ; crainte de voir réapparaître les vertiges, cœur irritable, mauvais estomac, etc.

C'est contre cet état neurasthéniforme que, malgré la disparition des maux de tête, M. Z... fut envoyé dans le Midi pour réparer ses forces.

Après deux mois de séjour à Nice, pendant lesquels le malade ne souffrait que de la persistance de la faiblesse et d'une certaine lassitude, il fut pris tout à coup sur la promenade des Anglais d'un « *trouble de la vue* » avec obnubilation et diplopie binoculaire accompagné d'un sentiment de vertige avec crainte de tomber ; M. Z... dut s'asseoir et après quelques minutes de repos ce trouble avait cessé.

Ce phénomène s'est reproduit ainsi plusieurs fois de la même manière : un soir aussi à table d'hôte ce trouble de la vue avec sentiment de strabisme convergent s'est produit, impressionnant vivement le malade, s'accompagnant de palpitations, d'afflux de sang au visage et d'état phobique au point que M. Z... dut quitter la table et pendant quelques jours prit ses repas à une table isolée.

Il n'y a jamais eu perte de conscience, mais état vertigineux très accusé à devoir s'accrocher aux objets environnants, et parfois envie de vomir.

Ces troubles paraissaient bien être sous la dépendance du trouble primitif de la vision ; « dès que la vue se replace, dès que je vois clair avec les deux yeux, c'est fini, dit M. Z. . » : si pendant l'accès M. Z... ferme un œil, il voir clair ; mais les deux yeux ouverts, il a la sensation comme si on le forçait à loucher.

A côté de ces phénomènes, persiste un très léger état neurasthéniforme sans caractères bien nets ; asthénie générale avec légère altération du caractère devenu un peu plus morose, plus préoccupé et plus irritable.

Les réflexes sont plutôt exagérés, mais les pupilles semblent un peu paresseuses à la réaction lumineuse.

M. Z... a été soumis pendant trois mois au traitement hydrothérapique : au cours de ce traitement il a présenté une période de céphalalgie, nettement constituée par une névralgie précise du grand occipital gauche (probablement d'ordre paludéen), malgré quoi M. Z... paraît s'être très bien trouvé de cette cure ; depuis trois mois il n'a plus eu le moindre trouble de la vue, ses forces musculaires, sa résistance à la fatigue ont augmenté, le sommeil et les fonctions digestives sont normales.

Syndrome névropathique indéterminé.

OBSERVATION LXXI. — Dr G..., quarante-cinq ans, m'écrit pour me demander conseil, se déclarant « nettement neurasthénique », et me faisant de son état le tableau suivant :

« C'est la dyspepsie qui a commencé, dyspepsie flatulente avec constipation rebelle et quelques vertiges après les repas.

« Mais ce qui domine en ce moment, c'est la rachialgie ; elle est continuelle, occupe la partie supérieure du tronc, la nuque et les parties latérales ; elle s'exaspère immédiatement par la marche la plus modérée et s'irradie alors quelquefois dans les bras ; en outre l'amyosthénie est très accusée et donne lieu à une très grande fatigue après la marche ; enfin, depuis quelques mois un nouveau symptôme a fait son apparition ; c'est un peu d'incontinence urinaire, nocturne seulement.

« J'ai eu autrefois la syphilis, mais j'ai suivi très exactement le traitement de Fournier et n'ai rien senti depuis.

« Jamais, ajoute le Dr G..., je n'ai eu ni céphalée, ni insomnie ; pas davantage de découragement moral, et je ne me connais pas d'hérédité névropathique. »

Or, dans ce tableau, il est impossible de reconnaître la moindre formule du type de Beard ; il y manque précisément les trois plus importants caractères, c'est-à-dire : la céphalée, l'insomnie et la dépression psycho-morale. En outre, la rachialgie, aussi intense, accompagnée d'irradiations thoracalgiques et brachialgiques et même d'hyperesthésie cutanée, telle que la décrit le Dr G..., et d'autre part l'incontinence urinaire sont des symptômes qui ne relèvent certainement pas de la vraie neurasthénie.

On peut seulement dire que le Dr G... souffre de troubles dyspeptiques avec complication de symptômes spinopathiques (rachialgie, amyosthénie, incontinence), dont le classement nosographique est actuellement difficile à préciser.

Syndrome spinopathique (névrosique?) considéré à tort comme syndrome neurasthénique.

Observation LXXII. — M. le Dr C..., trente-huit ans : encore un confrère se considérant comme neurasthénique, faute de mieux, mais redoutant d'aboutir un jour ou l'autre à une série organique de la moelle.

En effet, le syndrome qu'il présente, et auquel j'ai donné le nom vague de syndrome spinopathique est constitué par quatre symptômes, paraissant relever de troubles au moins fonctionnels de la moelle. Le plus important et le plus troublant pour le malade consiste en des *érections nocturnes*, le réveillant toutes les nuits depuis quatorze mois et empêchant le sommeil pendant une grande partie de la nuit (quatre ou cinq heures).

Aussi M. C... se lève-t-il avec une *courbature musculaire* intense des membres inférieurs ; il se fatigue très rapidement et ne peut faire plus de deux kilomètres sans être brisé, bien qu'il soit d'une musculature superbe.

En outre, M. C... se plaint d'une *rachialgie lombaire* très pénible et presque constante; enfin il présente d'une manière très nette de petits *soubresauts musculaires* généralisés à tout le système musculaire, mais prédominants aux membres inférieurs.

M. C... aurait été, paraît-il, autrefois dyspeptique et neurasthénique avec préoccupations et craintes exagérées de sa santé au point de se croire tuberculeux, en raison d'un amaigrissement, qui était d'ordre purement dyspeptique.

Actuellement il est encore très inquiet des troubles dont il se plaint et redoute une affection de la moelle, dont jusqu'à présent il n'existe aucun signe précis (pas d'amyotrophie, pas de troubles sensitifs ni moteurs, proprement dits, pas de troubles vésico-rectaux, pas d'altération des réflexes).

Or, malgré cet état mental qu'on rencontre dans la neurasthénie, M. C... ne présente vraiment aucun des grands caractères de la névrose de Beard et en particulier ni céphalée, ni asthénie psychique, ni troubles gastro-intestinaux, ni étiologie psycho-morale, etc., etc.

Crises de tremblement avec troubles neurasthéniformes

Observation LXXIII. — M. Mé..., soixante-deux ans, classé lui aussi parmi les neurasthéniques, parce qu'on n'a pas trouvé pour lui d'autre série nosographique et que d'ailleurs il présente un certain nombre de symptômes neurasthéniformes, est un vétérinaire de la campagne, très robuste jusque il y a deux ans, très bien portant, exerçant encore activement sa profession, lorsque à la suite de l'influenza et d'une période de névralgies dentaires il fut subitement pris de crises nerveuses, ainsi caractérisées :

Ces crises se produisaient en général dans la dernière moitié de la nuit, le réveillant brusquement en sursaut, sous l'influence d'une excitation nerveuse, qui l'obligeait à se lever et à marcher ; il était alors envahi par un tremblement général avec angoisse et gêne respiratoire ; pendant deux mois il put cependant continuer son travail, bien qu'il dormît mal et mangeât avec moins d'appétit. Puis ces crises se répétant tous les jours et durant parfois plusieurs heures, il se développa un état d'épuisement nerveux général tel que le malade dut interrompre ses occupations.

Il devint alors très triste, préoccupé à l'excès de sa santé, ne songeant qu'à cela et désespérant de guérir; il perdit tout courage et tout goût à s'occuper de ses affaires, même domestiques : il devint irritable, hyperexcitable au moindre bruit et tomba peu à peu dans un état d'hébétude permanente et de véritable hypocondrie.

J'ai vu ce malade en proie à une de ses crises, se promenant de long en large, tremblant de tout le corps sans avoir froid, souffrant d'une sensation de pression douloureuse à la nuque, angoissé, haletant et se lamentant jusqu'aux larmes sous la persistance de ces troubles nerveux.

Un tel syndrome névropathique ne se rencontre pas dans la neurasthénie : ici d'ailleurs ni l'étiologie, ni l'évolution, ni l'aspect clinique ne permettent de songer à la maladie de Beard.

Troubles névropathiques divers. — Accès d'angor pectoris névrosiques. — Accès avec tendance à l'automatisme ambulatoire. — État neurasthéniforme.

Observation LXXIV. — M. G..., trente-cinq ans, présente une hérédité neuroarthritique très accusée : le père est mort apoplectique, ayant souffert pendant vingt-cinq ou trente ans de « congestions cérébrales? » — « on le trouvait raide dans son lit » — et de troubles mentaux ayant nécessité son internement ; la mère est morte hémiplégique et aphasique, ayant longtemps souffert de céphalalgies très intenses ; une tante asthmatique, un oncle rhumatisant.

Les premiers troubles de la santé de M. G... ont été des *accès d'étouffement nocturnes*, au nombre de 5 ou 6 pour une période de dix ans.

Mais, en réalité, les troubles actuels ont commencé vers l'âge de trente et un ans à la suite de gros chagrins déterminés par la mort de ses parents et de quelques ennuis sociaux : M. G..., nature très droite et très impressionnable, très émotive, souffre beaucoup plus que tout autre des divers tracas de la vie.

Ces troubles ont particulièrement consisté en des crises de *cardialgie*, véritables crises nerveuses, débutant par une sensation de douleur ou d'angoisse, au niveau du cœur avec palpitations, suffocation, sueur froide des extrémités et se terminant soit par une émission abondante d'urine très claire soit par une véritable crise de bâillements répétés : (accès d'angine de poitrine hystérique ?)

Dans l'intervalle de ces accès aucun signe d'état névropathique général, neurasthénique ou autre.

Quelques mois plus tard, M. G... fut atteint d'influenza. à la suite de laquelle il présenta des troubles hépatiques, coloration jaune de la peau et des muqueuses ; dyspepsie, diarrhée fétide pendant plusieurs mois, troubles qui déterminèrent un amaigrissement considérable, inquiétèrent beaucoup le malade et firent redoubler de fréquence ce qu'il appelait ses « *crises du cœur* ».

Sous l'influence d'un traitement approprié ces divers troubles disparurent et, à part quelques poussées hépatiques (coliques, accompagnées de selles vertes et de douleurs dans la région du foie), M. G... retrouva au bout de quelques mois sa santé presque normale.

Depuis trois mois cependant divers troubles ont réapparu et en particulier des crises différentes des premières, au moins par le début, qui font dire au malade : « Je n'ai plus maintenant mes crises au cœur, mais je les ai dans la tête ». En effet, ces crises sont caractérisées par une brusque sensation de coups de marteau sur la tête, mais elles s'accompagnent aussi d'angoisse, de suffocation, de palpitations, de sueur froide des extrémités ; elles effrayent le malade au point de lui donner la crainte de la mort et le plus souvent se terminent par l'émission abondante d'urines claires, ces crises, qui durent un quart d'heure et jusqu'à quarante minutes, qui d'ailleurs peuvent facilement être calmées par l'éther, laissent le malade dans un état de fatigue considérable : « J'ai, dit-il, les membres cassés et généralement je m'endors ensuite d'un sommeil de plomb. »

Maintenant dans l'intervalle de ces crises M. G... présente un état vraiment neurasthéniforme, caractérisé par des troubles du sommeil (cauchemars, insuffisance de durée) ; de l'amyosthénie matutinale; quelques légers troubles dyspeptiques, une grande impressionnabilité, du découragement, du manque de goût pour ses occupations et une grande inquiétude pour sa santé, qu'il croit très gravement compromise.

Cet état très voisin du type neurasthénique peut être ici considéré comme un syndrome épisodique de la constitution héréditaire de M. G...

Celui-ci présente d'ailleurs un autre syndrome, qui se produit encore par crises sous forme d'impulsions à l'automatisme ambulatoire : « J'ai parfois, dit-il, une envie folle de partir au loin, de filer droit devant moi à la campagne, sans but, mais comme si je voulais me sauver, pour éviter un malheur.

Troubles névropathiques de la croissance diagnostiqués « Neurasthénie des adolescents ».

Observation LXXV. — M. T..., quinze ans, a présenté sous l'influence d'un développement très rapide, une série de troubles nerveux difficiles à cataloguer nosographiquement avec précision.

Les antécédents héréditaires sont : grands parents et parents se mariant entre cousins germains ; grand'mère maternelle paralysie agitante, père rhumatisant, rien d'autre.

Les antécédents personnels consistent en quelques troubles gastro-intestinaux de l'enfance, mais surtout en accès de somnambulisme qui ont duré près de six mois, à l'âge de onze ans ; ces accès se produisaient le soir vers 11 heures. M. T... se mettait à geindre d'abord, puis s'asseyait sur son lit ou se levait, causant et raisonnant d'une manière inintelligible, paraissant expliquer ou discuter avec quelques mouvements ; il restait calme si on ne l'empêchait pas ; mais si l'on tentait de le faire coucher, il se débattait, faisant résistance, ne reconnaissant personne, ni son père, ni sa mère, qu'il appelait « monsieur » et « madame » bien qu'il eût les yeux grands ouverts.

Ces accès de somnambulisme se produisaient au début plusieurs fois la semaine ; puis ils s'espacèrent de plus en plus et disparurent entièrement.

De treize à quinze ans, M. T... s'est développé exagérément : il en a ressenti une grande faiblesse surtout psychique avec impossibilité de travailler, de s'appliquer et de continuer ses classes : en outre il se plaignait et souffrait d'un état de malaise indéfinissable qui par moments et assez souvent dans une même journée s'exagérait sous forme de petites crises dont le malade se préoccupait beaucoup : il les décrivait ainsi : « J'éprouve subitement une sensation de « vague », d'ondulation montant des pieds à la tête, envahissant comme une marée rapidement montante le corps tout entier et disparaissant aussi rapidement. » La durée de ce phénomène (aura ?) était au plus d'une minute.

En même temps M. T... présentait d'une manière très nette le phénomène de la claustrophobie ; il ne pouvait demeurer longtemps dans une église ou dans toute autre salle, mais surtout quand il y avait beaucoup de monde ; il avait la sensation de manquer d'air, de respirer un air impur et il devait se retirer sous peine d'être pris de ses malaises.

Plus tard apparut un *tremblement nerveux*, qui ne se manifestait d'abord qu'à l'occasion de l'écriture ; puis il s'aggrava, se produisant lorsque le malade voulait lire ou s'appliquer et devint presque continuel : toutefois le matin, au réveil, ce tremblement n'existait pas; M. T... pouvait lire et écrire dans son lit pendant près d'une heure avant de se lever.

Le malade fut alors adressé à Royat, où dès la sixième opération hydrothérapique le tremblement disparut subitement et complètement; M. T... avait déjà écrit trois lignes d'une lettre plus ou moins tremblée lorsque tout à coup au milieu d'un mot il cessa de trembler et put écrire deux pages très régulièrement.

Cette guérison subite dura quatre ou cinq ans, puis les troubles nerveux réapparurent peu à peu, mais sous une autre forme.

Le tremblement ne se reproduisit pas avec la même intensité : il fallait une certaine fatigue pour le faire réapparaître et M. T... pouvait écrire quinze à vingt minutes sans trembler.

Mais il se produisit un état d'asthénie psychique très accusé : aucun courage pour le travail; aucun goût pour l'étude, grande difficulté de compréhension; si on voulait le forcer, la fatigue cérébrale et la sensation d'impuissance étaient telles qu'elles aboutissaient à une crise de larmes; en même temps ce jeune homme très vigoureux était tombé dans un état de dépression morale, de découragement, qui lui avait enlevé toute gaieté et tout ressort.

A la suite de deux nouvelles cures hydrothérapiques et surtout aussi en raison du retour naturel à l'équilibre de ses facultés physiques et psychiques, M. T... a vu tous ses troubles disparaître; je sais qu'il est aujourd'hui très bien portant.

Il semble bien dans ce cas que le développement très rapide et très exagéré de la croissance physique (les systèmes osseux, musculaires et pileux étaient plutôt d'un jeune homme de vingt-cinq ans que de dix-sept ans) s'était fait au détriment des forces nerveuses; et l'on peut interpréter selon moi ces divers troubles comme des troubles névropathiques de la croissance par rupture de l'équilibre et insuffisance des forces nerveuses.

Crises gastriques et douleurs rachidiennes considérées comme début de tabes.

OBSERVATION LXXVI. — Mme D..., trente-trois ans, m'est adressée pour des crises gastriques à forme douloureuse, aiguë, avec points rachialgiques, ayant fait songer à la possibilité d'un début de tabes ; mais outre qu'il n'existe aucun autre trouble tabétique, pas davantage de syphilis, que d'ailleurs le tabes est rare chez la femme, ces crises gastriques n'ont pas le caractère des crises gastriques du tabes et m'ont paru susceptibles d'une toute autre interprétation.

Dans les antécédents héréditaires, rien de particulier : grands parents et parents très vigoureux. Sa mère a eu vingt-quatre enfants, dont Mme D..., la vingt-deuxième, paraît encore douée d'une superbe constitution.

Dans les antécédents personnels, rien qu'une petite fièvre typhoïde à dix ans, jusqu'après la première grossesse (vingt-deux ans), qui a été suivie d'une poussée de péritonite.

A vingt-neuf ans, deuxième grossesse, très mauvaise avec maux de tête, vomissements, douleurs dans les membres inférieurs, etc. ; accouchement normal, mais l'allaitement ne peut être continué que trois mois à cause du développement d'une grande faiblesse générale.

Puis débutent les *troubles actuels* par des crises de douleurs rachidiennes avec points douloureux, très nets, un vers la cinquième cervicale, l'autre vers la sixième dorsale, le troisième vers la quatrième lombaire ; ces points étaient le siège d'une hyperesthésie très douloureuse à la pression. On appliqua alors des pointes de feu sur la colonne vertébrale.

Trois mois après apparurent les crises d'estomac, qui se produisirent environ tous les vingt-cinq à trente jours. Ces crises survenaient la nuit, réveillant brusquement la malade en sursaut dans une sorte d'angoisse et de malaise indéfinissable ; elles se caractérisaient par des nausées avec effort de vomissements, des douleurs vives de constriction partant du creux épigastrique pour s'irradier au-dessous des côtes et jusque dans le dos ; ces douleurs aiguës arrachaient des cris à la malade et la mettaient dans un état d'excitation considérable ; elles duraient six et huit heures sans que rien pût les calmer, même les piqûres de morphine qui provoquaient des vomissements; les points rachialgiques devenaient aussi très douloureux au moment de ces crises ; en général, ces crises se terminaient le matin par une polyurie abondante et laissaient pour vingt-quatre heures la malade dans un état de courbature musculaire et de prostration générale très accusées.

Or, en interrogeant la malade, j'apprenais que ces crises se produisaient presque toujours dans les nuits du dimanche au lundi, à la suite de repas de famille plus copieux que d'habitude.

D'autre part, j'appris que Mme D... souffrait depuis sa grossesse de troubles dyspeptiques habituels (gonflement, pesanteur, gaz et renvois abondants, constipation tenace), enfin, l'examen de l'estomac démontrait l'existence d'une dilatation très accusée : c'en était assez déjà, selon moi, pour expliquer ces crises « d'estomac » comme de simples crises aiguës de dyspepsie par dilatation, à caractère gastralgique. Mais, en outre, si l'on examinait Mme D... au point de vue tabes, on trouvait qu'il n'existait ni diplopie, ni troubles pupillaires, ni signe de Romberg, ni abolition des réflexes, ni troubles de la vessie, ni en un mot d'autres troubles pathognomoniques du tabes.

Sous l'influence d'un régime approprié et de la franklinisation de l'estomac, ces crises perdirent en peu de temps de leur intensité et l'état général de la malade, déjà atteint par ces accidents, s'améliora.

État neuro-psychopathique avec manifestations hystéro-neurasthéniques (adressée comme grande neurasthénique).

Observation LXXVII. — Mme de L...., trente-six ans, présente une série de troubles neuropathiques qui paraissent appartenir plutôt à la série hystérique que neurasthénique, affectant pour la plupart une allure psychopathique et dans lesquels l'état de l'appareil utéro-ovarien (hypertrophie notable du col, endométrite) semble jouer un rôle important.

Les antécédents héréditaires sont peu accusés : famille nombreuse jouissant d'une très bonne santé, grand'mère maternelle morte paralytique à soixante-trois ans ; père à soixante-seize ans est rhumatisant ; un oncle névropathe et migraineux.

Les antécédents personnels sont également bons. Mme de L... a joui d'une excellente santé jusqu'à la mort de son mari et de sa mère ; c'est à la suite de ces émotions morales que les troubles nerveux ont pris le plus d'intensité.

Dans l'*état actuel*, ces troubles consistent surtout en « sensations de sang qui se glace, de vie qui m'abandonne, etc. », se produisant parfois sous forme de crises et s'accompagnant de frissons, palpitations, tintement d'oreilles et oppressions.

En outre, il existe une hyperexcitabilité sensorielle très exagérée pour l'ouïe, la vue et l'odorat ; les moindres bruits excitent, les parfums (fleurs, dans un appartement) provoquent un trouble général, que la malade caractérise ainsi : « mes idées s'embrouillent, mes jambes deviennent lourdes et se refusent à marcher, etc. ».

Mme de L... convient elle-même que son imagination joue un grand rôle dans ces phénomènes et qu'il suffit qu'elle craigne ou croie qu'une chose lui fait mal pour qu'elle lui fasse mal en réalité.

Enfin, ce qui domine dans ces malaises, c'est l'impossibilité de la marche déterminée par une sensation de pesanteur considérable dans le bas-ventre sitôt que Mme de L... a fait 2 ou 300 mètres.

Il n'existe cependant aucun trouble moteur vrai des membres inférieurs ; pas même de parésie proprement dite ; la résistance aux mouvements passifs est énergique et les réflexes exagérés. Cette impossibilité de la marche est exclusivement attribuée à la sensation très exagérée de pesanteur hypogastrique, qui immobilise presque entièrement la malade.

Or, c'est aux lésions de l'utérus que cette sensation de pesanteur paraît devoir être attribuée ; il existe une hypertrophie notable du col avec endométrite, qui ne semblent pas toutefois pouvoir expliquer complètement les divers troubles dont souffre Mme de L...

A côté de ces troubles, il faut signaler que, du côté de *la tête*, il n'existe ni céphalée, ni asthénie psychique (peut lire, écrire, s'occuper, faire de la musique et même se retrouve et se réconforte en se livrant à ses occupations), il n'existe pas d'insomnie, pas de modification notable du caractère qui est resté gai ; du côté des *voies digestives* pas de troubles dyspeptiques (mange avec appétit, digère bien), pas de constipation ; du côté des *membres* pas de parésie vraie, pas même d'amyosthénie matutinale. En résumé, aucun des stigmates classiques de la neurasthénie.

Il y a donc lieu de rattacher ces malaises nerveux plutôt à la formule hystérique et psychopathique. Mme de L... présente d'ailleurs certains caractères de cette formule, tels que légères crises de forme viscérale (sang qui se glace, cœur qui s'arrête, vie qui s'en va, menace d'évanouissement), accès de larmes faciles, léger rétrécissement du champ visuel droit, état mental particulier, phobies diverses, etc.

Enfin, pseudo-abasie par sensation de pesanteur dans le bas-ventre et menace de crise syncopale par continuation de l'effort pour marcher.

Ces troubles sont-ils directement provoqués ou simplement entretenus et exagérés par la lésion utérine ?

En tout cas il y a lieu de leur appliquer d'abord le traitement général qui leur convient, tout en s'adressant localement par les procédés médicaux à la lésion locale, avant de recourir à une intervention chirurgicale qui doit être réservée en cas d'insuccès de ces premières tentatives.

B. — Troubles psychopathiques avec ou sans phénomènes neurasthéniques.

Agoraphobie et phobies diverses avec accidents neurasthéniformes.

Observation LXXVIII. — M. Z..., quarante-six ans, magistrat. Antécédents héréditaires : grands parents goutteux, père cardiaque, mère très nerveuse.

Antécédents personnels nuls : quelques troubles gastriques entre vingt et vingt-cinq ans, l'obligeant à se surveiller et à éviter les excès sous peine d'indigestion. Ces troubles disparaissent sous l'influence du régime de la vie familiale.

De vingt-cinq à trente-cinq ans surmenage professionnel; 12 à 14 heures de travail par jour : alors commencent à apparaître les *troubles nerveux*. Une première fois il est pris dans la salle d'audience d'une sensation d'angoisse avec état vertigineux, qui l'oblige à quitter la salle; une seconde fois le soir, après le dîner, allant faire sa promenade habituelle, il éprouve tout à coup une sensation d'effondrement avec peur de tomber; il se cramponne aux murs et doit raser les maisons pour rentrer chez lui. A partir de ce moment il est vraiment atteint d'agoraphobie : il ne peut marcher seul et même entouré d'amis, au milieu de la salle des Pas-Perdus, ou traverser une place publique; il titube; mais le malaise disparait sitôt qu'il se retrouve sur les bords de la place ou le long des murs de la salle.

Dès lors M. Z... ne peut plus sortir seul : au début, il lui suffisait de tenir un chien en laisse ou d'être accompagné d'un domestique, pour se hasarder dans les rues; bientôt il lui fallut un de ses enfants, un jeune d'abord, puis un plus âgé, enfin il ne put guère sortir qu'avec sa femme : il lui fallait, au fur et à mesure que l'agoraphobie progressait, des personnes dans lesquelles il pût avoir de plus en plus confiance.

En même temps M. Z... présentait de la claustrophobie du moins pour les églises et les salles de théâtre; il y éprouvait rapidement la sensation de manque d'air avec angoisse, état vertigineux et il devait sortir.

Or ces malaises ne se produisaient guère que dans la ville, où habitait M. Z...; ils disparaissaient sitôt qu'il s'installait à la campagne : c'est qu'en effet ces malaises se produisaient sous l'influence d'impressions psychiques diverses : dans sa ville, où il était très connu, M. Z... était obsédé par la crainte qu'on ne s'en aperçût; il avait en somme l'inquiétude naturelle d'un organisme en détresse, qui redoute qu'on connaisse son infériorité.

A la campagne, au contraire, il était moins exposé à ce qu'on l'aperçût et il avait beaucoup plus d'assurance.

A Paris, où il se sentait de même inconnu, il avait aussi plus d'assurance; mais seulement dans les rues fréquentées, parce qu'alors il sentait que, s'il se trouvait mal, on pourrait lui porter secours. Au contraire, pour traverser la cour du Louvre, presque toujours déserte, l'inquiétude le reprenait, ses jambes flageolaient, et le malaise angoissant de l'agoraphobie réapparaissait avec toute son intensité.

Au cours, et peut-être sous l'influence de ces troubles préoccupant vivement le malade, s'est développé un léger état neurasthéniforme, caractérisé par :

De la céphalée occipitale, de l'amyosthénie matutinale, des troubles du sommeil (réveils fréquents, difficulté de s'endormir), quelques troubles dyspeptiques et un état de découragement, qui d'ailleurs ne fait que s'accentuer, depuis que M. Z... est en proie à ce qu'il appelle et croit être des crises de vertige.

Cet état neurasthéniforme a disparu sous l'influence de l'hydrothérapie.

Mais les troubles phobiques ont persisté; actuellement M. Z... ne quitte presque pas son appartement; à peine s'il ose aller seul dans son cabinet de travail, qui est assez grand, de son bureau à la cheminée, et, en général, il est monophobe, au point d'exiger la présence presque constante de quelqu'un des siens auprès de lui.

Il est en outre devenu pathophobe, non seulement pour lui, mais pour toute sa famille; on ne peut parler devant lui d'une maladie quelconque, sans qu'il s'en inquiète et redoute de la voir apparaitre chez lui ou chez les siens.

On comprend que, dans ces conditions, un tel malade devienne mélancolique, attristé, irritable, perde tout goût pour ses occupations, ne puisse plus travailler et présente en somme la plupart des caractères de l'état mental neurasthénique; mais en réalité il n'y a là ni l'étiologie, ni la symptomatologie, ni la marche de la maladie de Beard, et il y a plus : M. Z... se considère néanmoins, et a été du reste considéré par quelques confrères, comme appartenant à la classe des neurasthéniques.

Agoraphobie; monophobie, accidents neurasthéniformes.

OBSERVATION LXXIX. — M. C..., trente-huit ans, présente encore un cas d'agoraphobie avec troubles neurasthéniformes, classé parmi les neurasthéniques.

Les antécédents héréditaires sont : père diabétique, ancien officier, ayant mené grande vie; mère migraineuse, trois frères morts jeunes, un cardiopathe.

Les antécédents personnels sont nuls jusqu'à vingt-deux ans. A la suite de son volontariat, il rentre chez lui très fatigué, et quelque temps après, en se promenant, il est pris d'un vertige avec angoisse et doit s'appuyer contre le mur, puis prendre une voiture, pour rentrer chez lui.

A partir de ce moment, il est agoraphobe; il n'ose sortir seul, et s'éloigner un peu de sa maison, dans la crainte d'avoir des vertiges. A diverses reprises il essaie de lutter, mais aussitôt qu'il perd de vue son toit, il se sent pris d'angoisse qui disparaît sitôt qu'il se trouve dans la rue où il habite.

Malgré cela il se marie, et pendant les premiers temps réussit assez bien à dissimuler son agoraphobie; il est vrai que cette variété d'agoraphobie qui est surtout d'ordre monophobique, a beaucoup moins de raison d'être, parce qu'il est constamment dans la société de sa femme.

Puis peu à peu ses troubles réapparaissent : il est très préoccupé de rencontrer des gens de sa connaissance comme M. Z..., il craint surtout de leur laisser voir son infériorité. Quand je le consultai, il était incapable de faire plus de 100 mètres, étant séparé de sa femme; il fallait qu'elle fût constamment avec lui et souvent même lui donnât le bras, en particulier pour traverser une grande place.

Chez lui, comme chez M. Z..., s'était aussi développé un léger état neurasthéniforme, caractérisé par : *céphalée*, sous forme de sensation de chaleur ou de pesanteur à la nuque, quelques *troubles dyspeptiques* (renvois et constipation), mais surtout *état mental* avec découragement, difficulté de travail, préoccupation vive, indécision, etc.

En revanche, il n'existait aucun trouble du sommeil; aucune amyosthénie, et c'est le matin au réveil que M. C... se trouvait le plus frais et le plus dispos.

Donc M. C... est loin de représenter un type de neurasthénie, il appartient à la série des psychopathes phobiques avec accidents neurasthéniformes secondaires.

État psychopathique (phobies, obsessions) avec quelques troubles neurasthéniformes

Observation LXXX. — Mme R..., trente-deux ans, est encore un exemple d'état psychopathique à prédominance phobique avec quelques troubles neurasthéniformes, mais ne saurait être, selon moi, diagnostiquée comme elle l'a été souvent, « neurasthénie avec phobies diverses ».

Ses antécédents héréditaires sont névropathiques, mais pourtant peu accusés; une grand'mère hémorragique cérébrale, un père très nerveux, mais non malade, un frère aussi très nerveux; pas trace d'arthritisme.

Mme R... a souffert autrefois de migraines et avoue avoir été toujours un peu peureuse, se montant facilement l'imagination. Mais en réalité elle ne se considère malade que depuis quatre ans; elle eut à ce moment une frayeur très vive due à un début d'incendie; elle fut prise de coliques et de diarrhée avec douleurs de reins très vives; elle s'en effraya, crut qu'elle allait mourir et comme les douleurs des reins persistaient, elle s'imagina qu'elle avait quelque chose du côté de l'utérus; elle se mit dès lors à consulter de nombreux médecins qui, par bonheur pour elle, ne lui trouvèrent absolument rien.

Une grossesse, pendant toute laquelle elle fut horriblement tourmentée, pensant que le jour de son accouchement serait son dernier jour; puis, Mme R... s'est fait d'autres idées : elle a eu peur de devenir folle, peur de se jeter par la fenêtre, peur de commettre un crime, etc.; et en effet, chaque fois qu'elle lit un récit d'accident, d'assassinat, d'empoisonnement, etc., elle a l'impression phobique qu'elle sera nécessairement poussée à commettre un assassinat, à prendre le même poison, etc., etc.

Elle a également peur de voyager en chemin de fer, de monter en bateau, de rester seule, etc.

Mais ce qui domine depuis quelque temps chez elle, c'est l'obsession d'une jalousie vraiment morbide à l'égard de son mari, au point d'être obligée de fuir toutes relations ; elle souffre atrocement s'il regarde une autre femme ou si l'autre femme le regarde ; c'est au point que Mme R..., femme du monde, au milieu d'un repas d'invités, jette plusieurs fois à terre sa serviette, pour pouvoir en la relevant regarder sous la table, si les genoux ou les pieds de son mari ne touchent pas ceux de sa voisine.

A côté et peut-être sous l'influence de toutes ces phobies se sont développés quelques troubles neurasthéniformes, tels que sommeil troublé par des cauchemars, dyspepsie flatulente, tendance à la constipation, amyosthénie matutinale, un peu d'irritabilité en même temps que de tristesse du caractère, enfin du côté de la tête excitation cérébrale habituelle, « toujours je pense, mon cerveau marche toujours, sitôt réveillée, mes idées repartent » ; mais pas de céphalée, ni d'asthénie psychique : « au contraire, dit Mme R..., c'est le travail qui me distrait le mieux ».

Ce seul caractère suffirait à éliminer le diagnostic de neurasthénie ; mais, en outre, les autres symptômes, pour neurasthéniformes qu'ils soient, ne sont pas ceux du type de Beard, et puis, vraiment, la prédominance des obsessions et des phobies oblige à classer cette malade dans la grande série des psychopathes.

Troubles neuro-psychopathiques divers à prédominance phobique.

OBSERVATION LXXXI. — M. Mo..., trente-deux ans, littérateur, qu'on a souvent consolé avec le mot de neurasthénie est en réalité atteint de :

1° *Hémiatrophie musculaire* avec arrêt de développement du membre supérieur, raccourcissement et déformation du membre inférieur, due à une ancienne paralysie spinale infantile; mais ceci est d'ailleurs le cadet de ses soucis; il y est accoutumé et ne se considérerait pas malade, se trouverait même très heureux, s'il n'avait que cette lésion organique; 2° ce sont les *troubles névrosiques*, dont il souffre depuis quelques années seulement, pour lesquels il consulte et se soigne.

Ces troubles consistent en : des accès de *palpitations* avec crainte exagérée d'une maladie de cœur (*cardio-pathophobie*); il s'est fait ausculter souvent par les plus fines oreilles de la Faculté, sans qu'on ait rien trouvé.

De l'*agoraphobie* avec vertiges, sensation de sol qui se dérobe sous lui et de bouleversement général tout autour de lui;

De la *somnophobie*, par crainte de mourir d'une crise de cœur ou d'une syncope au cours de son sommeil. En effet, M. Mo... présente depuis quelque temps une variété de *crises anxio-phobiques*, que j'ai déjà signalées dans les grands états neurasthéniques, et qui se traduisent par du tremblement avec angoisse, tendance à la syncope, ralentissement du pouls, refroidissement des extrémités, sensation de menace d'évanouissement et phobie anxieuse de la mort ou de la syncope. Pourtant il n'y a jamais dans ses crises ni syncope vraie avec arrêt du cœur, ni perte de connaissance; il s'agit là plutôt d'accès phobiques anxieux, retentissant sur la circulation et déterminant au début des ralentissements et à la fin de la tachycardie. Ces accès sont pour lui très effrayants, bien qu'il convient n'avoir jamais eu d'évanouissement vrai, mais il y revient à tout instant dans sa conversation.

A côté de ces divers troubles, M. Mo... présente un état névropathique général, caractérisé par une très grande variabilité d'humeur : (pessimiste ou gai à l'excès, mélancolique ou excité, indécis ou très entêté, émotif et très impressionnable, défiant de lui-même, très mobile et inconstant dans ses goûts, porté à la simulation ou à la bouderie, etc.).

Quelquefois il ressent un peu de pression et de douleur de

tête, mais en général il peut très bien s'occuper d'art ou de littérature avec excès même et sans fatigue.

Le *sommeil* est troublé par des rêves, mais suffisamment réparateur; pas de troubles gastro-intestinaux, pas d'amyosthénie, pas de troubles sensitifs ou sensoriels.

Enfin M. Mo... est encore atteint d'un certain degré de délire du toucher et de tics spasmodiques très accusés de la face.

En somme, tous ces troubles ne constituent pas par leur réunion un type nosographique déterminé, mais surtout on ne saurait les cataloguer dans la série neurasthénique.

Troubles psychopathiques et neurasthéniformes, Phobies diverses.

OBSERVATION LXXXII. — Mme S..., quarante-huit ans.

Antécédents héréditaires : rien chez les grands parents, mère migraineuse, une sœur agoraphobe, un enfant mort de méningite.

Antécédents personnels : poussée d'urticaire et quelques troubles dyspeptiques, qui s'aggravent à la suite d'une mauvaise couche et condamnent pendant des semaines la malade au lit, à cause de l'intensité des douleurs gastralgiques.

Mais ce qui domine chez Mme S..., c'est toute une série de troubles psychopathiques, caractérisés par des phobies et des obsessions, telles que les suivantes :

La plus importante, celle qui jette le plus grand trouble dans la vie de Mme S... pourrait être appelée : fenestrophobie; Mme S..., ne peut demeurer, ni rendre visite au second ou au troisième étage sans être terriblement obsédée par l'idée qu'elle va se jeter par la fenêtre; si la fenêtre est ouverte dans un salon où elle rend visite, elle ne peut s'empêcher d'aller la fermer; Mme S... ne peut absolument habiter que des rez-de-chaussée ou des entresols; à ce sujet il y a lieu de signaler qu'un enfant de Mme S... âgé de trois ans, est tombé d'un balcon du second étage et s'est tué.

En outre, Mme S... a eu pendant plusieurs mois la peur de tous les instruments piquants et tranchants, elle ne pouvait voir un couteau ou des ciseaux sans être angoissée par la peur de s'en emparer pour tuer quelqu'un. Elle n'avait pas peur pour elle-même, mais pour les autres.

Dans une autre circonstance elle n'a pu rester dans un appartement meublé d'Auteuil, où se trouvait une petite armoire pleine de médicaments; elle était obsédée par l'impulsion de prendre ces médicaments pour s'empoisonner; elle fit d'abord garder la clef de ce meuble, puis exigea qu'on l'enlevât.

Enfin Mme S... est également pathophobe. Elle a peur surtout pour elle de devenir aveugle ou de mourir d'une congestion cérébrale, comme deux de ses amies en sont mortes à peu près à son âge.

Mais elle a de même une peur terrible de toutes les maladies pour son fils.

A côté de ces diverses phobies-obsessions, Mme S... présente depuis deux ou trois ans d'une manière presque constante une série de troubles neurasthéniformes, consistant en *céphalalgie*, sous forme de serrement, qui s'exagère très douloureusement quand survient l'obsession de la fenêtre; *vertiges* ayant duré trois ou quatre mois, au point de rendre la malade agoraphobe puisque pendant longtemps elle dut se faire accompagner pour sortir par la crainte de tomber; *troubles dyspeptiques* légers, gonflement très accusé après chaque repas, empêchant l'usage du corset, constipation tenace; *troubles du sommeil*, très insuffisant, avec nombreux réveils en soubresauts ou en état d'angoisse; enfin *amyosthénie* habituelle, la malade passant presque toutes ses journées sur la chaise longue, mais sans le caractère d'exacerbation matutinale.

En somme il est facile de voir, par cette observation, que

ce qui domine chez Mme S..., ce sont les divers troubles psychopathiques signalés et que l'état neurasthéniforme, qui s'y est adjoint, est loin de rentrer dans le type neurasthénique proprement dit.

OBSERVATION LXXXIII. — M. H. L..., vingt-sept ans, juge, est encore un de ces malades, qui m'a été adressé comme neurasthénique, faute de pouvoir être classé dans une autre série nosographique.

Ses antécédents héréditaires sont neuropathiques : père atteint de la crampe des écrivains, mère hystérique.

Ses antécédents personnels sont également névropathiques : de très bonne heure, étant enfant, il aurait eu pendant longtemps de la basophobie à la suite d'une chute ; il a également présenté de l'incontinence nocturne d'urine.

Au lycée il voit un jour un de ses camarades tomber en épilepsie ; depuis ce moment il est obsédé par la crainte d'avoir une attaque semblable ; il raconte qu'étant assis à l'étude, il se cramponnait à sa table, craignant toujours de tomber à la renverse : cette *phobie obsédante* était pour lui un véritable supplice. A la suite se sont développés des vertiges, ou plus exactement de la *vertigophobie;* il lui était impossible de rester longtemps debout immobile, sans avoir l'impression qu'il allait tomber en avant; il devait s'appuyer contre les murs, et il lui semblait encore que les murs se dérobaient derrière lui.

Puis il s'est aperçu qu'il écrivait difficilement et tremblait en écrivant, lorsqu'il était fatigué ou qu'il faisait très chaud ; ce trouble s'exagérait lorsqu'il se sentait surveillé ou lorsqu'il s'appliquait avec attention au point qu'il devait cesser d'écrire (*dyskinésie fonctionnelle de l'écriture*).

M. L... présente encore d'autres troubles de même ordre : c'est ainsi, qu'il a parfois de l'*onomatomanie :* il est alors obsédé pendant deux ou trois jours par la recherche d'un mot, et lorsqu'il a cette obsession, il lui arrive d'interrompre son travail ou ses conversations, pour rechercher le mot, mais cela ne va pas jusqu'à la crise d'angoisse.

Il présente encore diverses phobies ; depuis quelque temps il a *peur des évanouissements*, et s'il reste longtemps debout, il pâlit, la sueur lui couvre le front, il est obligé de s'asseoir.

Il se réveille parfois la nuit angoissé, la gorge serrée, manquant d'air, et il n'ose ouvrir la fenêtre, tant il a peur d'être poussé à l'enjamber (*fenestrophobie*). Son *état mental* est vraiment désolant autant que désolé ; il est constitué par un sentiment d'ennui constant, avec indécision et profonde tristesse ; il s'ennuie partout où il va, redoutant l'arrivée, regrettant le départ ; en même temps il est irritable, émotif, au point d'être angoissé, fatigué et tremblant sous l'influence des émotions.

A côté de ces troubles psychopathiques existent quelques *troubles dyspeptiques* (renvois, ballonnements, constipation ou diarrhée), ayant déterminé l'amaigrissement ; puis l'*asthénie psychique*, mais plus imaginaire que réelle ; il refuse de s'occuper, s'en croyant incapable et n'en ayant pas le courage ; mais il n'existe ni céphalée, ni troubles du sommeil, ni amyosthénie matutinale ; au « contraire, dit-il, je dors bien, et le matin je me sens plutôt mieux ».

Donc, non seulement M. L... ne présente pas d'état neurasthénique, il en aurait plutôt les phénomènes contraires, et la série des troubles dont il souffre est de tout autre ordre ; elle appartient sans conteste à la grande classe des états psychopathiques.

Observation LXXXIV. — Mme de T..., trente-cinq ans, souffre depuis quelque temps de divers troubles nerveux que, faute de mieux, on a classés dans la neurasthénie, et qui d'ailleurs s'étaient développés à la suite du chagrin causé par la mort de sa sœur et de contrariétés provoquées par les questions d'héritage.

Les antécédents héréditaires sont névropathiques : la

grand'mère maternelle très nerveuse, une sœur choréique; le père et la mère sont morts jeunes à la suite d'accidents (pleurésie l'un, traumatisme l'autre).

Les antécédents personnels sont nuls. Mme de T... s'est toujours très bien portée jusqu'il y a dix-huit mois, date de la mort de sa sœur; alors sous l'influence des ennuis qui s'ensuivent, elle devient plus irritable, plus énervée; elle dort mal, le moindre bruit la réveille; elle a la tête lourde avec de temps en temps des accès de migraine; pas de troubles dyspeptiques, pas de constipation, pas d'amyosthénie, etc.; en somme jusque-là tout au plus pointe de neurasthénie; d'ailleurs Mme de T... se trouvait si peu incommodée par ces divers malaises qu'elle ne s'en est rappelée que plus tard, après l'apparition brusque des troubles actuels.

En effet, une nuit Mme de T..., réveillée par les aboiements d'un de ses chiens, quitte son lit ayant ses règles pour aller ouvrir sa fenêtre et faire taire son chien; à peine recouchée, elle se sent envahie par un tremblement général avec angoisse et spasmes du cœur; elle s'effraye, craint de mourir, fait même ses dernières recommandations et envoie de suite chercher un médecin qui arrive lorsque la crise est terminée.

Le lendemain Mme de T... est encore très nerveuse, très impressionnée par l'accident de la veille, et chaque fois qu'elle y pense est prise de tremblement avec palpitations; mais c'est le soir surtout, au moment de se mettre au lit, que les malaises redoublent; Mme de T... redoute de se mettre au lit et de s'endormir, obsédée par la crainte de voir sa crise de cœur se renouveler.

Pendant plusieurs semaines ces mêmes appréhensions persistent et la malade en arrive à l'insomnie complète par véritable somnophobie.

Alors la situation se complique de *vertiges* vraisemblablement dus à la fatigue de l'insomnie et à l'action des divers hypnotiques qui durent être utilisés à hautes doses pour la combattre. Ces vertiges étaient en effet surtout accusés le matin au lever. Ces vertiges sont le point de départ de nouvelles phobies, et Mme de T... se trouve dans cette situation de ne pas oser se coucher le soir par crainte de s'endormir et de succomber pendant la nuit à une crise du cœur : et le matin elle n'ose quitter le lit, se mettre debout et marcher, dans la crainte de tomber sous le coup des vertiges qu'elle éprouve. Ces deux principales phobies se compliquent encore d'une véritable cardio-pathophobie ; Mme de T... est persuadée qu'elle a une affection du cœur et s'est déjà fait ausculter par plusieurs médecins qui tous sont unanimes à n'y trouver aucune lésion.

En outre de tout cela la malade est tombée dans un état d'hypochondrie, uniquement préoccupée de sa santé, ne trouvant goût à rien, désintéressée de son intérieur, détachée du souci de ses enfants et de son mari, exclusivement prise par ses obsessions phobiques.

Or, selon moi, cet état, légèrement neurasthénique au début, a pris un tel développement, une telle prédominance psychopathique, qu'il ne saurait être classé dans la série des types purs et simples de la maladie de Beard.

Phobies diverses.

(*Tabophobie. Anginophobie. Vésanophobie. Monophobie. Aucun symptôme neurasthénique.*)

OBSERVATION LXXXV. — M. Y..., cinquante-quatre ans, médecin, est un véritable type de psychopathe phobique, bien qu'il se considère lui-même comme simplement atteint de neurasthénie.

Ses antécédents héréditaires paraissent nuls ; dans sa famille on meurt très âgé ou d'accident.

Ses antécédents personnels sont de même excellents ; il n'a jamais été malade et a mené une vie professionnelle très active.

Les *troubles actuels* remonteraient, selon lui, à une émotion morale vive, due à la mort de son frère ; il éprouve quelque temps après des douleurs variables dans les pieds, dans les genoux, dans les épaules, dans les pouces, etc. ; en somme un peu partout, mais jamais à deux places en même temps, il ressent en outre de la fatigue musculaire, surtout dans les membres inférieurs, enfin il constate de la diminution de sa puissance sexuelle et s'en préoccupe d'autant qu'il a toujours été un sexuel très actif ; il se croit alors menacé de tabes (*tabophobie*) ; il consulte de nombreux confrères, qui se moquent de lui, et cette première phobie s'efface.

Quelque temps plus tard il éprouve un peu d'essoufflement après avoir marché et de la douleur rétrosternale, après avoir, il en convient lui-même, trop mangé. Le voici pourtant préoccupé de son cœur, il devient *cardio-pathophobe* et se fait ausculter.

Puis il soigne une série d'angines diphtéritiques, et il ne tarde pas à éprouver des sensations de gêne au fond de la gorge, à tout instant il consulte son miroir et bientôt il n'y tient plus, il se fait remplacer pour voyager et fuir le foyer d'infection.

Mais l'*anginophobie* le poursuit en route : il quitte le train à la première ville importante, pour se faire examiner la gorge ; le voici à Marseille, il a pris place sur un bateau pour l'Algérie, ses malles y sont déposées, lorsque la crainte l'envahit d'un si long trajet, sans secours médical. Il quitte le bateau laissant là ses malles et court se soumettre à l'examen d'un de ses confrères à Marseille. En Algérie même ses sensations psychiques de mal de gorge persistent et à deux reprises il fait atteler la nuit pour aller voir un médecin.

A côté de ces phobies prédominantes il présente encore la *vésanophobie* (crainte de devenir fou), la peur de la mort subite et enfin une *monophobie* telle, mais seulement nocturne, que dans les hôtels où il descend, il exige que le portier ou le sommelier d'étage couche près de lui dans sa chambre.

Enfin M. Y... est atteint d'une affectivité émotive vraiment pathologique pour les animaux : c'est ainsi qu'il recueille et fait soigner chez lui tous les chiens errants qu'il rencontre.

Il ne peut regarder les bœufs et les moutons qu'on mène à l'abattoir sans pleurer; il en veut à M. Lozé pour sa sévérité contre les chiens errants, et il ne ferait jamais appeler en consultation tel chirurgien qu'il sait sacrifier des chiens à ses recherches scientifiques.

Mais, à côté de tout cela, M. Y... ne présente vraiment aucun trouble neurasthénique; il n'a ni céphalée, ni asthénie psychique, ni troubles dyspeptiques, ni troubles du sommeil, ni fatigue musculaire, etc. Il est sans doute très inquiet et très préoccupé de ses troubles nerveux, mais cet état mental ne saurait à lui seul constituer une raison suffisante du diagnostic neurasthénie.

Troubles purement psychopathiques.
(*Manie du doute. Délire du toucher. Impulsions. Absences, etc.*)

Observation LXXXVI. — M. J..., trente-huit ans, voyage depuis quelques années avec l'étiquette de neurasthénie, bien qu'en réalité il ne présente aucun syndrome, même neurasthéniforme, mais une série de troubles psychopathiques divers, tels que manie du doute, délire du toucher, obsessions, phobies, absences, etc., ne constituant pas un type nosographique défini, et c'est pour cela, du reste, qu'on trouve plus commode de faire rentrer ces malades dans la neurasthénie; tout le monde aujourd'hui connait le mot ; il n'est pas compromettant, et c'est encore un des moins préoccupants pour les malades.

Les antécédents héréditaires de M. J... sont très accusés grand-père paternel arthritique et alcoolique ; grand'mère paternelle apoplectique, grand'mère maternelle tombée en enfance ; père épileptique, alcoolique, mort en délirium tremens; mère rhumatisante, un frère tuberculeux, enfin un oncle alcoolique.

Les antécédents personnels consistent surtout en excès onaniques précoces et prolongés, ayant déterminé une grande débilité, jusque vers quinze ou seize ans, puis M. J... a pris le dessus de cette faiblesse et acquis une apparence de grande vigueur et de solide constitution.

A dix-huit ans, *début* des troubles nerveux, par ce que M. J... appelle un « *dédoublement de sa personnalité* » : il commence « à douter de lui-même, ne sachant pas s'il existe, discutant tous ses actes, doutant s'ils sont sains ou non, s'il est lui-même fou ou non, obligé de soumettre les moindres faits de sa vie au contrôle de la logique » : Charcot, qui le voit à ce moment, diagnostique « *manie du doute, scrupules* ».

En même temps M. J... accuse des *absences* subites et complètes : « tout à coup dans une conversation il perd le fil d'une idée et reste pendant plusieurs secondes complètement absent ».

A vingt-six ans, M. J... est atteint de syphilis : il suit un traitement intensif et bientôt apparaissent divers troubles névropathiques très accusés ; tantôt il est excité, en proie à l'impulsion violente de rire, de crier, de frapper ; tantôt il est affaissé, abattu, pleure, se désole et dix fois par jour se figure qu'il va mourir; en outre il a des vertiges et son état anxieux de doute s'est développé de nouveau. Là surgit une intéressante discussion : les syphiligraphes tendent à voir dans ces troubles des manifestations de la syphilis; les neuropathologues affirment que la syphilis n'a rien à voir là dedans, et qu'au contraire l'intensivité du traitement spécifique a pu jouer plutôt un rôle déterminant en débilitant le malade.

L'avenir parut donner raison à ces derniers : en effet, quelques années plus tard, M. J... fut en proie à des *vertiges* presque permanents et parfois très violents : mais il ne présentait d'une manière évidente aucun de ses troubles psychopathiques habituels. Les vertiges furent attribués à la syphilis et on envoya M. J... à Halle où il fut soumis à un traitement mercuriel violent. Or, non seulement les vertiges ne disparurent pas, mais ils s'aggravèrent et les troubles psychopathiques se montrèrent de nouveau. Cette poussée disparut au contraire après cinq ou six semaines de traitement hydrothérapique.

Je ferai remarquer qu'avant de prendre ce traitement, les vertiges et autres troubles de M. J... avaient été attribués à l'artério-sclérose et soumis sans résultat à un régime alimentaire approprié et à la médication alcaline et iodurée.

Actuellement M. J... se trouve beaucoup mieux ; toutefois il souffre encore : de *son doute* qui s'accuse surtout lorsqu'il se regarde dans une glace ; d'*impulsions* à rire, crier ou s'agiter ; d'*obsessions* ridicules telles que celle de brûler un billet de banque qu'il tient à la main ; du *délire du toucher* l'obligeant à se laver fréquemment, surtout lorsqu'il a touché une femme.

Mais ses vertiges ont disparu ainsi que ses absences : il dort bien, mange avec appétit, digère bien, peut s'occuper de littérature et d'art, travailler même au moins pour quelque temps.

En somme, on ne trouve dans tout cela aucun caractère d'évolution ou de symptomatologie des états neurasthéniques ou même neurasthéniformes : il s'agit là de troubles psychopathiques appartenant à la série encore mal délimitée des états en tête desquels figurent la manie du doute et le délire du toucher.

Troubles purement psychopathiques souvent diagnostiqués neurasthéniques.

Observation LXXXVII. — M. Mi..., avocat, cinquante ans, dont les antécédents héréditaires sont : père hémorrhoïdaire et paralytique, mère migraineuse, a lui-même souffert depuis l'âge de dix ans de troubles gastriques fréquents : « Toute ma vie, dit-il, j'ai été en guerre avec mon estomac » ; or, « parallèlement à ces troubles, coïncidant toujours avec leur recrudescence, j'éprouve depuis vingt ans des symptômes purement nerveux mais qui n'en sont pas moins très désagréables et dont je voudrais bien me défaire. »

Ces symptômes ont d'abord consisté en des *accès de migraine* très violents avec langue saburrale, inappétence complète, douleurs de tête atroces, vomissements, etc.

Ces migraines ont disparu après trois ou quatre ans, pour être remplacées par des *accès de phobie anxieuse*, qui se produisent ainsi : « le soir au lit, avant le sommeil, j'éprouve subitement comme le sentiment d'une mort imminente ; mes extrémités se refroidissent, ma poitrine se serre, le cœur s'angoisse, j'ai l'impression nette que je vais mourir ou qu'il va se passer quelque chose de terrible ; pourtant, je garde mon sang-froid, j'appelle mon valet de chambre et je donne mes ordres », comme si vraiment j'étais à mon dernier moment.

A la suite de ces crises s'est développé un véritable état de *monophobie*, qui est surtout prédominant le soir.

En certains cas, ces accès de phobie anxieuse débutent par une sorte d'aura, consistant en une sensation bizarre dans le bas-ventre, immédiatement suivie de l'impression que « quelque chose de grave va arriver ou que je vais mourir, ou que je vais devenir fou : cette impression est vraiment terrifiante ; elle dure en général quinze à vingt minutes ; on n'y pourrait résister plus longtemps, souvent j'ai cherché à la détruire, soit en m'agitant, marchant, parlant, soit en déterminant une douleur physique ; en effet l'application de sinapismes suffit à la faire disparaître ; mais alors l'accès se termine par un frisson généralisé ».

A côté de ces crises M. Mi... présente la plupart des caractères de l'état névropathique, impressionnabilité exagérée, vive irritabilité, préoccupation extrême de sa santé, crainte d'avoir quelques lésions organiques, accès de mélancolie, etc., mais en somme il n'offre pas l'aspect clinique d'un syndrome neurasthénique.

Pendant trois ans il s'est trouvé beaucoup mieux à la suite du traitement hydrothérapique : actuellement il vient me trouver parce que les troubles dyspeptiques recommençaient sous forme d'aigreur et de constipation très tenace ; en même temps les troubles psychopathiques tendent à reparaître. M. Mi... veut essayer d'y couper court par la cure hydrothérapique.

Troubles neuro-psychopathiques.

Observation LXXXVIII. — Mme C..., quarante-neuf ans, souffre de troubles neuro-psychopathiques divers, au milieu desquels on peut démêler quelques phénomènes hystériques et neurasthéniques.

Les antécédents héréditaires sont neuro-arthritiques : père neurasthénique? en tout cas très névropathe, mère très rhumatisante.

Le début des troubles actuels s'est fait il y a cinq ou six ans, à la suite de vives contrariétés morales, par des troubles hystériques (sensation d'étranglement, tremblement incoërcible, névralgie intercostale, paresthésies bizarres et déjà vésanophobie); plus tard s'y ajoutèrent de l'anorexie, des vomissements, de la parésie presque paraplégique des membres inférieurs.

Les phénomènes neurasthéniques, beaucoup moins intenses, sont simplement représentés par : un peu d'asthénie psychique, quelques troubles du sommeil, de l'amyosthénie matutinale et de la rachialgie; pas de troubles gastro-intestinaux, pas de céphalée, pas d'état mental mélancolique, etc.

Mais dans l'état actuel, ce sont en réalité les troubles psychopathiques qui tiennent le premier rang et c'est seulement pour eux que la malade vient consulter. Ils consistent en :

Paresthésies cérébrales, sensation de cerveau qui bout, qui ballotte, de milliers d'épingles qui picotent le crâne, de balles de plomb qui roulent à l'intérieur, etc.

Obsessions et phobies : la lecture du moindre fait divers et en particulier des accidents et crimes, qu'elle ne peut d'ailleurs s'empêcher de rechercher, l'obsède tout le jour et la poursuit jusque dans ses rêves ; elle se figure que le même accident la menace, qu'elle sera poussée à commettre le même crime, etc. ; elle a la phobie atroce des tunnels et des foules ; c'est pour elle un supplice d'aller de Nice à Monte-Carlo ; elle ne peut rester seule la nuit (monophobie nocturne) ; elle ne peut aller ni au théâtre ni à l'église, ni au bal, parce qu'elle a, dit-elle, « une peur bleue d'être obligée d'y crier haut » ; elle ne peut s'approcher d'une fenêtre ouverte, persuadée qu'elle ne pourrait s'empêcher de s'y précipiter dans le vide ; elle a l'angoisse de l'obscurité, enfin elle présente de temps en temps la recherche angoissante des mots (onomatomanie).

Malgré tous ces troubles qui l'obsèdent, elle est loin de présenter l'état mental déprimé, des neurasthéniques : elle est au contraire restée gaie et très active.

Il ne s'agit donc pas là de neurasthénie, mais bien de troubles psychopathiques auxquels se sont adjoints quelques phénomènes neurasthéniformes.

Troubles psychopathiques (onomatomanie, phobies neurasthéniques).

OBSERVATION LXXXVIII *bis*. — M. T..., quarante-quatre ans.

Voici encore un malade que beaucoup n'hésiteraient pas à placer dans la neurasthénie, et qui d'ailleurs y a été placé plusieurs fois. En effet, il présente de la «céphalée presque continuelle, plus violente après les repas, plus intense au réveil, comme un cercle, comme un casque trop lourd ! » Son sommeil est troublé par des obsessions ou des cauchemars ; il a de l'amyosthénie matutinale : « Je suis aussi fatigué le matin qu'en me couchant »; il a des troubles dyspeptiques (ballonnement, éructation et gaz) et de la constipation ; il présente une très grande hyperexcitabilité des sens, les bruits de la rue, les aboiements des chiens, les sifflements des chemins de fer le mettent hors de lui, enfin il a parfois souffert de vertiges et de palpitations.

Voilà, certes, un tableau qui paraît au premier abord assez concluant : mais si l'on interroge davantage le malade, « mes douleurs de tête, dit-il, sont très compliquées, j'ai en réalité toutes sortes de douleurs de tête ; mais, croyez-moi, tout cela c'est syphilitique et dyspeptique ; au fond je dors très bien, car je puis marcher beaucoup et me fatiguer ; mais souvent je suis réveillé par des cauchemars atroces ou par mes obsessions ».

En effet, M. T... est en proie à des *accès d'onomatomanie nocturnes* qui le réveillent brusquement au cours d'un rêve insignifiant dans lequel un mot vient à lui manquer ; s'il ne trouve pas rapidement ce mot, il doit appeler son domestique et sa mère pour l'y aider, et si la solution tarde trop longtemps, il entre alors dans une véritable crise de larmes d'abord, puis de fureur, à se rouler par terre, briser quelque chose ou arracher les tentures de son appartement.

Comme je lui demandais si sa mémoire était diminuée : « la mémoire des noms, heureusement non ! puisque lorsque je cherche un mot, il faut que je le trouve, et je le trouve toujours, sans quoi cela me rendrait fou ; j'ai beau repousser cette obsession, je ne puis pas, c'est vraiment terrible de n'être pas maître de soi, et si vous étiez ainsi, que feriez vous ? Aussi j'entre dans la voie du suicide. Ces accès, je les redoute tellement, que je vois arriver avec terreur le moment de me mettre au lit, et cependant j'adore le sommeil, parce que là au moins j'échappe à moi-même. »

A côté de ce syndrome psychopathique en existent bien d'autres. M. T... avoue des *tendances à la pédérastie*, qu'il a pratiquée déjà sur la femme, mais pas encore sur l'homme. « J'ai été, me raconte-t-il, aguiché plusieurs fois par de petits bonshommes, qui me poussaient des coudes, j'ai même donné des rendez-vous, mais j'ai toujours pu jusque-là résister. »

En outre, M. T..., syphilitique, est en même temps *syphilophobe*, et vraiment *thérapeutomane* pour le traitement spécifique, qu'il recommence à tout propos.

On peut dire d'ailleurs que M. T... n'est syphilophobe que par accident, car il a vraiment la phobie de toutes les maladies; mais c'est une sorte de phobie satisfaite ; il est comme fier de se sentir atteint ou menacé des troubles les plus divers (bronchite, congestion du foie, rhumatisme, dilatation d'estomac, etc.), et d'avoir le courage de les supporter : « Vous voyez, dit-il avec un sourire de contentement, que je suis vraiment au complet, mais j'en ai pris le dessus. »

Enfin, M. T... présente encore de la *saciophobie*, vivant en véritable sauvage, malgré sa situation de fortune, de la *théâtrophobie* et de l'*agoraphobie*.

D'autre part, si l'on revient aux troubles neurasthéniques, signalés plus haut, on voit que ni la céphalée, ni l'amyosthénie n'ont le caractère qu'elles ont dans la maladie de Beard ; il en est de même de l'insomnie ; M. T... dort bien en dehors de ses accès d'onomatomanie ; enfin, il ne présente ni l'asthénie psychique, ni l'état mental mélancolique ; il peut travailler, lire, s'occuper d'art, etc. ; il n'est ni déprimé, ni très préoccupé de ses diverses misères, dont, il le dit lui-même, il a pris le dessus.

Aussi, n'y a-t-il vraiment aucune raison de considérer ce cas comme un cas de neurasthénie. M. T... est un héréditaire, avec syndromes épisodiques à formule psychopathique, auxquels se sont mêlés quelques troubles neurasthéniformes.

Quel rôle la syphilis joue-t-elle au milieu de tout cela ? la plupart de tous ces troubles existaient avant elle ; mais il paraît toutefois qu'elle les ait aggravés et chez ce malade le traitement spécifique, au moment des poussées, paraît atténuer les désordres neuro-psychopathiques ; il n'a eu toutefois aucune action sur les périodes d'onomatomanie.

CHAPITRE V

HYSTÉRIQUES

Ce chapitre contient vingt observations diverses d'hystérie, dont le diagnostic, à l'exception de trois ou quatre, ne saurait être hésitant.

On y trouvera représentée l'hystérie, sous des formes et à des degrés très variables, depuis la petite hystérie, que Charcot appelait si pittoresquement « l'hystérie de salon », et qui portait autrefois le nom de spasmes, de vapeurs, de pamoisons, etc., jusqu'à la grande attaque classique avec arc de cercle, hallucinations, etc.

Les observations XCIII et XCIV sont intéressantes en ce qu'elles concernent deux sœurs, qui toutes les deux ont fait de la grande hystérie avec crises très intenses, mais très différentes ; ces crises affectaient dans un cas la forme d'accès d'angor pectoris et de spasmes glottiques ; dans l'autre cas, elles représentaient le tableau clinique presque complet de l'accès de mélancolie aiguë.

Ces deux observations sœurs présentent encore ce caractère intéressant, consistant dans le développement d'un état neurasthénique très accusé, consécutivement aux manifestations aiguës et répétées de l'hystérie.

J'ai d'ailleurs observé plusieurs fois déjà de tels cas, dans lesquels, contrairement à ce qui se passe, par exemple dans l'hystéro-neurasthénie traumatique, *les malades entrent dans la neurasthénie par l'hystérie.*

Suivent quatre observations de jeunes filles, âgées de quatorze à dix-sept ans, et présentant des types de grande hystérie, également très variés comme formes :

L'une, avec céphalalgie violente, vomissements, crises de délire, accès de toux incoercible, hallucinations, etc. ;

L'autre, avec grandes attaques convulsives et délirantes, et crises de chorée saltatoire et rythmée généralisées ;

La troisième, avec anorexie, hémi-spasmes cloniques de la face et contractures permanentes de la jambe ;

La quatrième enfin, avec œsophagisme et anorexie, nécessitant l'isolement.

Puis viennent quelques observations de topoalgie, d'observation peu commune et toutes intéressantes à mon avis, surtout au point de vue pratique, en raison des erreurs de diagnostic et des interventions inutiles, auxquelles elles ont donné lieu.

L'une d'elles concerne une jeune femme du monde, très active, qui pendant plusieurs années est restée immobilisée sur sa chaise longue par suite d'une topoalgie bizarre de la région ovarienne gauche, lui faisant croire à l'existence d'une lésion des annexes de ce côté ; elle ne pouvait se lever, ni marcher sans que cette région fût soutenue ou comprimée par un bandage spécial ; or le difficile était de trouver la pelote appropriée et la malade a usé dans cette recherche la plupart et les meilleurs des bandagistes de l'Europe ; si elle tentait de se lever, sans la fameuse ceinture, elle était prise de syncopes et de malaises indéfinissables, aboutissant en général à une crise de larmes : ce fut l'observation directe d'une de ces fausses syncopes nettement hystériques, qui m'ouvrit les yeux et me fit porter un diagnostic, que la guérison ne tarda pas à confirmer. Cette histoire constitue un document intéressant pour les gynécologues, qui presque tous avaient été embarrassés par cette malade, à sa plus grande satisfaction d'ailleurs.

Une autre figure une histoire pseudo-articulaire (topoalgie

du genou), longtemps traitée par des procédés chirurgicaux dont quelques-uns, pratiqués à la campagne, presque barbares et qui guérit, ce serait le cas de le dire : « en soufflant dessus », c'est-à-dire à la suite de quatre ou cinq séances de souffle statique.

Enfin, une dernière et plus curieuse encore, et j'avoue que j'en ai d'ailleurs réservé le diagnostic nosographique : topoalgie neurasthénique ou hystérique? Neurasthénie ou hystérie vésicale? C'est encore la question des neurasthénies locales, qu'il serait trop long d'aborder et de discuter ici ; ce qui est certain, c'est qu'il s'agissait dans ce cas d'une histoire purement névrosique, ainsi que le démontrait le mode de début, l'évolution, l'association de certains symptômes, l'inefficacité d'une intervention chirurgicale et enfin la guérison par l'hydrothérapie.

L'observation CVI est celle d'un Américain, qui a présenté un mélange de troubles neurasthéniques et hystériques vraiment singulier, au point d'embarrasser quelques-uns de nos maîtres en neuro-pathologie et que d'ailleurs je ne classe dans la série hystérique qu'avec des réserves; la seule chose qu'on ait pu seulement affirmer, c'est qu'il n'existait chez ce malade aucun signe certain d'une lésion organique quelconque.

J'ai reproduit ensuite, presque textuellement, un rapport qui m'a été demandé sur un cas de névrose traumatique consécutif à un déraillement de chemin de fer; ce cas présente un type parfait d'hystéro-neurasthénie traumatique ; on y trouve réunis tous les caractères classiques de ces deux névroses et en particulier, pour l'hystérie, crises syncopales très fréquentes et accès de monoplégie brachiale avec anesthésie en manche de veste et rétrécissement concentrique du champ visuel, évoluant parallèlement à la marche de la monoplégie. A ce propos je suis revenu légèrement sur la question des névroses traumatiques, de leur nature, de leur pronostic et de la responsabilité des compagnies de chemins de fer.

Enfin, cette série se termine par deux observations de crises convulsives, dont le diagnostic, hystérie ou épilepsie (?), est resté en suspens et à propos desquels j'ai rapidement exposé les éléments du diagnostic différentiel, parfois difficile entre ces deux états.

Hystérie vulgaire.

OBSERVATION LXXXIX. — Mme d'A..., vingt-six ans.

Antécédents héréditaires : père goutteux, mère migraineuse, un frère neurasthénique.

Antécédents personnels : rien de particulier, pas de troubles nerveux, délicate, mais toujours bien portante, a eu trois enfants et deux fausses couches ; c'est à la suite de la dernière que se sont développés les troubles actuels ; cette fausse couche avait été provoquée par une frayeur vive (tremblement de terre) ; depuis lors se sont produites des crises nerveuses sous forme de tremblement ou de fausses syncopes sans perte entière de la connaissance, ou d'étouffement par sensation de serrement à la gorge, etc.

Puis, Mme d'A... a souffert de névralgies intercostales et sus-orbitaires.

Enfin, bien que l'appareil utéro-ovarien soit considéré comme sain par les gynécologues, Mme d'A... en souffre presque constamment sous forme de pesanteur douloureuse, qui gêne la malade.

Ces divers troubles ont modifié le caractère devenu plus triste avec accès de découragement et idées noires, ainsi que la nutrition générale, et ont déterminé de l'amaigrissement notable.

Mais il ne s'est produit aucun trouble neurasthénique, ni céphalée, ni asthénie psychique, ni insomnie, ni troubles dyspeptiques.

Mme d'A... a été soumise avec succès au traitement hydrothérapique (formule courte et froide).

OBSERVATION XC. — Mme T..., trente ans : encore un cas d'hystérie classique, héréditaire et se produisant par imitation.

Antécédents héréditaires : le père est mort tuberculeux, la mère et la sœur sont grandes hystériques.

Antécédents personnels : Mme T... a été elle-même jusqu'à vingt-trois ans très bien portante, mariée à dix-neuf ans, elle a deux enfants très valides.

Puis, peu à peu, sont apparues des crises d'hystérie, d'abord éloignées et provoquées au début, par contrariété vive, puis plus fréquentes et dans certains cas se produisant sans cause, par besoin d'imitation lorsqu'elle habitait avec sa sœur et qu'elle l'en voyait elle-même atteinte.

Ces crises sont classiques : la boule avec étranglement, les grands mouvements cloniques, l'arc de cercle, les attitudes passionnelles, les hallucinations et enfin la résolution musculaire terminale, rien n'y manque.

Depuis plusieurs mois, Mme T..., voyant ces crises se répéter et se compliquer de fatigue générale avec maux de tête et quelques troubles dyspeptiques (état neurasthéniforme secondaire), est venue se soumettre au traitement hydrothérapique.

OBSERVATION XCI. — Mlle Z..., dix-neuf ans, présente encore un cas de grande hystérie, dont je cite seulement l'observation que je n'ai pu recueillir complètement.

Depuis l'âge de dix ans elle présente des crises d'hystérie convulsive presque à chaque période menstruelle. Entre douze et quinze ans elle a présenté des accès de somnambulisme. De quinze à dix-neuf ans elle a mené une existence très mondaine, allant presque tous les jours en soirée et s'y fatiguant beaucoup.

Il y a six mois, elle fit la connaissance d'un jeune homme, qui s'éprit d'elle et dont elle s'éprit. Les familles ne pouvant s'allier, on dut séparer les jeunes gens et c'est à la suite de ces contrariétés qu'apparurent les troubles hystériques intenses pour lesquels on vint me consulter.

Ces troubles consistaient en évanouissements très fréquents (quinze ou vingt par jour) suivis de crises de larmes ou de rire incoercible; en même temps existaient des douleurs violentes dans les membres inférieurs et surtout au niveau des genoux. Enfin le sommeil était troublé par des cauchemars terrifiants et l'appétit presque entièrement disparu.

OBSERVATION XCII. — Mme R..., vingt-six ans, que j'ai examinée en une seule consultation, m'a paru simplement atteinte de *troubles hystériques* avec une légère pointe de neurasthénie (variété psychopathique).

Les antécédents héréditaires sont peu connus : le père aurait présenté des troubles nerveux ataxiformes.

Les antécédents personnels sont nettement névropathiques : dès l'enfance, Mme R... a présenté des troubles du sommeil (agitation, terreurs nocturnes, accès de somnambulisme); à la puberté (seize ans), l'abondance des règles a déterminé une crise d'anémie assez intense. A dix-sept ans, on relève un accès de rhumatisme articulaire, à la suite duquel les accidents nerveux et anémiques ont été plus accusés; puis deux à trois ans de santé assez bonne.

Mais sous l'influence de surmenage mondain et d'émotions morales pénibles, se sont développés divers troubles (crises hystériques sous forme d'accès de larmes ou de fou rire), idées tristes, mélancoliques, de suicide; en même temps qu'un état neurasthénique léger, caractérisé par un peu d'inappétence, quelques phénomènes dyspeptiques, constipation, amyosthénie générale, se produisant rapidement après le réveil, malgré un sommeil prolongé, état mental à la fois déprimé et très hyperexcitable; enfin légère asthénie psychique (sensation de vide cérébral, diminution des facultés d'attention et d'association, surtout quant à la durée).

Toutefois, on ne saurait dire qu'il s'agisse là de neurasthénie confirmée; Mlle R... est plutôt atteinte d'hystérie ayant déterminé, par sa persistance, un léger état neurasthénique.

Hystérie (crises syncopales, paraplégie, crises d'angine de poitrine et de spasme glottique). État neurasthénique.

OBSERVATION XCIII. — Mme S..., vingt-neuf ans, souffre d'accidents cardio-respiratoires qui paraissent ne reposer sur aucune lésion organique : on n'a jamais trouvé rien d'anormal à l'auscultation du cœur et d'ailleurs l'allure générale de ces accidents est nettement en rapport avec une interprétation purement névrosique (hystérique).

Les antécédents héréditaires sont surtout névropathiques : la lésion cardiaque (anévrysme) à laquelle le père a succombé pouvant être de nature accidentelle ; mais la mère a été grande hystérique.

Les antécédents personnels se traduisent dès l'adolescence par des accès d'asthme nerveux et une longue période d'aphonie nerveuse.

Les *troubles actuels* ont débuté il y a un ou deux ans, par ce que Mme S... appelle « *ses attaques du cœur* », caractérisées d'abord par une sensation de serrement au cœur avec angoisse, état hypocondriaque, sensations d'engourdissement et comme de la paralysie dans le bras gauche.

Plus tard, ces « attaques » donnent lieu à des douleurs de cardialgie et de brachialgie gauches très vives.

Ces attaques survenaient « inopinément sans cause connue », puis elles furent provoquées par les fatigues corporelles (non au moment même de l'exercice ou de la marche, mais quelques heures après, ou même seulement le lendemain) ; de même les émotions morales vives, les contrariétés en étaient souvent le point de départ.

En 1889-1890, il y eut en outre d'autres attaques sous forme de *syncopes* et vraisemblablement de paralysie des membres inférieurs (la malade garda plusieurs mois l'immobilité) dont elle guérit très bien en janvier-février 1891. La dernière grossesse eut lieu en 1892 ; elle fut normale ainsi que les autres et Mme S... resta assez bien portante, quoique faible, jusqu'en août 1893 ; alors mourut la mère de son mari ; c'est de là qu'ont réapparu les *crises* de dyspnée avec spasme glottique et « spasmes du cœur » ; on trouve à ce moment des traces d'albumine qui, depuis, ont complètement disparu.

Les accès de cardialgie et de brachialgie gauches se sont produits pendant plusieurs semaines avec une certaine intensité et une certaine fréquence jusqu'à l'arrivée à Nice (hiver 1893-1894) où ils furent remplacés par quelques évanouissements ; toutefois ils se reproduisaient à diverses reprises à la suite de fatigues exagérées, mais toujours le lendemain ou dans la nuit de ces fatigues ; j'ai assisté à l'une de ces attaques, qui a duré plus de deux heures, avec spasme glottique très accusé, sifflements laryngés, battements du cœur désordonnés, quelques convulsions toniques des membres, etc., en somme attaque ayant franchement l'aspect d'une crise d'hystérie cardio-respiratoire.

D'ailleurs dans quelques-unes de ses crises, Mme S... a remarqué que « la tête elle-même se prenait » (angoisse montant jusqu'au cerveau) et menaçait de la perte de conscience complète.

En dehors de ces attaques de cardialgie et de spasme glottique persistent souvent en permanence une sensation d'étreinte au cœur et de plus ou moins grande anxiété.

En outre, on peut relever dans l'intervalle de ces crises, qui ont l'allure franchement hystérique, l'existence d'un *état neurasthénique*, caractérisé par des *troubles du sommeil* (insomnie, rêves), de l'*amyosthénie* générale, des troubles dyspeptiques (inappétence, ballonnement, pesanteurs, constipation), de l'hyperexcitabilité générale et de l'*asthénie psychique*.

Depuis quelque temps se produisent des demi-syncopes, dans lesquelles Mme S... déclare qu'elle se sent mal, s'en va, continuant de tout entendre sans pouvoir bouger et ces demi-syncopes se prolongent d'autant plus qu'on s'empresse plus autour d'elle.

Enfin après ces petites crises syncopales apparaissent quelquefois des crampes au cœur avec douleurs dans la main et souvent dans le pied gauche et tout le côté « devient comme s'il ne lui appartenait pas » ; ce dernier caractère d'hémilatéralité est assez typique.

En somme, en l'absence de toute lésion organique qui puisse être constatée, il y a lieu d'admettre qu'il s'agit là d'hystéro-neurasthénie à crises viscérales (spasme de la glotte, angine de poitrine, pseudo-syncopes), c'est-à-dire d'accidents purement névrosiques.

Hystérie (crises présentant l'état mental d'un accès de mélancolie aiguë). Neurasthénie secondaire.

Observation XCIV. — Mme A..., trente-trois ans, est atteinte de crises d'hystérie qui semblent avoir elles-mêmes développé un léger état neurasthénique.

Les antécédents héréditaires sont névropathiques : grands parents, une manie religieuse, une apoplexie; parents, père et mère très nerveux avec une attaque et maux de tête violents ; collatéraux, sœur grande hystérique.

Les antécédents personnels sont précoces ; à treize ans, à la suite d'un accident (aiguille brisée sous la peau), apparition de mouvements convulsifs généralisés qui durent presque tout un hiver ; agoraphobie très prononcée ; contracture douloureuse du genou droit, etc.

Tous ces accidents, au cours de la jeunesse, ont été nettement hystériques.

Mariée à vingt-trois ans, Mme A... a eu quatre enfants, dont une morte à trois ans de méningite ; c'est à la suite d'émotions morales très pénibles que se sont développés les *troubles actuels*.

Ils ont consisté essentiellement en *crises d'hystérie* reproduisant assez exactement le syndrome *accès de mélancolie aiguë*; la crise débute par un sentiment pénible dans la tête avec envie de parler, de répéter les mêmes mots; « la vie lui est à charge, elle est insuffisante à sa tâche, ne peut ni élever son enfant, ni donner les satisfactions qu'elle doit à son mari, tout ira mal, elle est inutile » et de là l'envie lui vient avec tentatives (toujours avortées) de se jeter dans l'étang de sa propriété, par la fenêtre, etc.

Ces crises s'accompagnent d'agitation musculaire, mais non de grands mouvements convulsifs.

Au début, elles duraient plusieurs heures (jusqu'à dix et douze) et souvent se répétaient tous les jours; il fallait alors choroformer jusqu'au sommeil. Aujourd'hui elles ont diminué de durée et de fréquence et ne se produisent plus guère qu'à l'occasion des époques menstruelles, lorsque celles-ci sont retardées; il existe une relation évidente entre les crises et la menstruation.

En raison et au cours de ces accidents hystériques aigus s'était développé un *état neurasthénique*, qui était ainsi caractérisé : céphalée plutôt algique et hystérique; asthénie psychique (difficulté pour lire, écrire, s'occuper et même penser); découragement moral; irritabilité, troubles sensoriels (mouches volantes, bourdonnement d'oreilles); insomnie au début, plus tard sommeil insuffisant, troublé par des rêves, cauchemars; amyosthénie matutinale très évidente; anorexie, quelques troubles dyspeptiques (gonflement et rougeurs du visage, constipation), palpitations, émotivité, etc.

Selon moi, il s'est agi là de neurasthénie secondaire à l'hystérie aiguë, comme je l'ai souvent observé.

OBSERVATION XCV. — Mlle G..., dix-sept ans, est encore un type de grande hystérie avec anorexie, vomissements, crises convulsives et hallucinatoires, chez laquelle l'intervention malheureuse de l'hypnotisme a eu de très fâcheuses conséquences.

Ses antécédents héréditaires sont surtout névropathiques (père, mère, frère, tous nerveux).

Antécédents personnels : jusqu'à l'âge de quinze ans, Mlle G... n'avait encore présenté aucun trouble, mais elle n'était pas encore réglée; elle fut d'abord atteinte d'anémie assez intense avec pâleur des tissus, vertiges, palpitations, etc.

Les premières règles eurent lieu à dix-sept ans, elles furent presque normales et parurent déterminer une certaine amélioration dans son état : les secondes règles commencèrent normalement lorsque survint un orage, dont Mlle G... éprouva une grande frayeur. Les règles s'arrêtèrent subitement, des étouffements se produisirent, accompagnés de crachements de sang; c'est de là que date toute la série des troubles hystériques actuels.

Ces troubles consistèrent d'abord en maux de tête constants avec état vertigineux permanent et perte de connaissance, sous forme de crises généralement terminées par un accès de rire ou de larmes (crises pseudo-syncopales).

Pendant quelque temps les évanouissements cessèrent et furent remplacés par des *vomissements incoercibles*, qui déterminèrent de l'amaigrissement.

Quelque temps plus tard, au cours d'une nouvelle période menstruelle, Mlle G... éprouva une nouvelle frayeur, provoquée par un incendie violent dans le voisinage : les règles s'arrêtèrent de nouveau et la malade fut prise de fièvre avec prostration et crises de délire. Tous les soirs au coucher du soleil elle était prise d'hallucinations terrifiantes, voyant des voleurs, criant au feu, etc.

On dut la transporter à la campagne, où, au bout de quelques jours tous ces troubles avaient disparu, hallucinations et vomissements.

La famille obligée de rentrer en ville, les vomissements réapparaissent accompagnés de crises de névralgie dentaire.

C'est à ce moment qu'on la confia pour la première fois à mes soins, et le traitement hydrothérapique eut ici les meilleurs résultats.

Un voyage pendant l'été en Auvergne compléta l'amélioration obtenue et la famille crut pouvoir l'emmener en Algérie, où devait être leur résidence habituelle ; elle y arriva et s'y maintint en assez bonne santé, ayant seulement parfois quelques petites crises pseudo-syncopales avec tremblement, jusqu'au 25 décembre 1894.

Elle fut prise alors d'une petite toux sèche, persistante, qu'on attribua d'abord à un léger refroidissement; mais en raison de sa ténacité, de sa continuité incessante et de l'état nerveux qui l'accompagnait, en dehors de tout signe d'auscultation et de fièvre, le médecin de la localité fit le diagnostic de *toux nerveuse hystérique.*

La famille m'a fait remarquer à ce propos, que depuis quelque temps déjà ce médecin connaissait les antécédents hystériques de Mlle G..., et s'occupant d'hypnotisme, l'avait déjà soumise à quelques tentatives de sommeil, qui chaque fois étaient suivies d'excitation avec crises de rire, tremblement, etc.

Le père pense que ces tentatives ont pu être le point de départ de la nouvelle série de troubles qu'a présentés Mlle G...

Le 5 janvier, elle fut prise dans l'après-midi d'une crise de toux avec étouffements dont les secousses, lui brisant la tête, durèrent cinq heures sans discontinuer. Le lendemain matin même crise de toux d'une durée de deux heures. Le soir crise de délire intense, commençant par des hallucinations d'incendie et de croque-mort, qu'elle décrivait d'abord avec calme, puis tout à coup elle se débattait, appelait à son aide, voulait fuir, affolée, hurlait de peur et trois personnes suffisaient à peine à la maintenir dans cette seconde phase de la crise. Elle tombait alors dans un état de prostration et d'affaissement demi-conscient, pendant lequel elle demandait à boire.

Ces crises de toux et de délire hallucinatoire se sont ainsi reproduites pendant environ dix jours, tous les jours et même plusieurs fois par jour. On fit alors quitter l'Algérie à Mlle G..., elle vint de nouveau ici reprendre le traitement qui ne put être continué longtemps à cause de la saison déjà avancée, mais en réalité le simple changement de milieu avait déjà fait disparaître en partie tous ces troubles.

Chorée saltatoire (attaques convulsives et délirantes).

Observation XCVI. — Mlle J..., quinze ans, a souffert de manifestations hystériques aiguës sous forme de chorée saltatoire, grandes crises convulsives, hallucinations, etc.

Les antécédents héréditaires sont plutôt arthritiques que nerveux (père cinquante-sept ans, goutteux depuis trois ans, mère eczémateuse, sœur hystérique).

Les antécédents personnels sont nettement nerveux : dès l'âge de cinq ans, Mlle J... a eu des syncopes (?) ; à dix ans, elle a présenté comme une paralysie des jambes, précédée de mouvements choréiformes, qui a nécessité trois mois de séjour au lit : c'est au cours d'un orage, qu'elle s'est remise tout à coup à marcher pour se sauver du jardin à la maison : vraisemblablement il s'est déjà agi là de chorée et de paralysie hystériques.

Puis s'est écoulée une période de santé parfaite de onze à treize ans : à treize ans, Mlle J... a présenté deux nouveaux phénomènes nerveux : 1° un torticolis spasmodique; 2° une parésie douloureuse du bras.

Le début des derniers troubles remonte au 5 ou 6 novembre, à la suite d'émotions et ennuis provoqués par les examens de rentrée en classe : il ne s'est agi d'abord que de sensations de serrement à la gorge, puis de tic convulsif du membre inférieur gauche se produisant au cours de la marche et simulant le phénomène du dérobement : puis quelques soubresauts se sont produits dans le membre supérieur correspondant ; enfin peu à peu les quatre membres sont devenus le siège de secousses analogues ; la tête et le tronc y ont ensuite participé et bientôt la malade a présenté les mouvements convulsifs d'une chorée saltatoire généralisée et très intense.

C'est alors que Mlle J... est entrée en traitement ici, où elle a séjourné pendant trois mois ; pendant ce séjour j'ai pu être témoin d'accidents hystériques aigus très accusés, grandes crises hystériques avec arc de cercle inhibées par la compression ovarienne ou des globes oculaires ; mutisme, hallucinations terrifiantes, délire hystérique, etc. ; en même temps existait une hyperesthésie sensitivo-sensorielle pour tous les modes avec zones frénatrices et spasmogènes en divers points du corps.

Ces divers troubles relevant nettement de la grande hystérie se sont peu à peu atténués perdant peu à peu de leur fréquence et de leur intensité, mais tendant toujours à réapparaître au moment des époques menstruelles qui d'ailleurs sont difficiles à venir et souvent retardées de quelques jours.

Toutefois sous l'influence du traitement hydrothérapique et de l'isolement que la famille, très intelligente a consenti à appliquer dès que je l'ai demandé, ces divers troubles ont entièrement disparu et Mlle J... a pu reprendre sa vie de famille habituelle.

Hystérie avec contractures permanentes de la jambe, anorexie, vomissements incoercibles, petites crises, tics de la face, état mental, chez une jeune fille de quatorze ans.

OBSERVATION XCVII. — (Observation rédigée par le père, médecin très distingué, et obligeamment communiquée à la suite des soins donnés par moi à sa fille.)

Mlle B..., quatorze ans et demi, réglée à douze ans avec la plus grande facilité; depuis, époques aisées et régulières.

Mère très nerveuse et herpétique, père rhumatisant; il y a huit ans, l'enfant a eu la rougeole et la coqueluche.

Pas d'autre maladie jusqu'en octobre 1892, date à laquelle elle fut atteinte d'arthrite traumatique gauche, suite de chute dans un escalier; huit mois de traitement, guérison. Au cours de cette arthrite en avril 1893, alors que la malade commençait à marcher elle se refroidit dans le jardin et fut prise de douleurs articulaires et périarticulaires dans le cou-de-pied gauche avec une fièvre vive (39° à 40°) et une contracture du triceps sural, qui mit le pied en équinisme très prononcé.

Des manipulations eurent raison de cette contracture et l'équinisme disparut assez vite, mais le jambier antérieur se contractura et amena du varus. Depuis les choses sont restées en l'état actuel. Par moments le pied se redresse et pose presque à plat sur le sol; mais aussitôt que l'attention de la malade se reporte sur son pied, le varus se reproduit. Pour éviter que la déviation du pied ne devienne permanente, par suite de la déformation des os, de la distension des ligaments dorsaux et du raccourcissement des ligaments plantaires, du passage de la contracture à la rétraction du jambier antérieur, j'ai endormi l'enfant pour essayer d'un appareil de contention inamovible. J'ai employé successivement un appareil silicaté et une bottine à tuteurs latéraux. Sous le chloroforme le pied se redresse très vivement, mais quand le membre redressé est emprisonné dans un appareil et que le sommeil cesse, la contracture se reproduit avec une force telle que la douleur devient intolérable. J'ai donc dû renoncer aux appareils et laisser le membre en liberté. Avant l'emploi des appareils précités, j'ai essayé du massage et des courants continus, sans aucun résultat.

Durant tout le mois de décembre dernier, j'ai donné à la malade par jour 3 grammes de bromure de potassium avec

2 grammes de teinture de valériane, en potion, sans plus de succès.

D'un tempérament naturellement nerveux, l'enfant a vu son nervosisme s'accentuer depuis l'arthrite du genou. Point de stigmates hystériques proprement dits, sinon un peu de sensibilité du côté des ovaires, pourtant c'est bien de cette névrose qu'il s'agit, avec tendance aux idées noires. Jamais de grandes crises, mais seulement des crises de larmes, de sanglots, d'étouffement avec quelques mouvements désordonnés, qui se sont reproduites trois fois depuis quinze jours et sont en imminence à la plus légère contrariété. Mlle B... a dit à des amies qu'elle s'ennuyait à la maison, que personne ne l'aimait, qu'elle voulait retourner en pension.

De fait, elle est triste, joue peu, et est en suspicion contre sa mère, son frère et moi.

Voici *complication grave :* depuis douze jours elle ne s'alimente plus et c'est à grand'peine qu'on arrive à lui faire prendre chaque jour, une tasse de chocolat de vin d'Aroud au quinquina et à la viande. Encore faut-il désigner le vin sous la dénomination de potion selon formule. Ni la douceur, ni la prière, ni même une certaine contrainte ne viennent à bout de vaincre son refus des aliments.

Autre *fait très important :* il y a *anurie* presque complète depuis six jours. Elle rend seulement une centaine de grammes d'urine par jour.

J'ai surveillé de mon mieux la malade pour tâcher de découvrir si elle ne mangeait pas en cachette et si elle n'urinait pas non plus, sans vouloir en convenir. Je n'ai pu rien découvrir. Bien que forte encore, la malade a maigri ; son regard est devenu atone ; l'haleine est mauvaise. Je n'ai pu parvenir à lui faire prendre aucun médicament pour dégager les voies digestives. Il y a tous les trois ou quatre jours une selle dure, peu abondante.

Devant cette répugnance pour les aliments *réelle ou fantaisiste*, dans la crainte de voir survenir de trop sérieuses complications, je crois devoir changer la malade de milieu, la soustraire momentanément à notre contact à tous, car elle nous a en défiance et je ne pense pas que je puisse, dans les circonstances actuelles, faire rien d'utile pour elle. Pour ces raisons je me décide à l'envoyer au pensionnat, où elle trouvera des compagnes de son âge et sera soumise à un régime tout autre, surtout moralement, que celui qu'elle suit ici, dans sa famille. J'espère que l'éloignement de la maison, la vie au milieu d'enfants de son âge, de la prudence et de la fermeté dans la direction à donner à son hygiène et à son traitement, l'autorité des sœurs (religieuses) qu'elle ne connait pas et d'un médecin qu'elle verra pour la première fois, amélioreront l'état de ma pauvre fille, qui me préoccupe beaucoup.

Après quinze jours de présence, l'enfant s'alimentait convenablement. L'anurie avait disparu ; la gaîté était revenue ; le facies et le regard étaient bons. Mais la contracture du jambier antérieur persistait.

De février jusqu'au 1er juin, les choses restent en l'état. Au commencement de juin la malade est prise après chaque repas de *vomissements incoercibles*. Ces vomissements spontanés ou *provoqués* par la patiente amènent assez rapidement de l'amaigrissement. Le poids tombe de 73 kilogrammes à 67 kilogrammes. Sur la demande des sœurs je la retire de la pension vers le 20 juin et je l'envoie avec sa mère à X..., où nous avons de la famille. Là, elle prend un *tic de la face* (côté gauche), dans la compagnie d'une de ses cousines atteinte d'un tic analogue.

Jusqu'au jour de l'arrivée chez vous, les vomissements se reproduisent plus ou moins souvent, et le jour de l'arrivée le poids est de 66 kilogrammes. Le séjour près de vous (seulement trois semaines), sans grande influence sur le tic et la contracture du jambier antérieur, arrête les vomissements et la malade, ne perd plus de son poids, qui est le même, 66 kilogrammes à l'arrivée et au départ. — Aujourd'hui

6 juillet 1894, l'état général se maintient bon ; l'état local reste le même.

Il ne saurait être d'observation plus typique et plus classique d'hystérie, avec toute la série des symptômes présentés par Mlle B..., c'est-à-dire contractures, crises de larmes et de mouvements, anorexie remplacée par vomissements et tics de la face par contagion.

Œsophagisme et anorexie.

Observation XCVIII. — Mlle R..., quinze ans, a présenté divers troubles hystériques consistant en œsophagisme et anorexie.

Je cite cette observation bien que je n'aie pu la recueillir complètement, parce que le début pour lequel mon confrère Jacquemard, de Nice (maladies de la gorge) et moi avons été consultés m'en paraît intéressant.

L'hérédité névropathique est ici très accusée ; une bisaïeule a été internée, le grand-père paternel est mort apoplectique, la grand'mère paternelle est bossue et très exaltée, le grand-père maternel est tombé dans l'enfance à la suite d'une série de petites attaques de ramollissement, la grand'mère maternelle est morte tuberculeuse. Le père est très nerveux, de caractère bizarre, un peu excentrique, mais très intelligent et très travailleur ; la mère a subi beaucoup de secousses morales, est devenue très impressionnable, très timide, pleurant pour rien. Un oncle également intelligent, mais bizarre et dépensier, a la manie de la politique, enfin une tante est diabétique et névropathe.

Mlle R... a présenté durant la première enfance et jusqu'à quatre ans de l'*incontinence nocturne* d'urine ; en outre, à l'occasion de la dentition, elle a eu deux ou trois *syncopes avec convulsions* des globes oculaires et secousses dans tous les membres.

Mlle R... est amenée en consultation pour des *accès d'étouf-*

fement nocturnes paraissant produits par le décubitus horizontal, et se manifestant une à deux heures après le début du sommeil.

En outre, la jeune fille souffrait souvent au moment des repas de *sensations de serrement de la gorge et d'étranglement* qui *gênaient sa déglutition.*

Enfin Mlle R... présentait tous les caractères d'un état mental capricieux, émotif, tantôt irritable et emporté, tantôt mélancolique et affaissé, avec de temps en temps des accès de rire ou de larmes non motivés.

Avant de juger comme purement nerveux les troubles dont souffrait Mlle R..., je fis examiner son naso-pharynx par le Dr Jacquemard, qui y trouva des végétations adénoïdes et un peu de sténose du cornet moyen : ces petites lésions pouvaient selon lui expliquer, en raison de la prédisposition névropathique générale, les troubles de respiration et de déglutition, dont souffrait Mlle R...

Je ne revis plus la malade, mais j'appris, quelques mois plus tard, qu'elle était atteinte d'*anorexie hystérique* très intense et donnait à sa famille les plus grands soucis; j'appris en même temps que les détails de cette anorexie avaient, comme dans beaucoup d'autres cas, donné lieu à des erreurs d'interprétation et qu'enfin, après nombre de consultations et d'essais thérapeutiques infructueux, on prescrivit l'isolement, qui donna lieu à toute une série de mésaventures et de difficultés, en raison de l'opposition plus ou moins dissimulée de la famille.

Accidents hystériques (crises, topoalgies, paresthésies, paraparésie des membres inférieurs). — Etat neurasthénique secondaire.

Observation XCIX. — Mme G..., trente-six ans, souffre depuis plusieurs années de troubles nerveux, caractérisés par : des *douleurs lombo-abdominales* avec *paraparésie des membres inférieurs;* ces troubles paraissent se développer sous l'influence presque exclusive des fatigues de la marche.

Il paraît s'agir là de topoalgie aiguë, donnant lieu à des sensations de tiraillement, de pesanteur considérable, de brûlure généralisée, de battements « affolants », etc. Ces douleurs s'accompagnent de faiblesse extrême des jambes, condamnant la malade à l'immobilité presque absolue : elles s'accompagnent en outre d'une véritable phobie pour une affection des organes utéro-ovariens. Divers gynécologues consultés ont déclaré, pour la plupart, qu'il n'y avait de ce côté rien de sérieux : il existe toutefois de l'antéversion et de l'insuffisance périnéale manifeste ; mais il paraît certain que ces lésions ne sauraient d'elles seules expliquer les troubles dont souffre Mme G... ; tout au plus joueraient-elles le rôle de cause provocatrice.

Les antécédents héréditaires sont ici nettement névropathiques : père rhumatisant et névropathe, mère psychopathe (folie du doute et délire du toucher).

Les antécédents personnels comportent des *crises nerveuses* à la suite d'une émotion morale et guéries par suggestion vigile.

Les *troubles actuels* remonteraient à une attaque d'influenza (1889-90), au cours de laquelle se sont déjà produits des phénomènes névropathiques, tels qu'étouffements, spasmes pharyngiens, anorexie, tremblements, sensations de brûlures « d'évanouissement du ventre », etc.

La malade en était arrivée à ne pouvoir se tenir debout, sans se sentir les reins cassés, le ventre lui semblant peser « 600 kilogrammes », toute la région hypogastrique envahie par des sensations de picotement, de brûlure, de battement, etc. ; elle dut garder le lit pendant plusieurs semaines. A ce moment on a parlé d'ovaro-salpingite, et c'est de là que date la phobie de Mme G... pour une maladie de ces organes.

D'ailleurs l'élément psychopathique joue ici un rôle. Mme G... se plaint que ces sensations douloureuses envahissent tout le corps, si elle fait effort pour marcher ; les battements et tiraillements se font sentir alors jusque dans la tête ; en outre la malade reconnait volontiers que chaque fois qu'un nouveau traitement a été essayé avec confiance (Néris, Brown-Séquard, etc.), elle en a éprouvé dès le début un soulagement ; qu'enfin, lorsqu'elle est occupée ou distraite, ces sensations douloureuses disparaissent, mais pour revenir sitôt après.

Pendant son séjour à Nice, où elle est arrivée relativement bien portante, la fatigue des promenades a provoqué une nouvelle poussée, mais moins intense que les autres.

A côté de ces phénomènes locaux on relève en outre chez Mme G... les traces d'un *état neurasthénique* en voie d'amélioration, mais qui a été autrefois nettement caractérisé par : *céphalée* avec hyperesthésie du cuir chevelu, *asthénie psychique*, difficulté d'attention, *vertiges*, *palpitations*, angoisses cardiaques, *insomnie* et cauchemars ; *troubles gastriques*, constipation, affaiblissement musculaire, etc.

Un nouvel examen très attentif des appareils génitaux ayant démontré l'absence complète de toute lésion sérieuse, il y a lieu, étant donné d'ailleurs les antécédents hystériques de la malade, de rattacher ces troubles à la névrose hystérique (topoalgies et paresthésies) avec parésie psychique des membres inférieurs.

L'état neurasthénique s'est développé à la suite des poussées les plus intenses ; il est en voie de régression parallèle à la régression des troubles hystériques.

Hystérie (crises convulsives vulgaires, crises d'angor pectoris, topoalgies et névralgies). Neurasthénie secondaire.

OBSERVATION C. — Mlle Q..., vingt-deux ans.

Antécédents héréditaires : neuro-arthritiques (mère rhumatisante et hystérique, une sœur névralgique). Antécédents personnels : pas de convulsions ; fièvre typhoïde à sept ans, anémie, migraines et crises nerveuses nettement hystériques depuis l'âge de dix-neuf ans jusqu'à son mariage.

Maladie actuelle : Mme G... se plaint avant tout de *douleurs de cœur*, consistant en une sensation constante de serrement et parfois de brûlure ; ces douleurs occupent en même temps toute la moitié gauche du thorax et le bras gauche tout le long duquel elles s'irradient sous forme de serrement et de crampe sans fourmillement ni engourdissement.

Ces sensations douloureuses sont provoquées ou exagérées par la pression au point d'empêcher la malade de porter un corset ou de se coucher sur le côté gauche.

Mme G... a en outre souffert l'an dernier, pendant deux ou trois mois, d'accès très intense de névralgie faciale gauche paraissant n'intéresser que la branche supérieure du trijumeau.

Elle aurait eu également deux accès de cardialgie, dits *pseudo-angine de poitrine*, par le Dr H...

Ces diverses manifestations douloureuses ont retenti sur la santé générale de la malade au point de provoquer un affaiblissement tel qu'elles l'ont obligée à garder le repos absolu pendant plusieurs mois. Elles paraissent avoir déterminé un réel état neurasthénique caractérisé par : du *côté de la tête*, des sensations de fatigue rendant pénible et même douloureux tout effort de causerie ou d'attention ; le *sommeil* est mauvais, agité ; le matin il existe de l'*amyosthénie*, la malade est courbaturée et brisée ; l'estomac a parfois souffert d'un état nauséeux permanent, et la digestion produit souvent de la lourdeur, du gonflement et des renvois ; l'état mental est lui-même nettement neurasthénique, déprimé, préoccupé, irritable.

Ces troubles seraient survenus à la suite de surmenage de vie mondaine, d'émotions morales, de contrariétés, etc.

Toutefois la malade semblait prédisposée par son anémie et ses accidents névropathiques antérieurs.

L'examen direct des régions intéressées par la douleur, cœur, thorax et bras gauche ne décèle aucune lésion anatomique capable de provoquer tous ces troubles.

C'est d'ailleurs l'opinion du Dr H... pour ce qui est de l'auscultation du cœur. En conséquence, il y aurait lieu, jusqu'à plus ample information, de rattacher ces manifestations (cardialgie, thoracalgie, brachialgie gauche) à des troubles purement névrosiques, soit hystéro-neurasthéniques, en raison de leur mode d'évolution, de l'état général qui les accompagne et de leur localisation unilatérale.

Tel était le résumé de ma première consultation : la malade s'étant décidée à suivre un traitement chez moi, ma première impression ne fit que se confirmer sous l'influence des résultats assez rapidement favorables obtenus par l'hydrothérapie.

Hystérie (vomissements incoercibles).

OBSERVATION CI. — Mlle M..., trente-huit ans, présente depuis plusieurs années des périodes de vomissements incoercibles, vraisemblablement hystériques en raison de leur évolution, de l'hérédité de la malade et surtout de l'absence de toute lésion organique. Les antécédents héréditaires sont neuro-arthritiques. La mère a eu des crises de nerfs toute sa vie et est morte apoplectique à soixante-quinze ans, la grand'mère a été longtemps paralysée de la langue, le père était rhumatisant, un cousin graveleux.

Les antécédents personnels consistent en de grandes irrégularités de la menstruation avec état d'anémie, pour lequel la malade raconte avoir avalé, sans grand succès d'ailleurs, des kilos de fer et de quinquina.

La première période de vomissements s'est produite à vingt-sept ans et a duré un mois. Elle est survenue brusquement; du premier jour où Mlle M... a vomi, elle a vomi tout ce qu'elle a pris; elle était en même temps devenue sujette et brusquement aussi à de fréquents évanouissements. Cette première crise a guéri subitement par l'eau de Seltz, du jour où Mlle M... n'a plus vomi, elle n'a plus vomi du tout.

La seconde période de vomissements ne s'est produite qu'à trente-trois ans et a duré quatre mois, présentant les mêmes caractères que la première.

A trente-cinq ans, troisième crise, qui a duré sept mois et a guéri par l'usage de la glace.

L'année suivante, quatrième rechute : pendant treize jours on ne pratique que l'alimentation rectale, et, malgré cela, persistent les vomissements fréquents de glaires et de bile. Cette fois, il a fallu recourir au lavage et au gavage par le tube pour obtenir la guérison.

En même temps s'étaient produites des crises nerveuses à point de départ rénal : « Ça me prenait aux reins, me montait à la gorge et m'étouffait, parfois même me montait jusqu'aux oreilles et à la tête au point de m'étourdir. » On trouva alors le rein droit très flottant et on proposa de l'enlever. Les professeurs G... et J..., consultés, s'y opposèrent.

La malade me fut adressée quelques mois plus tard pour une nouvelle crise qui durait depuis plusieurs semaines. Les vomissements disparurent complètement après une cinquième séance de souffle statique sur l'estomac et en quinze jours la malade avait engraissé de 5 kilogrammes.

Hystérie (topoalgie abdominale, point hystéro-frénateur, parésie des membres inférieurs, crises pseudo-syncopales, névralgies, etc.).

OBSERVATION CII. — Mme C..., trente-deux ans.

Antécédents héréditaires : névropathiques ; antécédents personnels : nuls jusqu'au mariage ; peu de temps après, à la suite de surmenage de vie mondaine très active, début de divers troubles névralgiques à localisation exclusivement unilatérale gauche ; névralgie sus-orbitaire gauche, scapulalgie et brachialgie gauches; Mme C... dit elle-même : « Je n'ai jamais que le côté gauche malade. » Puis surviennent des évanouissements sans changement de coloration de la face, de deux à trois minutes de durée, la malade continûant d'entendre ce qui se passait autour d'elle (crises de petite hystérie à forme syncopale).

Des « vapeurs » subites avec gêne respiratoire l'obligeaient brusquement à ouvrir la fenêtre, etc. Mme C... vient me trouver, parce que depuis quatre ans elle consulte les gynécologues et les bandagistes les plus en renom de l'Europe entière pour remédier aux troubles suivants :

Elle a senti, un beau jour, dans la région hypogastrique gauche, des sensations de tiraillement, de pesanteur, d'énervement avec lourdeur et paresse des membres inférieurs, et pendant deux ans elle a passé sa vie sur une chaise-longue.

Sitôt debout, ces sensations de tiraillement s'exagèrent au point de provoquer une syncope avec mouvements convulsifs ; j'ai vu moi-même Mme C..., chez elle, faire une tentative de quitter son lit et retomber aussitôt demi-évanouie avec des mouvements cloniques généralisés se résolvant en une crise de larmes.

Par ce fait là même, j'étais renseigné sur la nature hystérique de ces accidents.

Et leur évolution confirma d'ailleurs cette manière de voir.

Les divers gynécologues consultés trouvèrent quelque chose, très peu, en réalité, mais au moins quelques déviations plus ou moins nettes pouvant donner lieu à des troubles de la statique abdominale.

Et les bandagistes furent priés d'y remédier. Mais il n'en fut pas qui trouvèrent la pelote de compression idéale. Quelques-uns y réussirent pour quelque temps, et grâce à ces bandages Mme C... pouvait alors se lever, marcher et reprendre ses occupations et sa vie mondaine.

C'est ainsi que, grâce à l'un de ces bandages, heureusement combinés, Mme C... pouvait, l'an dernier, prendre part aux batailles de fleurs et de confetti, intriguer aux Veglione, etc.

Mais en général ces pelotes n'avaient qu'une action de peu de durée et il fallait recourir à un nouvel orthopédiste, qui n'avait pas toujours la main aussi heureuse que le précédent.

C'est ainsi que Mme C... en était arrivée dernièrement à porter, selon son expression, un véritable carcan, une sorte d'échafaudage, grâce auquel elle avait pu assister aux fêtes du carnaval. « Je fais tout cela très bien, dit-elle, lorsque mon échafaudage tient, mais s'il ne tient pas, je suis incapable de tenir un journal à la main. »

Et c'était vrai. Mme C..., privée de son bandage, était condamnée au lit en proie à des syncopes et des crises de larmes très pénibles; mais ce qui n'était pas exact, c'était l'interprétation de ces troubles par une déviation utéro-ovarienne nécessitant l'application d'un bandage de soutien.

En réalité, il s'agissait là d'une variété de topoalgie hystérique, s'étant tranformée en un point hystérique ou plutôt hystéro-phrénateur, puisque sa compression suffisait à empêcher les autres troubles hystériques (crises, sensations douloureuses et parésie des membres inférieurs), auxquels sa décompression donnait immédiatement lieu. Les antécédents nettement hystériques de la malade, l'hyperesthésie spéciale de cette région (toujours gauche) et l'évolution de ces troubles, disparaissant et réapparaissant avec une telle soudaineté, permettaient, malgré les objections, de prédire la disparition certaine un jour ou l'autre de ces malaises, à Lourdes ou ici, plutôt encore qu'avec tous les bandagistes et tous les masseurs du monde qui, elle en convient elle-même, l'avaient le plus souvent énervée et rendue plus malade. A la suite de massage, en effet, Mme C... a eu pendant trois semaines des crises hystériques répétées avec cris : « plus je criais, plus j'étais soulagée », mouvements désordonnés, frayeur de la mort, etc., suivis d'un grand abattement. Et, nouveau caractère de l'hystérie, « c'était moi, dit-elle, qui ensuite remontais tout le monde, qui se désolait autour de moi. »

La suite de cette singulière histoire clinique a confirmé mes prévisions. Mme C... est aujourd'hui guérie, mais non par moi; peu satisfaite de mon interprétation, elle m'avait en effet quitté, mais j'ai appris quelque temps plus tard qu'elle avait retrouvé une santé parfaite.

Topoalgie hystérique du genou datant de seize mois.

OBSERVATION CIII. — Mlle S..., vingt-deux ans.

Antécédents héréditaires neuro-arthritiques (père goutteux, mère diabétique, frère et sœur névropathes, presque tous migraineux).

Antécédents personnels : poussée d'eczéma derrière l'oreille depuis l'âge de seize ans; pas de troubles nerveux, autres que quelques accès de névralgie susorbitaire; mais caractère très nerveux, capricieux, irritable, emporté, pleurant et riant sans motif, etc.

Mlle S... m'est adressée pour une douleur siégeant dans le genou gauche depuis seize mois et gênant considérablement la marche au point d'empêcher toute promenade. Cette douleur tour à tour attribuée à de l'arthrite, de la périostite, un début de synovite fongueuse, etc., fut en dernier lieu par mon confrère B... diagnostiquée purement névralgique.

Elle se développa à la suite d'un bain de mer, au cours duquel Mlle S... reçut sur la jambe gauche le choc d'une planche flottante. Elle se localisa d'abord au cou-de-pied sans aucun traumatisme apparent et persista à son niveau pendant plusieurs semaines sans donner lieu à aucune autre réaction inflammatoire que celles provoquées par les applications révulsives presque barbares qu'on utilisa pour l'en déloger et dont Mlle S... porte encore les cicatrices très évidentes. La douleur quitta le cou-de-pied pour se fixer dans le genou, où elle est restée jusqu'à maintenant, tout en faisant parfois de petites fugues du côté de la hanche.

Cette douleur est par moments tellement vive, qu'elle empêche le sommeil et arrache des cris à la malade; elle s'exagère nettement à l'occasion des époques menstruelles ; mais elle est surtout gênante par l'impossibilité presque absolue, dans laquelle elle met la malade de marcher, se réveillant chaque fois que le pied pose à terre et déterminant en même temps une faiblesse considérable de tout le membre inférieur.

A l'examen objectif il est impossible de trouver l'endroit de la douleur, aucun point du genou n'est sensible à la pression, les mouvements eux-mêmes de l'articulation ne sont aucunement douloureux et ne laissent percevoir aucun bruit de frottement ou de craquement, ni aucune résistance ; ils paraissent absolument normaux.

Il n'existe en outre aucune apparence de lésion intra ou périarticulaire ; aucune rougeur, aucun gonflement des tissus.

Toutefois, à ce niveau, la peau paraît être légèrement hyperesthésique sans ligne de démarcation précise.

Ces caractères et l'évolution de cette arthralgie éveillaient assez l'idée d'un accident hystérique pour qu'on recherchât les stigmates de la névrose.

En effet on put constater que Mlle S... présentait des points hystérogènes sous le sein droit et au niveau de l'ovaire, en même temps existait un rétrécissement concentrique du champ visuel droit et une diminution notable de l'acuité auditive.

D'ailleurs le traitement ne tarda pas à confirmer l'hypothèse d'une topoalgie hystérique : Mlle S... fut en effet guérie après cinq ou six séances de souffle électro-statique sur le genou.

Topoalgie vésicale (hystérique?).

Observation CIV. — Mme N..., soixante-deux ans.

Antécédents héréditaires : neuro-arthritiques (père rhumatisant, mère paralysée jeune et migraineuse).

Antécédents personnels : fièvre cérébrale (?), à huit ans ; crise convulsive à la suite d'une contrariété, à quinze ans ; extase et mutisme complet pendant trois jours à la suite d'un orage à dix-sept ans, puis bien portante de vingt-cinq à quarante-cinq ans. A ce moment très vif chagrin, perte successive de plusieurs parents très chers, apparition de troubles nerveux mal caractérisés, que la malade décrit assez vaguement sous le nom de crises de paralysie des bras, se produisant le matin au réveil et s'accompagnant d'énervement général, de congestion à la tête et d'accès de larmes.

L'histoire actuelle s'est également développée à la suite de nouveaux chagrins : elle consiste en « des douleurs de la vessie, donnant la sensation d'un besoin douloureux d'uriner avec nécessiter de se retenir, mais alors même que le besoin est satisfait, outre que cette sensation ne disparaît pas, j'éprouve, pendant quelques minutes après, un point très aigu dans le bas-ventre, comme une colique, qui me monterait jusqu'au cœur ».

Il y a des périodes où cette sensation fait complètement défaut, à croire qu'elle est entièrement guérie ; alors qu'elle existe à l'état continu, il y a des moments où elle disparaît subitement sous l'influence d'une préoccupation, d'une distraction, d'une visite agréable, etc.

Inversement alors qu'elle n'existe pas Mme N... peut la faire apparaître rien qu'en y songeant, et si elle concentre son attention sur sa vessie, la douleur devient insupportable au point de provoquer une crise nerveuse avec larmes, état mental de désespérance, idées de suicide et mouvements convulsifs.

Les périodes de douleur surviennent en général à la suite d'une émotion morale quelconque, c'est ainsi que cette fois, après une interruption de plusieurs mois, elles ont réapparu à la suite d'une frayeur vive, provoquée par un commencement d'incendie dans la chambre de Mme N...

Une autre fois, elle s'était produite à la suite des fatigues et de la contrariété d'un changement de domicile, une autre fois encore à la suite de préoccupations dues à une maladie grave de son mari.

Quand Mme N... est sous l'influence de ses douleurs, elle en est très affectée ; c'est pour elle une vraie torture, une obsession constante. « Je ne vis, dit-elle, qu'avec cela et ne puis m'occuper que de cela » ; son caractère en est profondément altéré ; plus rien ne l'intéresse, ni la lecture, ni la musique qu'elle aime beaucoup, ni les occupations de son intérieur. Elle devient irritable, par moments même très excitée, en même temps que profondément mélancolique, au point de désirer la mort.

Ces caractères vraiment psychiques d'une telle affection auraient du éveiller plutôt l'attention et plaider en faveur d'une interprétation névrosique.

Pourtant on a commencé par essayer tous les procédés de traitement local, frictions, compresses, emplâtres, applications révulsives sous forme de pommades, de pointes de feu, onctions calmantes, suppositoires opiacés, injections de morphine, irrigation de la vessie, et même intervention chirurgicale : Mme N... pense qu'on lui a enlevé des varices du col de l'urèthre.

Rien n'y a fait : « Plus on s'entêtait, dit la malade, à soigner localement la partie malade, plus j'en souffrais. » C'est bien là encore le caractère des topoalgies centrales et plus particulièrement des topoalgies hystériques.

Ce fut ma conclusion en raison des antécédents nettement hystériques de Mme N... et aussi en raison de l'étiologie de l'évolution (apparition et disparition soudaines sous l'influence d'une cause psychique) et des caractères cliniques de ces manifestations douloureuses.

Le traitement justifia ce diagnostic, la malade guérit en quinze ou vingt jours d'hydrothérapie sous forme de douches chaudes prolongées en pomme d'arrosoir avec prédominance du jet sur la région hypogastrique.

Névrose traumatique. Torticolis spasmodique.

Observation CV. — Mlle Y..., trente-trois ans.

Antécédents héréditaires très peu connus, le père et la mère sont morts jeunes, elle n'a ni frère, ni sœur.

Antécédents personnels nuls. Mlle Y... a toujours été bien portante, mais aussi toujours nerveuse, impressionnable et timide à l'excès, refusant d'aller dans le monde, plutôt triste et vivant isolée.

Elle passe ses hivers à Nice et au moment des fêtes du dernier carnaval au milieu de la folie qui anime la fin des batailles de confetti, elle reçut sur la nuque une bouteille vide lancée d'une fenêtre dans la rue; le jour même elle n'éprouva rien de particulier que la sensation banale d'une contusion quelconque; celle-ci n'avait laissé d'ailleurs aucune trace.

Mais le lendemain elle commença à « se sentir nerveuse », elle eut peur de sortir dehors; elle se trouva dans un état d'émotivité craintive telle que pour parler ou pour travailler elle était prise de tremblement; puis ses nuits furent troublées par des réveils en sursauts et même par de l'insomnie complète; le moindre bruit la faisait tressauter et pendant quelques jours son appétit fut notablement diminué ainsi que ses digestions troublées.

Voici là un état neurasthénique d'origine traumatique assez nettement dessiné, il représente en quelque sorte la phase de préparation aux troubles hystériques qui vont suivre. En effet peu à peu surviennent quelques spasmes et tics de la tête tantôt spontanés, tantôt à l'occasion des mouvements volontaires. Bientôt ces spasmes se répètent plus souvent et se localisent enfin dans le muscle sterno-mastoïdien droit, et la malade se présente chez moi dans l'attitude typique du torticolis spasmodique. La tête est violemment tournée à gauche et fortement inclinée en bas; le sterno-mastoïdien droit est saillant, sous la peau dur et tendu comme une corde; par moments il est agité de secousses toniques spontanées; ces mêmes secousses se produisent encore au début lorsque la malade essaie de tourner et de redresser la tête; mais alors tout à coup le muscle se détend, se relâche, sa contracture disparaît pour un moment et passe même de l'autre côté; le sterno-mastoïdien gauche entre pour quelque temps lui-même en secousses toniques, qui entraînent la tête du côté opposé; mais la malade ne tarde pas reprendre son attitude pathologique primitive. Il n'existe aucun autre trouble de la sensibilité et de la motilité.

Ce torticolis spasmodique post-traumatique cède en quelques semaines à la franklinisation, sous forme de souffle sur le muscle malade combinée à l'hydrothérapie froide.

Hystérie (?) et neurasthénie.

Observation CVI. — M. N..., trente-quatre ans, est atteint d'une série de troubles nerveux qui, dans l'état actuel, ne sauraient être rattachés à une lésion organique des centres nerveux et sont vraisemblablement d'ordre hystéro-neurasthénique.

Antécédents héréditaires : grands parents, paralysie et plusieurs cas de tuberculose; père rhumatisant, mère très nerveuse; parmi cinq frères et sœurs, trois nés avant terme et morts jeunes.

Antécédents personnels : M. N... est lui-même né à sept mois et a eu une enfance très délicate, ayant nécessité de grande précautions de régime et de climat; pas de maladies graves, seulement quelques troubles gastriques jusqu'à vingt ans où il a eu une fièvre typhoïde grave.

Dès l'âge de vingt et un ans, au collège, s'est beaucoup surmené tant intellectuellement que physiquement par des études difficiles et des exercices athlétiques.

A vingt-trois ans, doit déjà quitter le collège à cause de *céphalée*, *troubles dyspeptiques*, *amyosthénie générale;* il s'agit là déjà de phénomènes neurasthéniques; de vingt-trois à vingt-huit ans, continue tant bien que mal ses études de théologie, mais souvent obligé de se reposer, ne suffisant pas à la peine et convenant lui-même qu'il ne savait pas garder le juste milieu, et se sentait toujours très fatigué.

A vingt-neuf ans, se marie et devient peu à peu plus irritable, plus énervé et de plus en plus fatigué, « incapable ou souffrant de tout effort de motion et de pensée ».

Vers cette époque, série d'émotions morales vives : père trouvé mort dans un bateau, incendie de sa maison, soucis d'affaires, de succession, etc., puis Mme N... fut très malade; nouveaux tourments et fatigues.

C'est de là que datent les premiers *troubles sensitivo-moteurs*, dont il souffre surtout aujourd'hui : *sensation d'engourdissement* et de *parésie dans le membre supérieur droit.*

Malgré cela il reprend ses travaux, traduit et annote du grec avec acharnement, et au bout de six semaines apparaît la première crise (septembre 1888) avec nausées, vomissements, ictère, diplopie et phénomènes d'incoordination motrice (?); au bout de quelques jours tout était rentré dans l'ordre; quelques mois plus tard, la diplopie persistante fut opérée avec succès.

En décembre 1889, deuxième crise, présentant les mêmes symptômes; durant quinze à vingt jours, reprise des travaux habituels, simple persistance de l'état neurasthénique.

En août 1890, chute dans l'eau glacée, suivie de paralysie

complète du membre inférieur droit, ayant duré trois ou quatre semaines, et totalement guérie.

En juillet 1891, troisième attaque violente avec vomissements bilieux, diplopie, titubation, engourdissement de tout le côté droit, quelques troubles d'articulation de la parole et de la motilité volontaire (parésie); enfin albuminurie. Suit alors une diète sévère, maigrit de 50 livres en quatre mois, mais devient irritable au point de craindre de devenir fou; très affaibli, pouls, 40.

De nouveau « attaque bilieuse » avec diplopie très accusée. Dr de C... (New-York) ne constate aucun signe de lésion organique, conseille fortifiants; amélioration notable; mais persiste grande fatigue et quelques étourdissements.

Puis rémission apparente pendant l'année 1892.

En décembre 1892 (Noël), va à New-York, se fatigue, perd ses lunettes d'astigmate, retour de la diplopie et de la titubation sans crise bilieuse; guérison en quatre semaines, après lunettes retrouvées.

L'hiver 1892-1893 fut relativement satisfaisant.

En août 1893, vient en Europe, voit Dr D... à Paris, qui diagnostique hystérie.

En septembre 1893, en Suisse, casse ses lunettes, d'où nouvelle attaque bilieuse avec nausées, diplopie, titubation, durant plus longtemps; revient à Paris en octobre 1893, très affaibli, prend douches froides, qui semblent aggraver amaigrissement et débilité générale.

Part pour Nice, a une « attaque bilieuse » à Dijon, de quelques heures. M. N... que j'ai vu et soigné cet hiver à Nice, à deux reprises, a présenté les phénomènes suivants :

L'*état neurasthénique* d'autrefois est loin d'être typique; du côté de la *tête* n'existe pas de céphalée proprement dite, mais une *asthénie psychique* profonde donnant lieu à une grande et rapide fatigue cérébrale pour tout effort intellectuel et physique; le *sommeil* existe et paraît normal (dort huit heures, presque sans rêver; l'*amyosthénie générale* est très accusée, le malade ne pouvant faire de longues marches, mais le matin il est plutôt reposé; l'*estomac* est condamné à un régime déterminé, mais en somme digère bien; il y a parfois de la boulimie; du côté de l'*intestin*, nombreux gaz et constipation; *cœur*, rien d'anormal, ni lésions, ni symptômes; *poumons*, idem; *reins*, urines sans albumine, mais à caractères de ralentissement de la nutrition; *vessie* plutôt capricieuse, quelquefois paresseuse.

En revanche, existent des *troubles de la motilité* manifestes sous forme d'*hémiplégie droite* incomplète, qui nuisent considérablement à la marche; celle-ci ne peut se faire sans aide et est encore très difficile; M. N... ne peut en outre se servir de sa main pour manger, écrire, s'habiller, etc. A certaines périodes cette hémiplégie s'atténuait pour faire place à une démarche ataxiforme; toutefois les réflexes rotuliens étaient conservés, pas de douleurs fulgurantes, pas de troubles du sens musculaire, pas d'anesthésie objective, pas d'ataxie au repos (c'est-à-dire dans le décubitus), le malade se tient debout les yeux fermés, sauf sur un seul pied; pas d'inégalité des pupilles, ni de signe d'A. Robertson.

Le champ visuel du blanc et des couleurs n'est pas altéré; la diplopie serait, d'après l'oculiste consulté, d'origine fonctionnelle, astigmatique, facile à corriger par le choix des verres; rien au fond des yeux.

En somme, tous ces divers symptômes ne paraissent pas jusqu'à présent pouvoir être rattachés à une lésion organique des centres nerveux: leur mobilité d'allure, leur variété de caractère, leur persistance sur un fond psycho-neuropathique général, toujours le même, permettent plutôt d'en faire de simples manifestations névrosiques, hystéro-neurasthéniques.

Névrose traumatique (Hystéro-neurasthénie).

Syncopes, vomissements, migraines, accès de monoplégie brachiale avec rétrécissement concentrique du champ visuel, etc., etc. État neurasthénique secondaire.

Rapport rédigé sur la demande de l'avocat des parties plaignantes, pour un procès avec la Cie P.-L.-M.

OBSERVATION CVII. — Mme C..., âgée de trente-quatre ans, présente un habitus général fatigué, amaigri et pâle, dénotant une santé plutôt frêle et délicate; elle pesait à son arrivée 50 kilogrammes et mesurait au dynamomètre 15 pour la main gauche et 19 pour la main droite.

Ses *antécédents héréditaires* que j'ai soigneusement interrogés sont des plus favorables : on n'y relève aucune trace diathésique ni névropathique du côté paternel, le grand-père paternel est mort à quatre-vingt-douze ans et le grand-père maternel vit encore très valide à quatre-vingt-quinze ans; du côté maternel le grand-père est mort à soixante-douze ans et la grand'mère à quatre-vingt-sept ans; ses parents sont très bien portants, le père a cinquante-sept ans et la mère a cinquante-quatre ans; elle a une sœur de trente ans mariée, mère de deux enfants très sains et elle-même jouit d'une santé parfaite, on ne relève rien de plus du côté des oncles et des tantes.

Mme C... présente elle-même des *antécédents personnels* très satisfaisants; elle n'a jamais été malade et est devenue mère à vingt-cinq ans d'une enfant très bien portante; elle a seulement été atteinte de deux maladies infectieuses et qui sont accidentelles, soit la scarlatine après ses couches et la coqueluche à l'âge de trente-deux ans.

Elle jouissait donc d'une santé parfaite et ses antécédents paraissaient la mettre en dehors de toute prédisposition, lorsqu'elle fut victime le 26 octobre 1891 de l'accident de chemin de fer (déraillement qui eut lieu sur la ligne de Lyon-Grenoble, près de Moirans); le wagon dans lequel elle se trouvait fut renversé et elle-même fut précipitée sur la voie tout en restant suspendue par les jambes dans les débris ou les chaînes de ce wagon.

Il en est résulté d'abord une fracture comminutive des deux os de la jambe droite, qui a entraîné un raccourcissement avec déformation de cette jambe, déformation désormais irréparable et qui entrave pour toujours les mouvements de ce membre inférieur, obligeant la malade à boiter et marcher à l'aide d'une canne ou de béquilles.

Je n'insiste pas davantage sur ces faits qui sont de la compétence des chirurgiens pour m'en tenir à l'étude des désordres qui caractérisent la névrose traumatique.

Mme C... présente en effet depuis cet accident toute une série de troubles de nature névrosique, qui peuvent tous être rattachés à ce qui est actuellement décrit sous le nom de névrose traumatique ou d'hystéro-traumatisme.

Ces troubles, dont aucun n'existait antérieurement, consistent en : 1) syncopes, 2) vomissements, 3) accès de migraine, 4) accès de monoplégie brachiale, 5) rétrécissement du champ visuel, 6) asthénie psychique, 7) et divers autres troubles, tels que spasmes vésicaux, blanchiment des cheveux, irrégularités menstruelles, refroidissement des extrémités, amaigrissement général.

1) Les syncopes ont apparu quelques jours après le traumatisme : elles se produisent très fréquemment et présentent un début subit avec perte de connaissance et résolution musculaire complètes, en même temps la sensibilité est abolie; on peut impunément piquer et pincer la malade sans provoquer de réaction; au début du traitement hydrothérapique qu'a suivi la malade, ces syncopes se produisaient sous l'influence de chaque douche et ce phénomène a duré ainsi pendant les quinze premiers jours; d'habitude quelques inhalations d'éther ou de sels suffisaient à réveiller la malade,

qui sort de là tout hébétée et met quelques minutes à retrouver sa pleine conscience.

J'ai vu moi-même très fréquemment ces syncopes qui certains jours se sont reproduites par série de dix à quinze; il ne se fait à leur occasion aucun trouble du cœur; il ne s'agit donc pas là de la syncope classique par arrêt subit du muscle cardiaque, mais bien de crises d'hystérie à forme syncopale.

A ce point de vue donc ces syncopes rentrent nettement dans la série des troubles neuro-traumatiques, que présente Mme C...

Lorsqu'elles se répètent plusieurs fois par jour, elles finissent par engendrer un état de fatigue générale; mais elles ne produisent pas isolément l'épuisement psycho-moteur qu'on observe à la suite des syncopes comitiales; elles sont donc bien encore, je le répète, de nature hystérique. Toutefois, elles obligent la malade à rester sous une surveillance constante sous peine de l'exposer à divers accidents; plusieurs fois elle est tombée seule et s'est fait des contusions; d'autre part, ces syncopes nécessitent l'usage fréquemment répété de l'éther ou des sels et la malade porte constamment ses flacons sur elle, ce qui l'expose à contracter une variété d'éthéromanie très défavorable à sa santé générale.

En outre, si l'on ne coupe pas court à ses syncopes en n'utilisant pas les excitants habituels, elles se prolongent plus ou moins longtemps et se terminent alors par des mouvements convulsifs généralisés aux quatre membres, qui dénotent mieux encore leur nature hystérique; enfin, dans ce cas, elles sont suivies de violents accès de migraine, qui fatiguent beaucoup la malade.

J'ai cru devoir m'en assurer moi-même en laissant à deux reprises les syncopes se prolonger et chaque fois elles ont présenté les phénomènes que je viens de décrire.

2) Les *vomissements* se sont également manifestés dès le début : ils se sont en outre accompagnés à cette époque

d'anorexie et les divers troubles gastriques n'ont pas peu contribué à produire l'amaigrissement et la débilité qui depuis ce temps persistent.

Les vomissements eux-mêmes ont persisté, mais se sont plutôt transformés en vomituritions se produisant irrégulièrement au cours du repas et paraissant provoquées par des spasmes brusques de la poche stomacale ; j'ai vu plus de vingt fois la malade se lever précipitamment tantôt au début, tantôt à la fin du repas pour aller rejeter une partie des aliments déjà digérés ; je l'ai suivie moi-même à cinq ou six reprises et ai pu chaque fois m'assurer de la réalité des phénomènes.

En dehors de ces accès de vomituritions spasmodiques qu'on rencontre également au nombre des monosymptômes hystériques, la malade ne présente pas de troubles gastriques, dyspeptiques proprement dits : pas de gonflements, ni de renvois, ni de constipation. Mais il est certain que ces vomituritions répétées contribuent à entretenir l'état d'amaigrissement dans lequel est tombée Mme C... depuis son accident.

3) Les *accès de migraine* sont eux-mêmes très particuliers ; ils n'appartiennent certainement pas à la série des migraines classiques ; d'ailleurs il n'est aucun antécédent héréditaire (arthritisme) qui pût y exposer Mme C..., et puis elle-même n'en avait jamais présenté avant l'accident. Ces accès au lieu de débuter le matin et de présenter une allure progressivement croissante comme les accès de migraine vulgaire, apparaissent plutôt le soir et atteignent de suite leur maximum d'intensité pour durer ainsi pendant plusieurs heures et disparaissant aussi brusquement qu'ils ont apparu ; en outre ils s'accompagnent de photophobie, de larmoiements et de coryza aigu, ainsi que de refroidissement des extrémités ; les caractères sont plutôt ceux de la migraine hystérique ; il est intéressant de le faire remarquer ici parce qu'en somme ils doivent être eux-mêmes classés dans la série des accidents

hystéro-traumatiques et par suite rattachés à la cause traumatique qui a provoqué tous ces désordres.

4) Les *accès de monoplégie brachiale* sont plus significatifs encore et presque pathognomoniques de la situation : ce sont eux d'ailleurs qui préoccupent le plus la malade, lui faisant craindre de devenir complètement paralysée et lui inspirant parfois de vives inquiétudes. Ils présentent des caractères absolument typiques sur lesquels je crois devoir insister avec quelques détails.

Ils consistent en une sensation subite de paralysie progressive de tout le membre supérieur droit : tout à coup la malade éprouve cette impression très pénible que son bras est frappé d'impuissance motrice : elle ne le sent plus et cette impression est parfois si vive et si inquiétante qu'elle réveille encore la malade au milieu de la nuit.

La malade ne sent plus son bras droit, elle ne peut d'ailleurs absolument pas s'en servir pendant toute la durée de l'accès; il lui est impossible de tenir quoi que ce soit avec la main, je l'ai vue à table être obligée de prendre tout son repas avec la main gauche et comme j'étais alors assis à côté d'elle, j'ai tenté plusieurs fois par surprise de provoquer des mouvements du côté droit; mais le membre supérieur de ce côté pend inerte le long du corps, vraiment incapable de tout effort musculaire.

Le dynamomètre qui en dehors de ces accès marque 15 à 18 de pression, ne peut être tenu ni par conséquent serré dans la main, souvent la paralysie s'annonce par un engourdissement qui envahit le membre de bas en haut, et la fin de l'accès s'annonce elle-même par des fourmillements dans l'extrémité.

Mais, à côté de ces paresthésies, il existe d'autres troubles de la sensibilité, qui sont vraiment caractéristiques de ce genre de paralysie.

C'est une *anesthésie cutanée* complète de tout le membre intéressé, anesthésie nettement limitée par une ligne géométrique circulaire, comme dans les anesthésies qui accompagnent les monoplégies brachiales hystéro-traumatiques.

J'ai pu deux fois assister au début de la paralysie et suivre l'évolution progressive de l'anesthésie ; en particulier le 12 mars, l'accès ayant commencé vers 8 heures du soir, j'ai exploré la sensibilité cutanée à 9 heures et demie et j'ai trouvé un véri ·ble gant d'anesthésie, tel que le reproduit la figure ci-jointe, n° 1.

Deux heures plus tard la monoplégie était alors complète, j'ai de nouveau exploré la sensibilité du bras, et j'ai pu constater qu'elle était complètement abolie sur toute la surface limitée par une ligne d'amputation, comme le figure le dessin n° 2 ; en outre, l'anesthésie ne dépassait pas la ligne médiane et, les yeux étant fermés, lorsque l'épingle dépassait cette ligne, aussitôt la malade sursautait, indiquant la sensation de piqûre.

Cette anesthésie est telle que j'ai pu deux fois traverser de part en part un pli épais de la peau sans provoquer le moindre sourcillement ; d'autre part, les piqûres profondes ne s'accompagnaient d'aucune émission de sang, pas même d'une goutte : nouveau trait confirmatif de la nature hystérique et de la sincérité de ces monoplégies sensitivo-motrices.

Enfin j'ai pu m'assurer que les réflexes tendineux étaient normaux, mais qu'il existait une différence de température locale très manifeste entre les deux côtés ; la main droite étant notablement plus froide que la main gauche, malheureusement je n'ai pu mesurer cette différence n'ayant pas de thermomètre de surface à ma disposition.

Mais ces accès de monoplégie brachiale donnent en outre lieu à un autre phénomène plus intéressant encore au point de vue de la certitude du diagnostic de leur réalité et de leur nature. Je veux parler du rétrécissement du champ visuel qui les accompagne.

b) Le *rétrécissement du champ visuel*, particulièrement la variété rétrécissement concentrique, constitue un des stigmates les plus évidents de l'hystérie : on l'observe chez Mme C... à l'état permanent.

A plusieurs reprises je l'ai examiné et la formule ci-jointe prise le 10 février 1894 indique l'état habituel de ce rétrécissement en dehors de tout accès.

Mais au moment des accès de paralysie du bras, l'œil participe lui-même à cette paralysie, et le champ visuel se rétrécit au point de devenir presque punctiforme et de compromettre la vision de l'œil droit presque entièrement.

Le schéma n° 2 indique le rétrécissement du champ visuel au moment d'un accès de monoplégie brachiale, survenue le 12 mars 1894 ; c'est au cours de ce même accès qu'a été explorée la sensibilité cutanée, dont j'ai figuré l'abolition sur les deux planches précédentes.

Or ce rétrécissement persiste punctiforme après la disparition des phénomènes de paralysie brachiale : je l'ai en effet examiné le surlendemain de ces accès, soit le 14 mars, et le schéma n° 3 prouve que ce rétrécissement très accusé avait persisté.

Ce phénomène joue un rôle capital dans la situation ; d'après Oppenheim, qui s'est particulièrement occupé de ces questions et a publié un important travail sur les névroses traumatiques, le rétrécissement concentrique du champ visuel constitue un signe objectif de la plus haute valeur.

6) A côté de ces troubles localisés il existe un *état général d'asthénie musculaire et psychique*, qui diminue notablement les qualités socio-morales de la malade.

En effet, depuis l'accident il lui est impossible de s'occuper comme auparavant des travaux de son intérieur et de s'acquitter de ses devoirs maternels. Mme C... ne peut actuellement tenir comme autrefois sa comptabilité domestique, elle est incapable de toute tension ou fatigue d'esprit, désintéressée de la lecture et mise en syncopes par les moindres essais de calculs. Elle ne peut davantage s'occuper de diriger l'instruction de sa fille ; de même ses relations mondaines autrefois très actives ont dû être presque entièrement supprimées en raison de la fatigue qu'elles provoquent.

Enfin il y a lieu de signaler une *diminution notable de la mémoire*, qui lui fait oublier particulièrement les noms propres et commettre des fautes d'orthographe dont elle n'avait pas l'habitude. En somme, depuis cet accident, Mme C... est devenue incapable de se livrer à tout travail suivi, qui nécessite une attention quelque temps prolongée, et cet état d'asthénie psychique contrasterait singulièrement, au dire de son entourage, avec l'activité et la lucidité d'esprit dont elle avait toujours fait preuve jusque-là.

7) Je ne puis que citer pour mémoire les accidents d'un autre ordre, dont il ne m'a pas été donné de faire la constatation directe : ce sont des *crises spasmodiques de la vessie*, se traduisant par du ténesme (envies fréquentes d'uriner), accompagnées de douleurs vives et parfois même produisant un suintement sanguin de l'urètre. Bien que je n'aie pas vu ces crises, je dois dire qu'elles concordent logiquement avec les autres phénomènes déjà décrits.

8) Enfin il n'y a pas dans cet état que des troubles purement névrosiques : il existe aussi certains *troubles trophiques et vaso-moteurs*, indiquant une altération de la nutrition générale; telles sont : *a*) la *décoloration des cheveux*, très nettement accusée, du côté droit traumatisé, où prédominent ces troubles nerveux proprement dits ; *b*) le *refroidissement habituel des extrémités ; c*) certaines *irrégularités des menstrues*, qui sont parfois trop abondantes, affaiblissant la malade et provoquant le retour ou l'aggravation de ses divers troubles; *d*) enfin, l'*amaigrissement général*, dû en grande partie aux troubles de l'estomac (vomituritions), mais vraisemblablement aussi à un mauvais état de la nutrition générale.

Conclusion. — En conséquence il y a lieu d'admettre sans hésitation que Mme C... est actuellement encore, plus de deux ans après l'accident, sous l'influence de troubles divers manifestement dus au traumatisme qu'elle a subi.

Dans des cas analogues, le diagnostic est en général réputé difficile, parce que le médecin se trouve en présence d'un blessé qui a tout intérêt à obtenir la plus grosse indemnité possible de la compagnie responsable, et qui, par suite, peut être suspecté sinon de simulation complète, du moins d'exagération.

Or ici le diagnostic est précis et n'admet aucune discussion.

D'après les auteurs, les signes subjectifs ne suffiraient pas à faire foi, bien que le tableau clinique de leurs associations soit presque toujours le même, et ici on peut dire que le tableau clinique général présenté par cette malade rentre dans la série classique.

Mais : « l'idée de la simulation doit être rejetée complètement, lorsqu'aux troubles précédents s'ajoute un des symptômes suivants d'ordre objectif, et en tête de ces symptômes figure le rétrécissement concentrique du champ visuel, qui constitue un critérium absolu et ne saurait être simulé » (Oppenheim).

Or, dans le cas particulier rien n'est plus net.

Au cours des divers examens pratiqués, j'ai plusieurs fois tenté de tromper la malade, répétant souvent, inopinément, la même question et toujours l'œil donnait la même réponse, c'est-à-dire le même degré de limitation du champ visuel.

Mais il n'y a pas ici que ce signe objectif qui à lui seul suffirait; il y a encore les syncopes, les vomissements et surtout les accès de paralysie brachiale avec cette forme spéciale de l'anesthésie cutanée en manche de veste, qui est si caractéristique.

Enfin il y a des troubles trophiques, témoignages évidents d'une atteinte réelle de la santé générale qu'on ne saurait contester : d'ailleurs j'ai tenu pendant deux mois cette malade en observation constante, vivant à côté d'elle dans la même maison et je n'ai jamais trouvé la moindre contradiction dans la série des troubles qu'elle a présentés.

Pour ce qui est du diagnostic antérieur au traumatisme,

il se trouve jugé par l'exposé des antécédents ; chez Mme C..., les troubles qui existent sont vrais et paraissent en outre strictement redevables à l'accident ; aucun d'eux n'existait auparavant ; bien plus, aucune prédisposition héréditaire ou individuelle ne semblait y exposer la malade avant le traumatisme.

Il est donc pour moi hors de doute : 1° que ces divers troubles dont souffre Mme C... ne sont ni simulés, ni exagérés, et présentent tous les caractères de l'hystérie traumatique ; 2° que rien dans l'antécédence héréditaire et personnelle de la malade ne constituant une prédisposition à un développement spontané, ces troubles sont exclusivement et directement imputables à l'accident de chemin de fer, dont elle a été victime.

Pronostic. — Reste maintenant la question de leur nature, de leur évolution et par suite de leur gravité.

Au point de vue de leur nature deux grandes opinions sont en cours : les Allemands ont voulu faire de ces troubles des manifestations d'une névrose spéciale à ce cas, qu'ils ont appelée névrose traumatique ; au contraire, le professeur Charcot et l'école française paraissent avoir clairement démontré qu'il s'agit là de troubles hystériques présentant tous les caractères de l'hystérie classique.

Mais il faut s'entendre sur ce nom : il n'a certes plus aujourd'hui la signification étymologique d'autrefois ; l'hystérie n'a le plus souvent rien à voir avec l'utérus et ses fonctions. Il s'agit là de désordres de tout le système nerveux évidemment sans lésion organique connue, mais dont le pronostic d'évolution n'en est pas moins sérieux.

Ainsi que l'a dit Charcot : « On sait comment on entre dans l'hystérie, mais on ne sait jamais comment on en sort » ; ce qui est certain, c'est que l'hystérie est fondamentalement caractérisée par une modification profonde de toutes les fonctions vitales, qui lui permet de frapper tour à tour et parfois très gravement toutes les fonctions et tous les organes.

Bien qu'il n'y ait pas d'altération matérielle des tissus, les troubles hystériques n'en présentent pas moins une intensité et parfois une ténacité qui dépistent tous les traitements.

Aussi ne saurait-on formuler avec précision l'évolution de ces troubles, et l'on ne saurait être trop réservé dans les conclusions concernant leur durée probable et leur terminaison. Pour certains médecins (Vibert, Erichsen, Oppenheim, etc.), le pronostic de l'hystérie traumatique est plutôt grave, la guérison complète rare, les améliorations lentes et parfois l'incurabilité complète.

M. Blum leur considère plutôt un pronostic favorable et, d'après lui, les troubles neuro-traumatiques iraient en s'atténuant au fur et à mesure que l'on s'éloigne de l'époque de l'accident.

Mais un point capital, qu'on ne doit pas oublier, c'est que, malgré la disparition complète des accidents hystéro-traumatiques après une durée plus ou moins longue, tout individu hystérisé reste hystérique, au moins en puissance : je veux dire par là que l'on peut voir sous l'influence des moindres causes les désordres hystériques réapparaître avec plus ou moins d'intensité. Que l'hystérie soit transmise par l'hérédité ou développée accidentellement par un traumatisme, elle n'en constitue pas moins une modification profonde de tout l'organisme, qui le met pour très longtemps, sinon toujours en état de prédisposition.

Hystérie ou épilepsie?

Observation CVIII. — Mlle Jo..., vingt-deux ans, présente encore un cas de crise nerveuse, dont le diagnostic est pour moi resté indécis.

Les antécédents héréditaires sont goutteux dans toute la famille; le grand-père paternel était devenu sourd par la goutte, le père est migraineux, la mère très sujette aux névralgies.

Les antécédents personnels sont absolument nuls; Mlle Jo... a toujours joui d'une excellente santé et en a abusé; elle a voyagé beaucoup, au Cap, à la Nouvelle-Zélande, en Australie, etc. Elle a pratiqué tous les sports et surtout le cheval, en même temps que mené une existence très mondaine, ne manquant jamais une occasion de danser jusqu'au matin. A deux reprises seulement elle a eu deux légers refroidissements avec fièvre, courbature, mal de tête et névralgie intercostale. Quelques jours de repos, et tout était fini.

Or Mlle Jo... était cet hiver à Nice, se croyant bien portante, lorsqu'un matin, montant la rue de la gare pour aller déjeuner chez une de ses amies à Brancolar, elle fut subitement prise d'une sensation de vertige intense aussitôt suivie de perte brusque et complète de la connaissance; et elle ne se rappelle plus de rien jusqu'au moment où elle arriva en voiture chez son amie, c'est-à-dire environ trois quarts d'heure après la chute.

On lui a dit qu'elle avait présenté des mouvements convulsifs des membres et qu'elle avait eu de l'écume aux lèvres; en outre, elle s'est mordu la langue et s'est même dans sa chute fracturé une dent.

Enfin la crise s'est terminée par des nausées et par des vomissements. Au réveil Mlle Jo... était toute courbaturée et dut passer toute son après-midi sur un lit.

Jusque-là cette crise a été unique et trop insuffisamment observée pour qu'on puisse déterminer sa nature.

Le début brusque, la perte de connaissance immédiate et complète, la perte également complète du souvenir, la morsure de la langue, la présence de l'écume aux lèvres, l'épuisement et la fatigue consécutives sont autant de caractères qui appartiennent aux états comitiaux.

Mais la longue durée de la crise (trois quarts d'heure), le fait que la morsure de la langue était bilatérale et avait pu être déterminée par le traumatisme de la fracture dentaire, le fait que l'écume constatée à l'arrivée chez son amie pouvait s'expliquer par les vomissements de la fin de la crise, enfin et surtout le fait que la malade était neurasthénique depuis plusieurs semaines sans s'en douter, et que cette neurasthénie s'accompagnait de quelques stigmates hystériques, toutes ces raisons sont autant de points d'interrogation pour le diagnostic de l'épilepsie, et plaideraient plutôt pour l'hypothèse d'hystérie.

En effet Mlle Jo... présentait, probablement à la suite des divers surmenages de son existence, les caractères d'un état neurasthénique, qui depuis quelques semaines s'accusait de plus en plus; mais elle ne s'en préoccupait pas, n'attachait même aucune importance à ces divers troubles et refusait de les soigner.

Ces troubles consistent en : insomnies fréquentes, céphalée en demi-casque frontal, anorexie et pesanteur d'estomac, amyosthénie matutinale, hyperexcitabilité psychique, tremblement des mains, etc.; ces troubles se sont développés peu à peu, et lorsque Mlle Jo... entra à l'établissement à la suite de cette crise, qui l'a un peu inquiétée, et l'a décidée à s'occuper des autres troubles, ils étaient très nettement accusés.

En outre, en recherchant les stigmates qui auraient pu permettre l'interprétation hystérique de la crise, on trouve de l'ovarie manifeste à gauche avec de l'hyperesthésie du même côté; en même temps, une notable exagération des réflexes rotuliens.

Pendant son séjour de deux mois à l'établissement, Mlle Jo... n'a présenté aucune crise convulsive, mais elle a éprouvé des vertiges avec menace de perte de connaissance, se produisant sous l'influence des mouvements d'abaissement de la tête; c'est ainsi qu'un jour dans sa chambre, ayant laissé tomber quelque chose et s'étant baissée pour le ramasser, elle sentit venir l'étourdissement, puis brusquement s'affaissa par terre sans mouvement; elle se heurta le bras dans sa chute et prétend que c'est grâce à la petite douleur de ce choc, qu'elle ne s'évanouit pas complètement; au bout de trois ou quatre minutes elle était relevée sans aucune fatigue.

C'est le seul vertige important qu'elle ait eu en dehors de la grande crise du début.

L'hydrothérapie et l'électrothérapie combinées ont eu ici les meilleurs résultats.

Observation CIX. — Mlle B..., quatorze ans, est atteinte depuis plusieurs mois de crises nerveuses.

Antécédents héréditaires : père neurasthénique et asthmatique; mère névropathe? petite sœur de sept ans serait déjà neurasthénique???

Antécédents personnels : convulsions (crise durant trois heures) à deux ans; modification du caractère à sept ans : elle devient jalouse, irritable, énervée, se fâchant et bouleversant tout, menaçant d'avoir une crise quand on lui fait des reproches, etc., etc.

Les crises actuelles remontent à janvier 1894 : la première eut lieu le matin en classe pendant la prière qui précède l'étude; tout à coup elle se sentit étouffée, sans pouvoir articuler un mot, elle tomba sans connaissance. La perte de connaissance ne dura pas longtemps, car elle s'aperçut qu'on la transportait dans une autre salle et qu'on la déshabillait; puis elle rentra à la maison, déjeuna et passa le reste de la journée comme d'habitude.

La seconde crise eut encore lieu en classe l'après-midi, trois jours après la première : Mlle B... prétend qu'elle sentit tout à coup le sang lui affluer au visage, lui monter à la tête puis elle perdit connaissance et déclare ne se souvenir de rien; cette fois elle fut tout le reste de la journée courbaturée, les jambes et surtout les genoux lui faisaient mal, elle ne put ni écrire, ni jouer du piano.

Ces deux premières crises paraissent s'être produites spontanément; il n'en est plus de même pour les suivantes, qui toutes furent provoquées par une impression vive ou une émotion morale.

Ainsi la troisième crise, qui eut lieu le soir même de la seconde, fut provoquée par un aboiement imprévu du chien, sur la patte duquel la bonne avait marché. La mère, qui a vu cette crise, m'a raconté que « ça commence par l'étouffer, elle devient rouge, elle pousse un ou plusieurs cris, perd connaissance, souvent continue de crier en se débattant et la crise se termine en deux ou trois minutes, sitôt qu'elle cesse d'étouffer ». En général les mouvements convulsifs sont de peu d'étendue et très rythmés; mais, dans d'autres cas, ces mouvements, au lieu d'être rythmés sont plutôt désordonnés, la malade cherchant à s'arracher les cheveux, à s'égratigner la poitrine ou à déchirer ses vêtements.

La quatrième crise fut provoquée par une frayeur, due à ce que sa sœur avait failli tomber de sa chaise; une autre fois encore ce fut parce qu'un objet peint par elle et donné à la cuisson n'était pas revenu à temps; une autre fois parce que son père lui-même très nerveux s'était écrié dans un moment de contrariété, « qu'il en avait assez de la vie », etc., etc.

Dans d'autres cas, ces mêmes crises ont été déterminées par des accès de rire violents, par des bouderies prolongées et souvent par les moindres contrariétés que peut avoir un enfant, dont le caractère est plutôt maussade et capricieux.

En général, ces crises ont plutôt lieu le soir; dans certains cas, on a pu les éviter en déshabillant et couchant l'enfant très vite après son dîner.

Pendant le premier mois, Mlle B... en a eu en moyenne une chaque jour, parfois plusieurs et jusqu'à quatre dans la même journée.

Le confrère de la localité, qui en a vu plusieurs, aurait déclaré à la famille, qu'il ne s'agissait pas là d'épilepsie.

J'avoue que je n'oserais formuler un diagnostic aussi précis d'après le seul examen que je pus faire de cette maladie et le récit que j'en viens d'exposer d'après la mère.

Sans doute, certains caractères de ces crises plaident en faveur de l'hystérie; le fait que ces crises sont pour la plupart provoquées par une cause morale, par une contrariété le plus souvent futile, par un accès de rire même, le fait, qu'elles s'accompagnent d'une poussée congestive à la tête, qu'au début elles se caractérisent surtout par de l'étouffement, que dans certains cas elles donnent lieu à de grands mouvements désordonnés et même à certains mouvements instinctifs, tels que se déshabiller vouloir mordre ou égratigner, etc., le fait, enfin, que le plus souvent elles se produisent le soir, et que si elles arrivent dans la journée le plus souvent ne s'accompagnent pas de phénomènes d'épuisement très accusés; toutes ces raisons tendraient à en faire plutôt de petites crises d'hystérie. Mais si l'on considère leur courte durée, leur brusquerie et au moins pour les deux premières leur spontanéité d'apparition; si l'on considère encore la perte complète de la connaissance, l'absence totale du souvenir de ce qui s'est passé, le peu d'étendue des mouvements et leur rythme dans certains cas; si l'on considère, enfin, l'état mental de cette enfant plutôt triste, renfermée et portée à la rêverie, si l'on met en ligne de compte les convulsions du premier âge et l'incontinence nocturne d'urine, qui a duré jusqu'à sept ans; de nombreux doutes s'élèvent, et l'on comprend l'indécision, dans laquelle le maître lui-même, Charcot, se trouvait pour formuler un diagnostic précis dans ces cas. L'analyse des urines après les crises et le traitement bromuré pouvaient aider à juger la situation, je les ai conseillés, mais n'ai pas eu d'autres nouvelles de cette malade.

On n'a relevé aucun trouble de la sensibilité ni des sens, pas de rétrécissement campimétrique; en revanche, on a constaté une abolition complète des réflexes rotuliens.

CHAPITRE VI

NÉVROSES DIVERSES

OBSERVATIONS CLINIQUES

J'ai réuni en bloc dans ce chapitre les différents cas de névroses diverses (épilepsie, morphinomanie, goitre exophtalmique, migraine, crampes des écrivains), qu'il m'a été donné d'observer et pour la plupart de traiter.

Epileptiques (*5 cas*).

Ces cinq observations présentent toutes des caractères différents.

Dans la première, il s'agit d'épilepsie sous forme de petites et grandes attaques, probablement consécutives à des poussées de méningite auriculaire : en effet, trois ans de suite le malade a eu des abcès de l'oreille avec fièvre, délire et demi-coma ; les accès comitiaux ont débuté à treize ans sous forme d'absence, sans mouvements convulsifs ; puis ils sont devenus de plus en plus fréquents et de plus en plus intenses avec l'âge ; actuellement ils présentent la forme classique des grands accès toniques généralisés avec morsure de la langue et incontinence d'urine.

Dans le second cas, il s'agit d'une jeune fille du monde, de quinze ans et demi, qu'on mena en consultation chez un de mes confrères de Nice pour des vertiges; celui-ci, trouvant à ces vertiges des caractères suspects, me pria de donner mon avis; il s'agissait bien en effet de vertiges épileptiques ou plutôt d'absences avec perte complète de connaissance et fatigue consécutive.

Dans le troisième cas, c'est encore un jeune homme de vingt-trois ans, dont les crises affectèrent au début la forme syncopale, puis devinrent classiques, précédées de deux variétés d'aura : 1° envie brusque d'aller à la garde-robe; 2° sensation d'odeur âcre dans le nez.

Le quatrième cas figure la grande épilepsie classique d'emblée avec cris initiaux, perte de connaissance, convulsions toniques, etc. Ce malade, dont les crises étaient très fréquentes, a été très rapidement et très notablement amélioré par la médication bromurée à doses fortes et progressives, 6 grammes la première semaine et 8 grammes la seconde, 10 grammes la troisième, 12 grammes la quatrième qui a été supporté sans inconvénient, grâce, je suppose, à la cure hydrothérapique froide, suivie parallèlement.

Enfin, le cinquième cas, qui resta pendant longtemps d'un diagnostic douteux, en raison de l'anomalie de ces accidents et du caractère mental plutôt hystérique qu'épileptique du malade, me paraît devoir être classé pourtant dans la série des états comitiaux en raison du succès évident de la cure bromurée, qui par intention a été faite à l'exclusion de tout autre traitement.

Voici ces cinq observations que je résume rapidement.

OBSERVATION CX. — M. Th..., vingt-deux ans, d'apparence très robuste.

Antécédents héréditaires : grands parents paternels et maternels très rhumatisants, le père a soixante ans, se porte bien; la mère a cinquante ans, est nerveuse, très violente; rien d'autre.

Antécédents personnels : à six semaines, il a souffert de

crises convulsives pendant huit jours ; de cinq ans à sept ans, il a souffert d'abcès dans les oreilles, qui se sont toujours accompagnés de fièvre, de délire et d'état comateux au point qu'on l'a cru mort. Il est resté dur des oreilles, pendant plus d'un an, puis il a recouvré l'ouïe, qui est aujourd'hui presque normale. Entré au collège à neuf ans, sa mère raconte qu'il ne pouvait pas apprendre et n'avait pas de mémoire ; en outre il présentait des accès de colère et d'emportement, se précipitant parfois sur son père, comme s'il voulait le battre.

Les crises ont débuté à l'âge de treize ans, la première s'est produite à l'église, où il est tombé brusquement sans connaissance, la figure livide mais sans convulsions ; le temps de le porter dehors et c'était fini. La seconde s'est produite au cours de ses jeux : il est resté tout à coup immobile, comme égaré, marchant de côté, ne sachant pas où il allait ; on l'a arrêté en le prenant par le bras et tout de suite il s'est retrouvé ; mais il a dû rentrer à la maison, tant il se sentait fatigué ; la troisième s'est produite de la même façon et cela a continué ainsi pendant un an à la dose d'un accès par semaine ; puis ils sont devenus de plus en plus fréquents, se produisant tous les jours et même plusieurs fois par jour, mais gardant toujours le caractère de la simple absence sans mouvements convulsifs.

A dix-sept ans, s'est produite la première grande crise un beau jour il est tombé comme foudroyé, tous ses membres s'agitaient de secousses toniques rapides ; ces crises convulsives sont devenues avec l'âge de plus en plus intenses et fréquentes ; souvent il s'est mordu la langue, mais il n'a eu d'incontinence qu'au cours des crises nocturnes.

Depuis quelque temps, il sent ses crises venir sous la forme d'une aura céphalique ; « tout à coup, dit-il, je sens ma tête qui bout et qui tourne » ; « mais, ajoute sa mère, il n'a pas le temps de le dire, qu'il est déjà par terre comme foudroyé, se débattant, écume aux lèvres » ; ces crises durent deux à trois minutes ; le malade se relève l'air ahuri, ne se rappelant rien et tout courbaturé.

Observation CXI. — Mlle C.., quinze ans et demi.

Antécédents héréditaires : la mère n'en connaît aucun; elle seule de toute la famille souffre de poussées herpétiques.

Antécédents personnels : à dix mois un accès de convulsions sous l'influence d'une poussée dentaire ; à huit ans, scarlatine.

Le début des vertiges ? pour lesquels on vient me consulter, s'est fait à l'âge de sept ans ; la mère croyant à l'existence d'un ver solitaire chez sa fille qui était toujours pâlotte, lui administre des capsules d'extrait de fougères mâles et, d'après elle, c'est depuis cette époque que Mlle C... présente ses vertiges.

La description de l'un d'eux suffit au diagnostic. « Ma fille est en train de lire, tout à coup je m'aperçois que sa tête s'incline, comme si elle voulait lire plus bas ; en même temps elle fait quelques mouvements de déglutition et son livre s'échappe de sa main ; sa figure pâlit et elle perd complètement connaissance ; cela dure en tout une minute ; » jamais il n'y a eu de mouvements convulsifs.

Dans d'autres cas, Mlle C... est en train de travailler : elle s'arrête, rien ne change dans son attitude, mais si on lui parle, elle ne répond pas : « elle est comme égarée ».

Lorsque c'est fini, elle bâille et s'endort pour une demi-heure à une heure ; mais elle reste très fatiguée tout le jour et comme sous le coup d'une vague inquiétude.

Ces caractères ne permettent pas l'hésitation du diagnostic « absence comitiale », il est d'ailleurs confirmé par la concomitance d'accès d'incontinence nocturne d'urine, qui se sont produits entre neuf et onze ans.

Observation CXII. — M. M..., vingt-quatre ans.

Antécédents héréditaires : dans les grands parents, attaque

de paralysie et de rhumatisme ; le père a soixante ans et est dyspeptique, la mère quarante-cinq ans, jamais malade, sauf des accès de palpitations ; deux sœurs, oncle et tante très valides.

Antécédents personnels : attaques convulsives à dix ans, suivies d'expulsion de « pelotons de petits vers blancs (oxyures) ».

C'est seulement à vingt ans, que les crises actuelles ont débuté sous forme de petites syncopes, durant à peine quelques secondes et s'annonçant toujours par une impression de malaise général.

Cela a duré ainsi pendant les deux premières années de régiment ; mais la dernière année, un beau jour étant à cheval, il éprouve le besoin brusque d'aller aux cabinets et subitement, comme il descendait de cheval, il tombe sans connaissance. Ce jour-là, il est resté assez longtemps sans connaissance, vraisemblablement à la suite du choc, car il s'est fendu assez profondément la paupière et le sourcil ; il ne reprit ses sens qu'à l'infirmerie, pendant que le major suturait la plaie.

Depuis lors, il a eu plusieurs grandes attaques, qui pour la plupart sont précédées d'une envie brusque de défécation et se produisent le plus souvent pendant qu'il se rend aux cabinets.

Dans quelques cas, les attaques ont été précédées d'aura olfactive : « il me monte au nez, dit-il, comme une odeur âcre d'huile brûlée, qui me prend à la gorge ; après, ajoute-t-il, je ne me rappelle plus de rien ». En réalité, il tombe comme foudroyé, le corps entier agité de petits mouvements convulsifs très rapides, l'écume aux lèvres, la figure grimaçante et très souvent se mordant la langue.

Ces crises l'abrutissent, il est fatigué tout le jour et même encore le lendemain.

En outre, en dehors de ces grands accès, il présente de petits accès qu'il appelle des syncopes et qui sont également précédés d'aura; mais ici c'est toujours l'aura olfactive; il éprouve alors un malaise général avec vertige et menace de syncopes; cela dure à peine quelques secondes, mais il se reprend très vite et en général on ne s'en aperçoit pas dans son entourage.

Ce malade a été considérablement amélioré par la médication bromurée combinée à l'hydrothérapie froide.

Observation CXIII. — M. B..., dix-sept ans.

Hérédité très accusée, père alcoolique; mère grande hystérique; dix frères et sœurs dont trois morts de convulsions.

Antécédents personnels : rougeole, coqueluche et croup.

Le *début des accidents actuels* remonte à l'âge de quatorze ans; d'emblée le malade fut, un matin, réveillé par une crise comitiale avec cris, perte complète de la connaissance ; convulsions généralisées, déviation de la bouche et des globes oculaires, etc.; cette première crise fut suivie d'un grand abattement, avec sommeil profond et prolongé.

Voici donc un cas de début brusque foudroyant où les crises apparaissent d'emblée dans toute leur intensité ; ce jeune homme est resté jusqu'à quatorze ans sans rien présenter d'anormal, intelligent même et voici qu'un matin il se réveille grand épileptique ; depuis lors ces mêmes crises se sont répétées presque tous les jours et même plusieurs fois par jour pendant quatre ou cinq mois; en général elles avaient lieu la nuit.

Puis, il y a eu des périodes de calme, c'est-à-dire de moins grande fréquence, mais jamais de disparition complète.

Depuis plusieurs mois, au contraire, à la suite d'une émotion morale vive, les crises sont devenues plus fréquentes et plus intenses; il s'en produit parfois douze ou quatorze dans une même nuit, s'accompagnant souvent d'incontinence urinaire; il va de soi que le jour suivant le malade est brisé, incapable de tout travail, obligé le plus souvent de garder le lit ; on n'a jamais osé le bromurer au delà de 2 à

4 grammes et c'est pourquoi on n'a pas obtenu de résultats.

Depuis lors, le caractère s'est considérablement modifié ; le malade autrefois gai, plein d'entrain, est devenu sombre, abattu, taciturne, incapable du moindre effort physique ou intellectuel, ne prêtant attention à rien, ne se souvenant de rien, à demi idiotisé.

Malgré quoi, ce malade, d'apparence très vigoureuse, sans aucune anomalie de conformation, ne présente aucun stigmate physique de dégénérescence, si ce n'est l'adhérence des lobules des oreilles ; aucun trouble de la sensibilité générale ni des sens, autre que de l'anesthésie pharyngée ; réflexes normaux, fonctions viscérales intactes.

Grâce à l'hydrothérapie froide très bien supportée, douche le matin, piscine le soir, j'ai pu soumettre ce malade à une bromuration énergique et les crises ont rapidement diminué; je n'ai pu malheureusement le suivre que trois semaines ; mais en ce court espace de temps, les crises diurnes avaient complètement disparu et dans la dernière semaine le malade n'avait eu que trois ou quatre crises nocturnes.

Observation CXIV. — M. B..., trente-deux ans.

Antécédents héréditaires : père rhumatisant et alcoolique ; mère très migraineuse; quatre frères et sœurs qu'il croit bien portants.

Antécédents personnels : incontinence nocturne à l'âge de dix ans, rhumatisme, somnambulisme nocturne (peut-être épileptique) ; on l'a souvent trouvé la nuit tombé de son lit et parfois blessé à la tête ; il est, de même, quelquefois, au collège, allé se coucher dans le lit d'un autre, impulsé irrésistiblement à le faire au cours de rêves.

De dix-huit à vingt-cinq ans, il a eu de nombreuses pollutions nocturnes dont il a souffert.

A vingt-cinq ans, il a eu une vive contrariété morale (mariage manqué), qui a produit chez lui une poussée de neurasthénie avec prédominance des troubles dyspeptiques.

Les troubles actuels datent seulement de trois ans et se produisent habituellement la nuit.

Ils consistent en des crises ainsi caractérisées : « Je me réveille tout à coup, dit-il, anxieux et gémissant, ayant la sensation nette d'avoir perdu connaissance ; j'ai la tête lourde comme du plomb et souvent une douleur violente dans tout le front ; je me sens tout ahuri, me rendant à peine compte où je suis, ne pouvant même pas le plus souvent trouver ma boîte d'allumettes ; alors j'appelle à moi ; en général on me met de l'eau sédative sur la tête et des sinapismes aux jambes ; je reste ainsi éveillé, la tête lourde et douloureuse pendant une heure ou deux, puis cela se calme, je me rendors jusqu'au lendemain. »

Le lendemain, M. B... se sent très fatigué au point de ne pouvoir reprendre ses occupations ; or, le plus souvent, dans l'après-midi qui suit la crise nocturne, se produit une autre crise : « Subitement, j'éprouve dans toute la poitrine une sensation de liquide chaud, qui me monte jusqu'au cou et quelques secondes après je perds connaissance ; je reste ainsi une demi-heure ou une heure, m'a-t-on dit, sans me rendre compte de ce qui se passe autour de moi et j'ai, paraît-il, la figure toute violacée. »

De temps en temps, en dehors de ces crises, M. B... éprouve de nouveau cette aura chaude avec malaise général, mais sans perdre connaissance.

Dans quelques cas cette sensation de chaleur dans la poitrine s'est accompagnée de petits crachements de sang ; il n'existe aucun signe de lésion cardio-pulmonaire.

En dehors de ces crises qui, d'ailleurs ne se produisent guère que toutes les cinq ou six semaines et ne s'accompagnent ni de mouvements convulsifs, ni d'incontinence, ni de morsures de la langue, il n'existe aucun autre trouble nerveux. M. B... travaille avec facilité, dort bien, mange et digère bien ; son caractère n'est pas modifié et ses forces physiques sont plutôt vigoureuses.

Le diagnostic de ces crises pouvait être hésitant; il semble que le succès du traitement bromuré institué chez ce malade à l'exclusion de toute autre méthode, justifie la classification de ce cas dans la série des comitiaux.

Morphinomanes (6 *cas*).

J'ai vu au cours de ces deux premières années d'exercice 6 cas de morphinomanie, dont 3 seulement ont consenti à suivre le traitement que je crois absolument indispensable, c'est-à-dire l'isolement sous surveillance sévère dans un établissement spécial.

Le premier de ces cas (observation CXV) concerne une malade, Mme J..., trente-trois ans, qui me fut envoyée par un confrère des environs.

Elle appartenait à une localité de quelques milliers d'âmes, dans laquelle sévissait une petite épidémie de morphinomanie ; on en pouvait compter, si je me rappelle bien, 35 ou 40 cas; je n'ai pu malheureusement trouver le temps d'aller sur place étudier cette curieuse épidémie; je n'en ai vu chez moi que les deux cas que voici :

1° Mme J..., dont les antécédents héréditaires sont : un père alcoolique, une mère morte à dix-neuf ans de fièvre cérébrale, une nièce vésanique et tombée dans l'hystérie sous l'influence d'une série de vives contrariétés.

Elle a eu six enfants, dont cinq mort-nés et un mort à dix-huit mois, atteint d'amputation congénitale des extrémités.

Au cours de son dernier allaitement, une vive émotion supprima brusquement la sécrétion lactée; peu de jours après elle fut prise d'étouffements et de hoquets « à pousser des cris comme une bête fauve » ; puis elle a eu des crises convulsives si violentes, que quatre ou cinq personnes devaient la maintenir : « Je sentais, dit-elle, comme un petit œuf de perdrix, qui m'étouffait dans la gorge ; le sang me montait à la tête, comme si j'allais devenir folle ; je me débattais ; je criais, je voulais m'en aller, sauter par la fenêtre, je déchirais tout et finalement je perdais connaissance. »

Mme J... a présenté encore d'autres formes de crises : *crises de contracture* : « Je me raidissais tout entière, mes bras et mes jambes se tordaient, et je restais ainsi raide sans pouvoir ni remuer, ni parler, mais sans perdre connaissance. »

Crises de cardialgie : « Je sens tout à coup des douleurs aiguës dans le cœur, comme si on m'y enfonçait un fer rouge ou un couteau, douleurs à me faire évanouir ; puis surviennent des hoquets et des nausées, et le sang me monte à la tête ; je perds alors connaissance ; mais, ajoute-t-elle, si l'on me fait une piqûre, la crise s'arrête aussitôt.

En effet, comme ces crises étaient au début très fréquentes et très violentes, et que rien ne réussissait à les calmer, le confrère appelé dut recourir aux injections de morphine, qui chaque fois coupèrent court aux accidents.

Mais comme malgré cela la fréquence des crises ne diminuait pas et que le confrère était appelé 7 ou 8 fois par jour pour faire des piqûres, sa situation professionnelle très active ne lui permettant pas des déplacements aussi fréquents, il dut confier la seringue et la morphine aux mains de l'entourage : c'est ainsi que Mme J... devint morphinomane.

Lorsqu'elle entra chez moi sur le conseil de son médecin et très décidée à guérir, elle présentait la plupart des stigmates de la neurasthénie et de la grande hystérie classique. Elle avait encore tous les jours deux ou trois crises de convulsions et de contractures.

Comme malgré tout elle n'avait pas dépassé la dose journalière de 12 à 15 centigrammes de morphine je crus pouvoir faire chez cette malade la suppression brusque grâce à l'hydrothérapie (formule courte et froide), que je pus mettre en œuvre immédiatement. Pendant les premiers jours les crises hystériques augmentèrent d'intensité et de fréquence, et je dus ajouter aux douches perturbatrices l'action sédative des bains chauds prolongés.

Mais ce fut à peine l'affaire de huit jours ; il ne se produisit aucun phénomène grave de démorphinisation ; les crises d'hystérie diminuèrent peu à peu de fréquence et d'intensité et la malade sortit de mon établissement deux mois après, complètement guérie de ses crises et de son habitude morphinique. Quelque temps plus tard elle m'écrivait ceci :

« Absolument plus de crises, sommeil de neuf heures chaque nuit sans interruption, retour des forces ; en somme au physique, santé parfaite ; au moral, véritable résurrection. »

Malheureusement il est loin d'en être toujours ainsi.

2° Le second malade de cette petite épidémie morphinique qui me fut adressé, à grand'peine, par le même confrère, me fit l'honneur d'une unique visite :

Il reprit le train rapidement quand il sut que pour le guérir, il s'agissait de le séparer de sa femme et de sa sœur qui étaient dans la circonstance les deux criminelles, les deux trop complaisantes dispensatrices du poison.

Voici en effet quel était son cas autant que j'en ai pu prendre note en une rapide consultation.

M. V... est un homme de soixante-quatre ans ayant toujours joui d'une très bonne santé, d'apparence encore très vigoureuse qui a subi, il y a trois ans, une très violente émotion morale avec grande frayeur : il a failli voir tuer sous ses yeux un de ses amis.

Ce début rappelle l'histoire du charpentier de Charcot, devenu subitement hystéro-neurasthénique à grandes crises pour avoir vu tout à coup son fils tomber d'un toit et venir s'abîmer à ses pieds.

A la suite d'une émotion analogue cet homme est pris deux

ou trois jours après de crises de tremblement et de secousses généralisées : « Je tremble d'abord, puis, je saute tout entier, mes jambes, mes bras, ma tête, et je pousse des cris, sans pouvoir m'en empêcher, mais je ne perds jamais connaissance. »

Ces crises de tremblement et de soubresauts s'accompagnent en même temps de douleurs très vives (élancements, pincements) dans les membres plus particulièrement affectés par les secousses : ces douleurs se produisent dans des segments de membre physiologiques et même plutôt morphologiques ; en effet aux membres inférieurs elles se produisent exactement entre le cou-de-pied et le genou, jamais dans le pied, jamais au-dessus de la jarretière; aux membres supérieurs, elles sont de même limitées entre le poignet et le coude.

Bien que le plus souvent fulgurantes, ce caractère de localisation dans des segments morphologiques du corps ne permet pas un moment de songer aux vraies douleurs fulgurantes de la lésion neuro-spinale postérieure du tabes.

Ces crises ont débuté deux ou trois jours après la frayeur, depuis elles se sont repoduites chaque jour de plus en plus intenses et de plus en plus fréquentes jusqu'à six et huit fois par jour. Leur interprétation fut difficile au début pour le confrère, cependant très instruit, praticien très distingué, mais évidemment ne pouvant être au courant de tous les artifices de la névrose hystérique.

Ces douleurs ne cédant à rien, empoisonnant de plus en plus la vie du malade et des siens, on eut recours à la morphine; la piqûre du merveilleux poison eut d'abord de merveilleux effets; puis on s'y accoutuma et bientôt il fallu plusieurs piqûres pour calmer ces crises alors qu'une au début suffisait.

Actuellement le malade présente trois formes de crises assez singulières :

a. Dans une première variété, les secousses sont limitées

aux membres inférieurs ainsi que les douleurs. M. V... est assis et ses jambes et cuisses sont brusquement et rythmiquement secouées par des mouvements brusques de flexion avec soulèvement des pieds;

b. Dans une deuxième variété les secousses ont envahi les membres supérieurs qui sont agités de mouvements analogues;

c. Enfin dans une troisième variété le corps tout entier est agité par ces secousses, le tronc et la tête y participent et alors il se produit le curieux phénomène suivant : à chaque secousse le malade crie, poussant une sorte d'aboiement, par action purement mécanique, sans qu'il ait l'intention ni l'impression de crier ; il souffre, c'est vrai, mais dans les crises qui n'affectent que les membres, il souffre autant mais ne crie pas.

Ces crises singulières sont puissamment influencées par diverses causes morales ; une émotion légère, une surprise, les provoquent ou les interrompent.

Devant moi, le matin où je l'ai vu, bien qu'il se sentit menacé de sa crise et que j'eusse confisqué la seringue et la solution, il ne put en avoir une ; pour faciliter la production d'une de ces crises dont je désirais me rendre compte de visu, je laissai le malade seul dans un salon avec les siens et j'allai l'observer derrière les volets entr'ouverts ; mais il se doutait bien que je l'épiais et rien ne se produisit ; pourtant sa femme vint à moi désolée me disant qu'il souffrait trop de ne pas avoir sa crise et sa piqûre et me suppliant de lui rendre l'instrument de la délivrance.

Craignant de provoquer une crise d'abstinence morphinique chez cet homme que je connaissais si peu, je cédai et remis la seringue.

Mais quand on proposa à ce malade de rester chez moi, pour y suivre le traitement hydrothérapique et se guérir tant de ses crises que de son habitude morphinique, il demanda quarante-huit heures de réflexion et je n'en entendis plus parler.

3° Un autre morphinomane suivit le même exemple : il se présenta un soir, chez moi, à 5 heures ; il venait directement de la gare et m'était adressé par un confrère d'un département du centre pour être démorphinisé ; à peine débarqué, il avait voulu se rendre compte de l'installation et de la situation de l'établissement ; ce fut moi qu'il rencontra le premier dans le parc et il me confia son histoire en quelques mots. C'était un ancien gastralgique devenu morphinomane ; comme ma consultation était finie, que j'étais d'ailleurs un peu fatigué pour prendre son observation, je le remis au lendemain pour un examen complet et je l'invitai, pour qu'il ne souffrît pas trop de l'irrésolution où se trouvent les morphinomanes qui viennent s'isoler, je le priai d'apporter en même temps ses bagages pour s'installer de suite ici, le prévenant que je le garderais sous clef, avec surveillance d'un infirmier, pendant au moins deux ou trois semaines.

Il me quitta plein de remerciements et de promesses ; mais je ne l'ai jamais revu.

4° La quatrième morphinomane était une princesse ; un de mes confrères, son médecin traitant habituel, me demanda de vouloir bien l'aider dans la cure de démorphinisation à laquelle elle voulait se soumettre ; c'était une morphinomane post-utéro-ovarienne, une de ces victimes des tant fameuses grandes névralgies pelviennes, opérée sans résultat.

Mais elle ne voulait pas entendre parler d'entrer dans un établissement ; elle entendait rester dans son hôtel, garder toute sa liberté, aller le soir dans sa loge, conserver ses afternoon-tea et ne se soumettre à aucune surveillance spéciale : « on devait avoir confiance en elle ».

C'est justement le contraire qui doit être pratiqué, alors qu'il n'aurait pas l'air d'être admis ; « on ne doit jamais avoir confiance en un morphinomane », c'est le principe.

Je fis toutes ces objections à mon confrère, lui déclarant que je ne saurais formuler d'autre opinion, en présence même de la malade ; et, comme il me pria de venir moi-même avec lui, exposer ces raisons, j'y consentis; mais la malade n'était nullement décidée, en pleine période de vie mondaine et de fêtes, à sacrifier sa liberté pour une vie d'établissement hydrothérapique.

Je me refusai à accepter la direction et la responsabilité de la cure dans de telles conditions, certain d'avance que l'insuccès couronnerait les efforts les plus louables.

Ils furent en effet tentés et certes avec beaucoup d'habileté : on imagina toute une série de ruses : aucune ne déjoua celle de la malade qui, après trois mois de traitement à domicile, malgré toutes les autres injections tentées, se trouvait être aussi et, je crois même, plus morphinomane qu'avant.

C'est un leurre dont il ne faut pas se bercer que celui du traitement à domicile de la véritable morphinomanie.

Je dis véritable parce qu'il y a des morphinistes non morphinomanes qui peuvent être certainement traités et guéris chez eux.

5° La cinquième malade était encore une de ces jeunes femmes gâtées par la vie et leur entourage, accoutumées à ce que tout le monde s'incline devant leur talent, leur situation de fortune ou leur beauté et qui ont pour devise d'honneur qu'on doit avoir confiance en elles.

C'était une Anglaise, femme très intelligente et de la meilleure société de Londres; je lui assurai que j'avais en elle toute confiance, mais que, pour le principe, pour le respect des obligations professionnelles, je lui imposerais pourtant une garde; que d'ailleurs cette garde, au courant du traitement, était parfois d'une grande utilité pour parer aux petits accidents possibles, en attendant l'arrivée du médecin.

Et la malade accepta ces conditions : elle entra donc chez moi et le lendemain son mari repartait pour l'Angleterre.

Pendant huit jours cela marcha très bien; j'avais fait ici la suppression rapide, la malade étant seulement à 35 centigrammes par jour; et les quatrième, cinquième, sixième et septième jour j'entretenais la malade dans la douce illusion d'une suppression progressive mais lente, en pratiquant des injections sous-cutanées d'eau distillée, avec un même nombre de piqûres.

Alors je commençai à baisser le nombre des injections d'eau distillée : dès le premier jour il y eut un peu de mauvaise humeur et à l'heure de la piqûre supprimée on essaya d'une petite menace de syncope : je déclarai que c'était une simple syncope nerveuse, sans gravité et qu'il y avait lieu de passer outre.

Mais au fur et à mesure que je diminuais le nombre des injections, la malade devenait maussade, très réservée, se plaignant de plus en plus de toutes sortes de misères qui n'appartenaient pas à la série des accidents habituels de la privation.

Un jour enfin elle me demande d'envoyer sa garde en ville faire quelques courses et je m'y refuse formellement, la priant de m'indiquer ce qu'elle désirait, etc., etc.

« Vous n'avez donc pas confiance en moi? » Je fus bien obligé de l'avouer, tout en me retranchant toujours derrière les principes de la méthode.

Le soir elle refuse de descendre à la douche, de prendre son repas : à deux reprises elle fait peur à sa garde avec de prétendues faiblesses et de prétendues (?) hallucinations.

Le lendemain, la voici paralysée des membres inférieurs, muette, sourde, etc., etc. Alors je joue mon dernier atout et lui avoue que depuis dix jours elle n'a pas reçu un demi-grain de morphine et que malgré cela elle n'a encore eu aucun des accidents de la démorphinisation.

Car ses syncopes, sa paralysie, son aphonie, sa surdité, tout cela, hystérique sur toute la ligne.

Cette révélation m'en donna la preuve immédiate : voici une malade furieuse, révoltée dans sa dignité; je l'ai trompée, je n'ai pas eu confiance en elle, elle voit bien que je ne crois pas à tous ses troubles; elle ne veut plus rester ici entre les mains d'un médecin qui n'a pas été vis-à-vis d'elle ce que tous les hommes ont toujours été, un « gentleman ».

C'était une injure grave pour une anglaise; mais nous devons avoir ici l'épiderme endurci par l'hydrothérapie.

Du reste tout s'arrangea pour le mieux; la malade voyant ma ténacité et se rendant bien compte que je ne céderais ni à ses insultes polies, ni à ses simulacres de malaises divers, se calma et obéit, tout en continuant son petit roman pathologique et reproduisant assez bien les fausses syncopes, la démarche paraplégique, le demi-mutisme et la presque inconscience de ce qu'on lui faisait faire.

Pourtant elle trouva moyen de faire télégraphier à son mari qu'elle était très mal et très maltraitée, qu'elle voulait à tout prix s'en aller et qu'il devait venir la prendre.

Le malheureux, dipsomane lui-même, eut la faiblesse d'obéir et m'envoya un télégramme m'ordonnant de laisser partir immédiatement sa femme.

Elle joua très bien toute sa petite comédie hystérique jusqu'à la gare! mais là, elle retrouva vite une seringue et sa chère solution dont elle était déjà privée depuis environ quinze jours.

6° Le sixième malade était un de nos jeunes confrères tombé dans la morphinomanie depuis trois ans à la suite d'un accident très douloureux pour lequel on lui avait fait des injections de morphine; puis il avait continué à s'en faire de temps en temps, par périodes, pour chasser certains ennuis, se donner du courage pour certaines fatigues, etc.

Bref il était arrivé peu à peu à se constituer le besoin journalier d'une dose moyenne avouée de 75 à 80 centigrammes en cinq ou six piqûres de deux seringues chacune.

Je pratiquai ici encore la méthode rapide d'Erlenmeyer : en sept jours (10 centigrammes par jour) le malade était à 0; il était autorisé à se faire de temps en temps une injection de caféine ou de spartéine ou de strychnine, selon les indications, aux heures des injections morphinées.

Mais comme je détenais moi-même ces diverses solutions, il était arrivé à la fin de la deuxième semaine à se faire le plus souvent des piqûres d'eau stérilisée.

Il présenta nettement une partie des accidents de la démorphinisation et je fus à diverses reprises obligé de revenir aux injections morphinées, mais toujours sans le lui avouer, calmant ces divers accidents en réalité avec de la morphine, en apparence avec de la strychnine ou de la spartéine.

En fait dix jours après son entrée chez moi, le malade était, psychiquement du moins, complètement démorphinisé.

Pendant six semaines il est resté privé; il allait relativement bien, était en pleine convalescence, sortait (accompagné), montait à bicyclette, reprenait, disait-il lui-même, plaisir à vivre et se trouvait heureux d'être délivré de son esclavage.

Malheureusement il rechuta, se renferma chez moi de nouveau; mais des accidents infectieux dus à l'usage qu'il avait fait d'une seringue malpropre l'obligèrent à quitter mon établissement.

MALADIES ORGANIQUES

Parmi les *maladies organiques* j'ai eu l'occasion de voir :

Trois cas de sclérose en plaques;

Trois cas de tabes;

Deux cas de paraplégie spasmodique par myélite transverse;

Un cas de paralysie labio-glosso-laryngée;

Deux cas de diplégie cérébrale infantile;

Deux cas d'hémiplégie cérébrale vulgaire;

Un cas d'épilepsie post-hémiplégique;

Trois cas de myopathie dont deux fonctionnelles convulsives et un amyotrophique abarticulaire.

Sclérose en plaques. — Les trois cas qui m'ont été confiés ont tous présenté quelques détails intéressants. Le premier a longtemps embarrassé le diagnostic même des plus grands maîtres, Charcot, Leyden, Erb, Althaus, etc. : il s'est présenté au début sous la forme d'un de ces nombreux cas de sclérose multiloculaire, dits frustes, et sur lesquels Charcot a si bien appelé l'attention : le type fruste en question était celui de l'hémiplégie spasmodique à évolution lente et progressive se transformant ensuite en paraplégie spasmodique, puis se compliquant de l'atrophie louche de la papille et de troubles cardio-laryngés qui ont déjà menacé la vie, enfin évoluant par poussées : mais ici peu de troubles de la parole, pas de nystagmus, pas de tremblement intentionnel et inversement, apparition de symptômes insolites tels que quelques douleurs fulgurantes et de petits accès de crises gastriques : mais nous savons tous que la leucomyélite postérieure ne fait pas de paralysie spasmodique et qu'au contraire la sclérose multiloculaire peut se compliquer de phénomènes tabétiques.

L'autre cas d'origine nettement spécifique peut rentrer dans la série des myélites multiloculaires : mais il est très possible qu'il s'agisse là plutôt d'une des formes si variées de la syphilis spinale à détermination multiloculaire : en effet, les quatre principales formes cliniques des myélopathies spécifiques chroniques sont représentées : soit par le type vulgaire de la méningo-myélite transverse, soit par le syndrome de Brown-Séquard, soit par la paralysie spinale spastique d'Erb ou tabes spasmodique de Charcot, soit enfin par le tableau clinique de la sclérose multiloculaire. En tout cas le traitement spécifique n'a jamais rien fait à ce malade qui présentait du tremblement intentionnel, de l'atrophie papillaire à phases régressives, des troubles de la parole et de la paraplégie spasmodique des membres inférieurs.

Enfin le troisième cas est celui d'une jeune fille de vingt et un ans, qui, à la suite d'une diphtérie a peu à peu réalisé le tableau le plus classique qu'on puisse désirer pour un diagnostic.

C'est ainsi qu'on peut observer chez cette jeune fille des vertiges, du tremblement intentionnel très accusé, des mouvements nystagmiformes dans la position forcée des yeux, de la parésie spasmodique des membres inférieurs avec exagération considérable des réflexes, des troubles de la parole et à côté de cela aucun trouble sensitif, ni atrophie musculaire.

Toutefois, en raison de l'âge de cette jeune fille et du bon état de sa santé générale, on devait encore songer à la possibilité de l'hystérie qui simule parfois si bien la sclérose en plaques, mais ici l'examen du fond de l'œil, ne laissait malheureusement place à aucun doute en révélant l'existence d'un début d'atrophie papillaire; du reste en l'absence de ce caractère décisif on peut encore établir le diagnostic différentiel de la sclérose et de la névrose sur les différences assez tranchées de leurs autres caractères.

Tabes. — Sur les *trois cas de tabes*, le premier est surtout intéressant par l'*état fruste* dans lequel il se maintient depuis longtemps et parait devoir persister.

Le malade, officier en retraite, âgé de cinquante-six ans, vient à l'établissement par pure curiosité, pour demander si l'électricité ne pourrait pas le débarrasser de douleurs dont il souffre depuis plus de vingt ans dans les jambes surtout et qu'il croit rhumatismales ; il avait essayé de tous les traitements, stations thermales comprises, sans aucun résultat. Ces douleurs se produisaient par crises de vingt-quatre à trente-six heures, trois ou quatre fois par mois, et faisaient parfois défaut durant plusieurs mois; elles ne siégeaient pas dans les jointures mais dans les chairs, tantôt à la face antérieure de la cuisse, tantôt dans le gras du mollet et consistaient dans des élancements aigus comparables à des coups de canif très violents, répétés, très rapides : elles avaient donc bien le caractère de véritables petites crises dans les membres inférieurs.

Alors en interrogeant davantage j'appris que depuis longtemps existait de la parésie vésicale très accusée avec constipation opiniâtre; je regardai les pupilles : elles étaient complètement insensibles à la lumière, tout en ayant gardé leurs réflexes à la distance (signe d'Argyll-Robertson); enfin les réflexes rotuliens étaient très diminués à droite et complètement abolis à gauche et le signe du cloche-pied était très manifeste; le malade se tenait très fermement debout sur un seul pied les yeux ouverts, mais sitôt qu'il les fermait, il perdait immédiatement l'équilibre et menaçait brusquement de tomber.

Aucun autre symptôme ne s'était développé depuis plus de

dix ans et c'est ce qui rend ce cas fruste de tabes très intéressant au point de vue pratique; il démontre en effet, qu'il peut exister ce qu'on pourrait appeler des petits tabes, qui n'ont en réalité pas d'autre gravité que celle de quelques douleurs et d'un peu de parésie vésico-rectale et qui, pendant longtemps au moins ne compromettent ni la vie, ni la santé générale, ni même la situation professionnelle.

En somme, on peut admettre qu'il en peut être du tabes comme de la tuberculose, et que dans l'immense champ du système postérieur ou sensitif, quelques faisceaux de fibres peuvent être et rester longtemps seuls intéressés, de même que dans le poumon de tout petits foyers tuberculeux peuvent se développer et rester longtemps isolés sans compromettre l'existence.

Le second de mes cas est intéressant par son mode de début habituellement assez rare; il s'agit en effet d'un cas à *début cervical* : le malade âgé de quarante-neuf ans, vint également me trouver pour des soi-disant douleurs névralgiques des membres supérieurs; ces douleurs siégeaient dans le cou, les épaules, les bras, les avant-bras et jusqu'au bout des doigts : elles consistaient en une sensation permanente de brûlure et de temps en temps déterminaient des crises d'élancement très douloureuses; ce malheureux présentait une attitude typique, le bras presque toujours croisé au-devant de la poitrine de façon à pouvoir porter rapidement ses mains à l'endroit de la douleur afin d'exercer avec ses doigts une compression qui le soulageait. Ces caractères étaient bien ceux des douleurs fulgurantes; aussi l'attention éveillée portait-elle sur les autres symptômes du tabes, et c'est ainsi qu'on découvrait peu à peu l'existence de paresthésies dans les doigts avec anesthésie presque complète de la face dorsale de la main et de la face interne de l'avant-bras, l'abolition complète des réflexes cubito-carpiens et olécraniens, puis du côté des yeux le signe d'Argyll-Robertson, de la diplopie, du ptosis surtout de la paupière gauche, enfin de la parésie vésicale et de la constipation très tenace; toutefois du côté des membres inférieurs à part quelques petits accès fulguriformes autour des genoux il n'existait aucun trouble du sens musculaire, pas de signe de Romberg, pas davantage trace du signe de Westphal.

Pour le troisième cas, il s'agit d'un tableau classique, douleurs fulgurantes, abolition complète des réflexes rotuliens, parésie vésicale, impossibilité de se tenir sur les deux jambes les yeux fermés, anesthésie plantaire, phénomène du dérobement, insensibilité complète des pupilles à la lumière, début des troubles ataxiques, etc., etc.

Si j'en parle ici c'est surtout au point de vue professionnel; il s'agissait là d'un malade instruit, très exactement renseigné sur son cas, paraissant même en connaître la nature lésionnelle précise, ayant essayé en vain tous les traitements et venant, au nez et à la barbe de la neuropathologie, me faire avouer une fois de plus l'impuissance de nos moyens thérapeutiques. Il s'est offert pour le prix de sa consultation une petite charge très réussie contre les différentes méthodes qu'il avait toutes essayées, depuis le nitrate d'argent, les pointes de feu, la pendaison et La Malou, jusqu'aux injections de Brown-Séquard.

Les deux cas de *paraplégie spasmodique par myélite transverse* n'ont rien présenté de bien particulier : dans l'un d'eux il s'agissait de syphilis chez un prince ; dans l'autre c'était un malheureux cocher qui, à la suite d'un refroidissement, avait vu peu à peu ses membres inférieurs se parésier, sa vessie et son rectum se prendre et avait progressivement réalisé le tableau classique des myélites transverses.

L'histoire du prince présente un côté piquant au point de vue professionnel ; il m'était adressé par un de nos maîtres de Paris et lorsqu'il fut dans mon cabinet, je recueillais son observation clinique depuis bientôt une demi-heure quand je fus appelé à la douche. Eh bien, quand je rentrai chez moi, je ne trouvai plus de prince : il était parti sans rien dire et depuis il n'a jamais reparu.

Mais le plus intéressant de tous ces cas est la malade qui me fut un jour amenée par mon excellent confrère de Nice, le Dr Alliez. Il s'agit là d'un cas de *paralysie labio-glosso-laryngée*, cas heureusement assez rare et dont le point de départ, pourrait bien avoir été ici d'origine périphérique.

Voici à grands traits le résumé de cette observation :

Mme A..., jeune femme de vingt-sept ans, présentait une apparence de bonne santé générale, ayant des antécédents héréditaires relativement très satisfaisants puisqu'on n'y relève rien autre chose qu'un peu de bégaiement chez le père et l'un des frères. Aucun antécédent personnel et santé parfaite jusqu'à l'âge de vingt-cinq ans. C'est à cet âge que le début des troubles parait se faire sous forme de nasonnement et de quelques difficultés de prononciation à l'occasion d'un gros rhume vulgaire. Puis ces troubles disparaissent, la malade fait une grossesse normale et quelques jours après son accouchement est reprise d'une nouvelle poussée de rhino-trachéite et d'amygdalo-pharyngite.

C'est alors que la langue paraît s'être prise, la malade éprouvant la sensation « comme si la langue était liée », qui déterminait par instant une grande gène de la prononciation ; cette *difficulté de la prononciation* ne se produisait au début qu'à l'occasion de fatigues (longue conversation) ou d'émotion morale : mais il est important de rappeler que la malade dans l'hérédité de laquelle on trouve du bégaiement présentait elle-même du bégaiement avant les accidents.

C'est vraisemblablement en raison de cela ainsi que du peu d'intensité des troubles à cette époque que le Dr T... qui la vit à Noël pensa qu'on était en présence de troubles névropathiques (hystérie) et conseilla l'hydrothérapie.

L'opinion du Dr T... paraissait d'autre part fondée sur la constatation de l'anesthésie palato-pharyngée qui existait à cette époque. L'anesthésie pharyngée est en effet un stigmate fréquent de l'hystérie, mais on la rencontre aussi, fréquemment, dans les prodromes de la polyobulbite inférieure.

Sous l'influence des affusions froides, la malade contracta un nouveau rhume en janvier dernier, à la suite duquel apparurent les premiers *troubles de la déglutition*. Les aliments solides s'arrêtaient dans l'œsophage et depuis ce temps la malade est obligée de faire des efforts pour les faire pénétrer plus profondément.

Actuellement la malade présente des troubles parétiques du côté des muscles linguaux, palatins, pharyngés, labiaux, massétérins et accidentellement laryngés.

L'examen détaillé de ces troubles permet de constater :

Langue : au repos, la langue est appliquée sur le plancher de la bouche et légèrement animée à sa surface de quelques petites contractions fibrillaires ; elle présente en outre, dans son tiers inférieur, de chaque côté de la ligne médiane deux ou trois petites dépressions semblant indiquer l'atrophie de quelques faisceaux.

Toutefois les mouvements généraux de la langue sont conservés : la malade peut la sortir au dehors, la diriger à droite et à gauche très facilement ; seul, le mouvement d'élévation paraît diminué.

Troubles de la phonation : la malade prononce assez bien les consonnes et les voyelles linguales, mais au bout de quelques minutes de conversation, la langue se fatigue et s'embarrasse au point de produire un bredouillement caractérisé. Il existe en outre un nasonnement très prononcé.

Troubles de la déglutition : la difficulté de déglutition se fait surtout sentir pour les solides : la malade est souvent obligée de renverser la tête en arrière et de placer les aliments entre les joues et les arcades dentaires pour favoriser leur ingestion ; en même temps, impatientée de cette difficulté, il lui arrive de frapper des pieds et de se contracter les mains pour développer son énergie musculaire glosso-pharyngée.

S'il lui arrive de boire des liquides pour aider la pénétration des aliments solides, très souvent, les liquides ne pouvant pénétrer sont rejetés en provoquant des efforts de vomissement.

Toutefois la déglutition des liquides isolés ne provoque pas le retour de ces aliments par le nez; le voile du palais paraît donc respecté.

La malade a bu devant moi, assez facilement, 80 à 100 grammes d'eau pure, mais cette tentative ayant déterminé la pénétration de quelques gouttes dans le larynx, j'ai assisté à une de ces *quintes de toux convulsive* avec gêne respiratoire, sifflement laryngé, larmoiement, indiquant la participation du larynx au syndrome glosso-pharyngien.

Les *muscles des lèvres* sont aussi légèrement affectés : la malade ne peut siffler; mais il paraît qu'elle ne l'a jamais su; en tout cas, elle ne peut souffler une bougie à une distance de 10 centimètres; la lèvre inférieure est surtout paresseuse et légèrement tombante.

Examen des réflexes : le réflexe massétérin paraît faire défaut; les réflexes du coude et du poignet de chaque côté sont très nettement accusés; ceux du genou paraissent normaux.

Du côté des membres supérieurs la malade accuse parfois des sensations d'engourdissement dans les mains, à la suite d'un travail assidu ou délicat; l'éminence hypothénar paraît relativement moins développée que l'éminence thénar; on ne constate pas toutefois de contractions fibrillaires ni dans les muscles interosseux, ni dans ces éminences.

Rien du côté du *cœur :* pas d'accès de palpitations.

Examen des sens : intégrité du champ visuel, de l'odorat et de l'ouïe; la malade déclare avoir conservé toutes ses sensations gustatives.

Les diverses fonctions viscérales paraissent intactes.

L'examen local (cavités bucco-naso-pharyngiennes) par le Dr Jacquemart conclut à l'existence d'un catarrhe *naso-pharyngien avec sténose des cornets*; et il lui paraît possible que la plupart de ces troubles soient sous la dépendance de cet état local.

Il y a lieu, par suite, de s'en occuper au point de vue thérapeutique.

Conclusions. — Dans l'état actuel des choses il paraît qu'on soit en présence d'une *forme fruste* du *syndrome de Duchenne glosso-labio-palato-pharyngé* dans lequel on ne retrouve ni le facies habituel, ni l'écoulement salivaire, ni les troubles caractéristiques de la phonation et de la déglutition.

Il s'agit là de phénomènes simplement *parétiques*, sauf à la langue où j'ai trouvé de petites contractions fibrillaires et des petites dépressions paraissant être en rapport avec de l'amyotrophie au début.

L'évolution ne tarda pas à confirmer le diagnostic ; j'ai appris quelques mois plus tard que la malade avait succombé aux accidents classiques de la paralysie labio-glosso-laryngée.

DEUXIÈME PARTIE

LES PROCÉDÉS NEUROTHÉRAPIQUES

DANS LES

ÉTABLISSEMENTS DITS HYDROTHÉRAPIQUES

EN FRANCE ET A L'ÉTRANGER

Mon intention n'est pas ici de décrire, avec détails, les nombreux procédés utilisés dans le traitement des maladies nerveuses et leur technique si variée.

Je veux seulement les rappeler en quelques mots, indiquant ceux que j'ai eu le plus souvent l'occasion d'employer et les résultats que j'en ai obtenus. C'est toujours au côté purement clinique des choses que j'essaierai de m'en tenir.

En même temps, je dirai quelques mots sur la manière dont je comprends un établissement hydrothérapique dans le traitement des maladies nerveuses ainsi que sur la manière dont ils sont organisés, pour la plupart en France et dans certains pays étrangers.

J'ai pu, en effet, visiter un grand nombre de ces établissements, en Suisse, en Autriche et en Allemagne et je me propose d'en faire un exposé rapide et d'indiquer leurs principaux caractères. Ils sont d'ailleurs assez peu connus chez nous et il m'a paru intéressant d'en publier cette courte étude.

Je diviserai donc cette seconde partie de mon *Essai* en deux nouveaux chapitres : le premier, consacré aux établissements dits hydrothérapiques et le deuxième à l'étude résumée des divers procédés neurothérapiques qui y sont couramment employés.

CHAPITRE PREMIER

LES ÉTABLISSEMENTS DITS HYDROTHÉRAPIQUES

EN FRANCE ET A L'ÉTRANGER

CONSIDÉRATIONS GÉNÉRALES

SUR L'ORGANISATION ET LE FONCTIONNEMENT DES ÉTABLISSEMENTS HYDROTHÉRAPIQUES

Si l'on s'en tient à l'étymologie, les mots *établissement hydrothérapique* voudraient simplement dire établissement dans lequel on soigne des malades par des procédés hydrothérapiques surtout, sinon exclusivement.

En Allemagne, ils ont gardé cette signification et, comme on le verra, les « *Vasserheilanstalten* » c'est-à-dire, littéralement, les établissements pour guérir par l'eau, sont des établissements dans lesquels on emploie l'eau sous les plus diverses formes pour le traitement des plus diverses maladies, contre lesquelles elle peut être employée; bien plus, au lieu de restreindre cette signification, on l'a plutôt étendue et dans les Vasserheilanstalten de l'Autriche et de l'Allemagne on pratique à côté des cures hydrothérapiques toute une série d'autres cures (pneumato-thérapie, mécano-thérapie, régime végétarien, cures de lait, de petit-lait et de raisins, cures de terrain (Œrtel), cures d'engraissement et d'amaigrissement, bains de sable, bains minéraux divers, bains de soleil, etc.); c'est au point que dans certains cas l'hydrothérapie parait y jouer un rôle plutôt secondaire.

En réalité, la plupart de ces Vasserheilanstalten mériteraient plutôt l'étiquette plus générale que certains d'entre eux ont prise de : Kuranstalten, c'est-à-dire « établissements de traitement ».

En France, au contraire, la signification des mots « établissement hydrothérapique » s'est plutôt restreinte et ils sont dans l'oreille et dans l'esprit de beaucoup, synonymes d'établissement spécial pour le traitement des maladies nerveuses, l'hydrothérapie médicale constituant la base des procédés physiques de ce traitement.

L'établissement hydrothérapique en France ne doit pas être confondu avec la maison de santé proprement dite, et il faut réagir contre cette opinion, qui jette sur nos établissements hydrothérapiques un jour défavorable, les faisant redouter de certaines familles et de certains malades comme si leur vie devait être désormais entachée, pour y avoir passé quelques semaines ou quelques mois ; l'établissement hydrothérapique n'est pas du tout une maison fermée; c'est un lieu de repos, de calme, de direction médicale constante, avec, sous la main, les procédés de traitement applicables aux malades, qui peuvent y séjourner. Il n'est sous la surveillance d'aucune autorité et fonctionne sous la responsabilité professionnelle exclusive du médecin qui le dirige.

Il faut lui garder ses caractères, et, en raison de ce que dans la plupart des cas, il est presque uniquement destiné au séjour et au traitement des maladies nerveuses, on pourrait peut-être lui donner le nom plus spécial d'« *Établissement Neurothérapique* ». Ce nom serait en réalité plus exact puisque, si l'hydrothérapie joue un grand rôle dans les procédés thérapeutiques de ces établissements, elle est loin d'y jouer un rôle exclusif et même prédominant; la psychothérapie, au sens général du mot, y tient souvent la plus grande place et l'électrothérapie, la gymnastique, le massage, la cure diététique y sont habituellement combinés.

Pour donner une idée des conditions dans lesquelles doit être installé un établissement de ce genre et des services qu'il est appelé à rendre, je ne puis mieux faire que citer ce passage du Dr Bottey, emprunté à son excellent *Traité de l'hydrothérapie.*

Installation d'un établissement hydrothérapique.

« Les établissements hydrothérapiques peuvent être installés au centre des villes ou à la campagne. Les uns et les autres ont leur utilité.

« Ceux qui sont élevés au milieu de la campagne seront placés autant que possible, au centre d'une nature gaie et riante, coupée de prairies, de ruisseaux et de bois ; le voisinage d'une montagne est également des plus favorables, en obligeant les malades à une grande action musculaire et en multipliant les panoramas sous des formes toujours nouvelles, qui donnent à l'esprit des impressions de surprise et de béatitude, un sentiment de repos et d'apaisement, un calme profond dont l'action bienfaisante vient puissamment en aide au traitement hydrothérapique.

« La première condition d'installation d'un établissement est d'avoir à sa disposition une eau très froide, à une température toujours constante et en quantité suffisamment abondante ; cette eau, qui devra réunir toutes les qualités des meilleures eaux potables, sera fournie par une source située aussi près que possible des salles d'hydrothérapie.

« Les salles d'opération seront précédées d'un vaste promenoir ou hall, dans lequel les malades pourront s'abriter et faire leur réaction en cas de mauvais temps. De chaque côté de ces salles seront situés les couloirs dans lesquels sont installées les cabines où se déshabillent les malades ; ces couloirs, l'un pour les hommes, l'autre pour les femmes, seront complètement indépendants l'un de l'autre.

« Toutes les pièces de l'établissement seront de plain-pied. La température y sera maintenue en hiver, aux environs de 16°. Le cabinet du médecin communiquera directement avec la salle de douches.

« La salle de douches, vaste et bien aérée, sera éclairée par un large vitrail à sa partie supérieure. Elle sera alimentée par deux réservoirs, sans cesse renouvelés, l'un d'eau froide, l'autre d'eau chaude, contenant de 13,000 à 14,000 litres. La piscine sera installée dans la même pièce ou dans une salle à côté.

« Les salles de sudation seront situées à proximité de la salle de douches.

Nécessité d'un établissement hydrothérapique.

« La nécessité d'un établissement hydrothérapique spécial, dans lequel les malades séjournent à demeure comme pensionnaires, s'impose dans un grand nombre de cas. Beaucoup d'affections nerveuses chroniques (certaines formes d'hystérie en particulier) ne guérissent qu'à la faveur d'un isolement absolu. Cette méthode, préconisée avec tant de succès par le professeur Charcot, consiste à éloigner le malade de son milieu familial, et, en supprimant toute communication avec le dehors et toute correspondance, fait disparaître toute cause d'excitation et de dépense nerveuse. Sous ce rapport les « maisons d'hydrothérapie », qu'il ne faut pas confondre avec les maisons de santé destinées à l'internement des aliénés, rendent tous les jours les plus grands services. La présence constante, dans ces maisons spéciales, d'un médecin qui, en plus des ressources de l'hydrothérapie et des méthodes accessoires (électricité, massage, etc.), maintient les malades dans une règle et une discipline de tous les instants, joue le plus grand rôle dans la cure psychique de ces affections.

« Sans pratiquer un isolement aussi absolu, un grand nombre de malades nécessitent un traitement méthodique dans un établissement spécial d'hydrothérapie. Ces malades, en effet, traités à domicile ou comme externes dans un établissement, ne sauraient éprouver les bienfaisantes modifications, qu'apportent à leur état le changement de lieu, d'air, de milieu physique et moral, et l'absence des préoccupations professionnelles ou des soucis de famille et de toutes les circonstances au milieu desquelles la maladie a pris naissance et s'est développée. Toutes ces conditions seront réalisées par le séjour dans un établissement, où le malade trouvera non seulement le repos moral, mais encore les bienfaits de l'eau froide, en même temps que les consolations de l'espérance qui lui sont journellement prodiguées par le médecin, et qui deviennent bientôt une réalité sous l'influence du traitement rigoureusement suivi. Sous ce rapport l'installation à la campagne de certains établissements, dans un pays boisé et montagneux, rend de très grands services en permettant de pratiquer des cures pendant la saison chaude, dans d'excellentes conditions d'hygiène et de repos. » J'ajoute que les mêmes raisons justifient l'existence d'un établissement hydrothérapique dans le Midi, permettant d'y faire la même cure pendant la saison froide.

« Au milieu de toutes ces influences favorables, il ne faut pas oublier la part prépondérante jouée par le régime.

« Les infractions au régime prescrit, dit Fleury, sont encore un dangereux écueil pour l'hydrothérapie pratiquée à domicile. Dans un établissement spécial, sous la surveillance incessante du médecin, il est souvent fort difficile d'empêcher certains malades de commettre, au dehors, des écarts plus ou moins fréquents, ou plus ou moins graves, dont ils ne comprennent pas, dont ils ne veulent pas admettre le danger. Lorsque le malade commande son dîner à sa guise; lorsqu'il est exposé aux tentations de la vue, de l'odorat, de la gourmandise, de l'exemple ; lorsqu'il est en butte aux incitations, aux plaisanteries de convives bien portants, toujours disposés à médire de la médecine et des médecins; lorsqu'il est violenté par les exigences du monde, des relations sociales, de ses devoirs professionnels, que devient le régime? Il est facile de le deviner.

« Les applications hydrothérapiques doivent être faites à des heures déterminées, les mêmes pour la plupart des malades; le médecin ne peut point se trouver à la même heure au domicile de plusieurs malades; il en résulte qu'après avoir présidé aux premières applications, il est obligé d'abandonner le malade à sa propre direction et aux soins de son entourage. Dès lors le traitement ne tarde pas à devenir irrégulier et peu méthodique. Qu'il survienne un brusque changement dans les conditions atmosphériques, qu'il se manifeste une douleur, un malaise, un phénomène morbide intercurrent, accidentel quelconque et le malade ne sait plus s'il doit agir ou s'il doit s'abstenir, et souvent il agit alors qu'il ferait mieux de s'abstenir, ou s'abstient alors qu'il faudrait agir. Le plus souvent aussi les applications sont trop longues ou trop courtes, mal faites, mal dirigées surtout lorsqu'il s'agit d'applications locales.

« Pour toutes ces raisons, et pour d'autres encore, il est donc à peu près indispensable que tout malade gravement atteint, exigeant impérieusement des applications très méthodiques, soit traité dans un établissement spécial. »

(BOTTEY, *Traité d'hydrothérapie.*)

Aperçu historique des établissements hydrothérapiques.

On peut dire que Priessnitz, le fameux paysan silésien de Gräfenberg, a été le véritable fondateur des établissements hydrothérapiques et que sa maison a été le premier en date de ces « établissements » tels que les comprennent encore les Allemands, c'est-à-dire destinés au traitement de toutes les maladies justiciables de l'hydrothérapie.

Voici la statistique de Gräfenberg publiée par Fleury :

« Son établissement, dit cet auteur, prit un développement rapide : n'ayant réuni que 54 pensionnaires en 1830, il en compte 64 en 1831, 118 en 1832, 206 en 1833, 256 en 1834, 342 en 1835, 469 en 1836, enfin 1,116 en 1842. Les malades y accouraient en foule de tous les points de l'Europe et bientôt les maisons du petit village furent remplacées par de vastes hôtels. »

C'est encore, dans beaucoup de cas, la même organisation ; de grands hôtels contenant de nombreux malades de toutes sortes, avec au centre ou à côté, une installation hydrothérapique : ainsi, près de nous, Champel, aux portes de Genève, avec ses grands hôtels de la Roseraie, de Beau-Séjour, etc., et, au centre, un pavillon isolé d'hydrothérapie.

Or, ce n'est pas là, selon moi, le véritable établissement hydrothérapique approprié au traitement spécial des maladies nerveuses.

Dès 1840, soixante-dix établissements à la Priessnitz, s'étaient créés, comme il se crée un peu partout aujourd'hui, des établissements à la Kneipp, voire même au centre de la civilisation européenne, à Paris; et, il faut le dire en passant, c'est presque une honte pour notre science, de voir des médecins arborer, en toute évidence, le drapeau d'un empirisme aussi grossier et d'une ignorance aussi audacieuse que celle qui fait le succès du curé Kneipp à Wörishofen ; mais je reviendrai sur cette histoire.

Le premier établissement hydrothérapique français fut fondé en 1840 par Baldon au château de l'Arcade; puis en 1847 Lubansky fonda l'établissement de Pont-à-Mousson et l'année suivante en 1848, Paul Vidart créa le grand établissement de Divonne, si florissant encore aujourd'hui.

A partir de ce moment, les établissements se succèdent : mais le plus important dans l'histoire de l'hydrothérapie est celui de Fleury à Bellevue, en raison du rôle considérable joué par son fondateur dans le développement de l'hydrothérapie scientifique; c'est Fleury, en effet, qui le premier essaya de formuler des règles précises et de créer une hydrothérapie rationnelle dans son *Traité pratique et raisonné de l'hydrothérapie* (1852).

Voici quels sont à l'heure actuelle les principaux établissements hydrothérapiques de la France et des pays austro-allemands : si on devait juger du degré d'altération pathologique d'une nation, par le nombre de ses établissements de santé, on devrait conclure que l'Allemagne et l'Autriche sont beaucoup plus atteintes que la France, tant le nombre des Wasserheilanstalt, Kuranstalt, Naturheilanstalt, Nervenanstalt, etc., y dépasse le nombre de nos établissements hydrothérapiques.

Mais la conclusion serait peut-être un peu fantaisiste et je ne prétends que faire ici une simple constatation numérique.

On compte près de cent cinquante établissements de ce genre en Autriche-Allemagne, alors que chez nous on en compte au plus dix-huit à vingt.

Voici comment sont compris et organisés les établissements hydrothérapiques dans les *pays étrangers où je les ai visités :* la politesse française me fait un devoir de commencer par leur description.

ÉTABLISSEMENTS HYDROTHÉRAPIQUES

DE L'AUTRICHE, DE L'ALLEMAGNE ET DE LA SUISSE

Considérations générales.

Je n'ai pas la prétention de faire ici une étude complète de tous les établissements hydrothérapiques de l'Autriche et de l'Allemagne. Leur chiffre 200, si l'on s'en tient aux indications du chapitre XII dans le *Bäder-Almanach;* ce chapitre est exclusivement consacré à la description des « *Anstalten für Wasserheilverfahren* » établissements pour la cure hydrothérapique.

Voici d'après ce document, comment sont compris en général ces établissements :

« Outre l'hydrothérapie on y emploie encore d'autres procédés physiques, tels que l'électricité, le massage, la mécanothérapie et aussi la pneumato-thérapie, les cures d'air et de terrain (Œrtel), les bains de soleil et, enfin, dans certains, les bains de sel et autres bains minéraux, les bains de sapin, etc., etc. »

On devine déjà à cette simple énumération des procédés employés, combien peuvent être nombreuses les indications thérapeutiques et les malades, qu'on admet dans ces établissements.

« Aussi l'appareil thérapeutique de ces établissements représente-t-il l'arsenal le plus riche, de manière que à côté d'un grand nombre de maladies aiguës presque toutes les maladies chroniques peuvent être traitées dans ces établissements.

« Mais, ajoute l'auteur, on y traite surtout :

1. L'anémie, la chlorose et autres troubles de la nutrition générale ;

2. Les processus rhumatismaux et inflammatoires chroniques, ainsi que les exsudats et les états congestifs ;

3. Les maladies nerveuses, qui forment le contingent principal de ces établissements ; en particulier les névroses fonctionnelles, neurasthénie, hystérie, hypocondrie, mélancolie.

4. Les affections organiques du système nerveux central et périphérique de tout genre, telles que tabes, myélites diffuses, atrophies musculaires, sclérose en plaques, névrites et névralgies ; et même la paralysie générale progressive à ses débuts ;

5. Enfin peuvent être faites ici les « *cures diététiques de privation* » (alcool et morphine).

Du reste on verra par les citations des prospectus de quelques-uns de ces établissements, combien sont variées les indications thérapeutiques, auxquelles ils prétendent répondre.

C'est que comme je l'ai déjà dit, l'établissement hydrothérapique en Autriche et en Allemagne ne répond pas à une formule thérapeutique spéciale, soit celle des maladies nerveuses ; il répond à toutes les formules thérapeutiques, dans lesquelles l'eau sous ses diverses formes combinée à l'électricité, au massage, à la gymnastique, à la cure d'air et de terrain, etc., constitue un des principaux éléments du traitement.

Et en réalité dans presque tous ces établissements on admet toute la pathologie des formulaires ou traités hydrothérapiques, à l'exception pourtant des maladies infectieuses aiguës et des vésanies graves.

Voici la liste avec quelques détails des principaux établissements de l'Autriche et de l'Allemagne, que j'ai pour la plupart visités.

Établissements hydrothérapiques en Autriche.

1. Dans le Tyrol, près de Meran, établissement *Hygiea*, sous la direction du Dr Schreiber, conseiller impérial. Situation très belle dans un grand parc avec installation hydrothérapique assez complète, salle spéciale pour gymnastique, etc. Excellente organisation des chambres et des salons.

2. Près de Salzbourg à une demi-heure de voiture de la ville, l'*établissement Parsch*, sous la direction du Dr Breyer ; situé en pleine colline verdoyante, jouissant d'un merveilleux panorama sur la vallée de la Salzach et sur toute la jolie ville

de Salzbourg, le mont des Capucins et dans le fond toute une chaine de montagnes neigeuses ; l'établissement est très confortablement installé pour le séjour des malades; le service hydrothérapique tout à l'allemande, presque exclusivement constitué pour les demi-bains et les maillots (Einpackung), est situé dans un pavillon à part.

3. Près de Ischl, station balnéaire très fréquentée de l'Autriche, l'établissement *Kaltenbach* à la tête duquel se trouvent deux médecins, Drs H. Hertzka et A. Winternitz.

Cet établissement est aussi dans une très jolie situation, au pied des montagnes du Wildenstein; il est composé de trois corps de bâtiments reliés par un promenoir couvert. L'organisation matérielle en est très confortable: chambres avec balcons et terrasses, salle de billard, bibliothèque et dans le parc tous les jeux classiques (crocket, tennis, boules, quilles, etc., etc.). L'installation hydrothérapique est moderne et munie d'appareils à percussion ; l'eau est fournie par les sources du Wildenstein et a une température constante de 6 à 7 degrés.

Mais en outre, dans cet établissement, on pratique le traitement minéro-thermal des eaux de Ischl.

4. Le plus important, le plus renommé, le plus fréquenté de tous les établissements hydrothérapiques de l'Autriche et de l'Allemagne est assurément celui du professeur W. Winternitz, situé dans la banlieue de Vienne, *Kaltenleutgeben*. Cet établissement constitue presque à lui tout seul un petit village ou mieux encore une petite station hydrothérapique. Il comprend en effet un casino spécial et des édifices pour les cultes. Le Dr Winternitz a sous sa direction six médecins, ses assistants, et le nombre des malades atteint et dépasse parfois le chiffre de 500; près de 2,000 malades passent parfois dans cet établissement au cours d'une saison.

C'est vraiment une immense organisation, qui est loin de correspondre aux types de nos établissements français. L'installation des appareils est très complète et permet d'appliquer là tous les procédés, tant français qu'allemands; et pourtant, au cours de ma visite, j'ai pu y acquérir l'impression, que le demi-bain restait encore la formule la plus usitée.

5. Près de Gratz, en Styrie, l'établissement *Eggenberg*, dirigé par le Dr Ballmann, dans une situation ravissante, montagneuse, avec une très jolie vue; installation hydrothérapique à l'allemande.

6. A deux heures de Gratz, *Saint-Radegund*, dirigé par le Dr Ruprich. Cet établissement, également très bien situé en montagne au milieu d'un bois de sapins constitue lui aussi presque un petit village hydrothérapique; il contient en effet plus de 20 maisons et villas.

7. *Gräfenberg-Freiwaldau*, dans la Silésie autrichienne, qui doit sa vieille réputation au célèbre hydropathe Priessnitz; il y a là plusieurs établissements sous la direction des Drs Hasanu, Emmel et Hatschek. Cette station est encore très fréquentée, bien que Wörishofen lui fasse une sérieuse concurrence. En 1893 elle a pourtant reçu plus de 3,000 malades.

8. A *Zuckmantel*, encore dans la Silésie autrichienne, se trouve l'établissement du Dr *Schweinburg*, ancien assistant du professeur Winternitz. Situé au milieu de bois de sapins dans la montagne, il est aussi très important et peut recevoir plus de 400 malades; son installation hydrothérapique, électro-thérapique et gymnastique est très complète, tant au point de vue des procédés français que des procédés allemands.

9. Aux environs d'Amstetten, l'établissement *Kreuzen* sous la direction du Dr *Fleischanderl*, également situé en demi-montagne et dans les bois de sapins; on trouve là une forme de bains que j'ai surtout rencontrée dans les établissements de bains proprement dits de certaines grandes villes de l'Allemagne et à Buda-Pesth : ce sont les « bains de vague » (Wellenbad), bains d'eau ordinaire à des températures variées, dans lesquels un mécanisme spécial agite l'eau

en formant de petites vagues très répétées dans la baignoire; on y trouve également une installation spéciale pour les « bains de soleil » (Sonnenbad) que j'ai retrouvée du reste dans un certain nombre d'autres établissements.

Établissements hydrothérapiques en Allemagne.

ROYAUME DE SAXE

1. *Königsbrunn*, près de Königstein, dans la Suisse saxonne; à une heure de Dresde en chemin de fer, sous la direction de deux médecins, les Drs Putzar et Sartig. Aux installations hydro-électro-thérapiques et gymnastiques habituelles ont été ajoutés des bains de sable, d'acide carbonique, de sel, de fer (patent Lippert), de boues et de sapins, ainsi que des inhalations chaudes et froides (patent Jahr); on y fait aussi les cures pour engraisser et pour maigrir.

Voici, du reste, la liste des indications que publie le prospectus de cet établissement : maladies nerveuses (neurasthénie, hystérie, insomnie, phobies, états convulsifs, maladies organiques); maladies de l'estomac et des intestins (dyspepsies, constipation, hémorroïdes); rhumatismes et podagre; maladies cardiaques; catarrhes; maladies constitutionnelles (syphilis, obésité, anémie); troubles sexuels (impuissance et pertes séminales); maladies de femmes; convalescence à la suite des maladies aiguës graves.

Cette variété de cas traités et de méthodes thérapeutiques utilisées, qu'on rencontre, je le répète, dans beaucoup d'établissements allemands, en dit assez sur la nature et le mode de fonctionnement de ces établissements.

2. *Schweizermühle*, encore dans la Suisse saxonne, également près de Königstein et à une heure de Dresde, vieil établissement, datant de 1830, par conséquent un des premiers,

sous la direction du Dr Léo, dans une très belle situation de vallée, comprenant cinq grandes maisons de cure et plusieurs villas. Là encor , on traite par toutes sortes de méthodes toutes sortes de maladies, tant du système nerveux que des voies respiratoires, des organes digestifs, etc.

ALLEMAGNE CENTRALE

Pour commencer par la capitale de l'Allemagne, Berlin, je dois dire que cette ville est loin d'être favorisée comme Paris, pour les établissements hydrothérapiques.

Il existe, à Berlin, deux maisons de santé très connues et vraiment considérables, c'est :

3. *Schöneberg*, sous la direction du Dr Lewinstein.

4. *Charlottenburg*, sous la direction du Dr Edel.

Dans ces maisons de santé, existe, en réalité, une division spéciale pour le traitement des maladies nerveuses; mais, en somme, ce ne sont pas des établissements hydrothérapiques, ce sont de vraies maisons de santé qui sont occupées surtout par des centaines d'aliénés.

La division des nerveux n'est séparée que par un mur des divisions voisines, et ces établissements, primitivement construits dans la banlieue de Berlin, sont aujourd'hui, en raison de l'extension de cette ville, situés sur de grandes artères où circulent des omnibus, des tramways, etc.; ils sont loin de présenter les conditions propres aux véritables établissements hydrothérapiques.

Dans les environs de Berlin existent, comme par exemple dans les environs de Paris, à Ville-d'Avray, à Bellevue, etc., deux ou trois installations de villas, destinées à isoler et traiter quelques nerveux sous la direction d'un médecin.

5. *Pankow*, à une demi-heure de Berlin en tramway, est un établissement hydrothérapique, dirigé par le Dr Gnauk, assez bien organisé au point de vue des appareils, avec un très

beau parc et paraissant réunir d'excellentes conditions de séjour et traitement.

6. *Lichterfelde*, très jolie villa, dans un parc superbe, où les Drs Goldstein et Lilienfeld dirigent le traitement de malades exclusivement atteints de troubles nerveux divers.

7. A *Reinbek*, dans les environs de Hambourg, petite station de campagne, où les Hambourgeois vont pendant l'été faire la cure d'air, existe l'établissement dit « *Sophienbad* » et dirigé par le Dr Hennings; établissement bien outillé d'appareils modernes pour l'hydro et l'électrothérapie et où l'on fait aussi de la pneumato-thérapie et de la cure d'Œrtel.

8. *Eckerberg*, près de Stettin, dans une situation vraiment superbe, qui l'a fait surnommer l'Eldorado du nord, est un établissement dirigé par le Dr Vick. Dans cet établissement existent deux ailes, destinées l'une aux messieurs et l'autre aux dames; il est alimenté par des sources de montagne, dont l'une, la source Priessnitz, est ferrugineuse. On y pratique tous les modes hydrothérapiques et en outre la cure de terrain, les bains de sable et de soleil. Là encore on reçoit toutes sortes de malades, des nerfs, de l'estomac, du bas-ventre; des catarrheux, des asthmatiques, des rhumatisants, des goutteux, des cardiaques, des scrofuleux, des syphilitiques, des malades de la peau, mais pas d'aliénés.

9. *Feldberg*, dans la province de Mecklembourg-Strelitz, est un petit établissement sous la direction du Dr Erfurt, dans une très belle situation; on y pratique d'une manière spéciale, outre l'hydrothérapie ordinaire, les bains d'air chaud localisés.

SILÉSIE ALLEMANDE

10. La province de Silésie est une des plus riches en établissements hydrothérapiques.

A *Obernigk*, près de Breslau, campagne qu'on fréquente pour la cure d'air, se trouve à quinze minutes de la gare l'établissement, *Felicienquell*, sous la direction des Drs Mann et Seidel-Obernigk ; situé en pleines collines boisées, dans un très beau parc avec petit lac, cet établissement comprend outre une bonne installation hydrothérapique, des bains de sapin, de sel et de boue ; on y traite toutes les maladies nerveuses, à l'exception des aliénés et la plupart des maladies chroniques respiratoires, circulatoires, digestives, rhumatismales.

11. A Olbersdorf, près de Landeck, station balnéaire très fréquentée, se trouve l'établissement « *Germanenbad* », où l'on pratique aussi à côté de l'hydrothérapie usuelle les bains de sable et de soleil.

12. Encore près de Landeck, l'établissement *Thalheim*, dirigé par le Dr Bartels, est très joliment situé au pied des montagnes dans la vallée de la Biel ; établissement important, pouvant recevoir plus de 400 malades.

13. *Schreiberau*, près de Petersdorf, est un établissement dirigé par le Dr Kloidt et situé à 700 mètres sur le versant est de la chaîne du Riesengebirge (montagne des géants), où existe une installation hydrothérapique moderne assez complète.

14. A Ziegenhals, petite ville de la frontière austro-allemande, se trouve l'établissement *Ferdinandsbad*, dirigé par le Dr Florian. Il comprend une grande maison centrale de 60 chambres et une villa plus petite de 30 chambres. L'hydrothérapie y est pratiquée d'après la méthode du professeur Winternitz, mais on y reçoit encore à côté des nerveux, des dyspeptiques, des anémiques, des obèses, des rhumatisants, des cardiaques, des eczémateux et même des tuberculeux au début.

THURINGE

La Thuringe contient aussi beaucoup d'établissements hydrothérapiques ; je cite seulement les plus importants, car dans toutes les stations climatériques et balnéaires, qui sont ici très nombreuses, on trouve des installations hydrothérapiques.

15. A Elgersburg on trouve trois établissements, le premier nommé *Schloss Elgersburg*, parce qu'il a été installé dans un ancien château, sous la direction du Dr Barwinski, le second qui porte le nom de son médecin, le Dr *Preiss;* et le troisième enfin, qui porte le nom de « *Bains du duc Ernest* », est dirigé par le Dr Schäfer.

Ces trois établissements sont bien installés au point de vue hydrothérapique et comportent en outre des bains de soleil. On y pratique enfin les méthodes que les Allemands ont résumées sous le nom de traitement par la nature (Naturheilmethode).

16. *Sonneberg*, près de Cobourg, établissement hydrothérapique, dirigé par le Dr Bauke.

17. A *Friedrichsroda*, station balnéaire, établissement hydrothérapique, sous la direction du conseiller sanitaire, Dr Kothe, très bien organisé, et celui-ci presque spécialement consacré au traitement des maladies nerveuses et surtout des neurasthéniques.

18. A *Ilmenau*, également station balnéaire de la Thuringe, deux établissements hydrothérapiques, l'un sous la direction du Dr Piper et l'autre sous la direction du Dr Hassenstein, plus spécialement consacré aux maladies nerveuses, bien que d'après la notice on y reçoive encore « des asthmatiques, des emphysémateux, des cardiaques, des scrofuleux, et qu'on y traite également les maladies de femmes et les maladies d'yeux ». En sont exclus les phtisiques et les aliénés. Les installations hydrothérapiques et kinésithérapiques y sont très complètes; mais on y fait encore des cures de bains minéraux, de bains de sapin, de lait, de petit-lait, d'herbes et de fraises (!!!)

19. A Bad *Liebenstein*, station balnéaire près d'Eisenach, se trouve l'établissement hydrothérapique du Dr Fülles, élève de Winternitz, situé au milieu d'un très beau parc,

auprès de montagnes boisées, très bien installé au point de vue hydrothérapique.

20. A Oberhof établissement *Marienbad*, dirigé par le Dr Weidhaas, situé à 840 mètres, au sommet de la forêt de Thuringe; comprend deux villas, où l'on reçoit presque exclusivement des malades nerveuses.

21. A *Wilhelmshöhe*, près de Cassel, établissement hydrothérapique important, et très bien organisé, sous la direction du conseiller sanitaire Dr Greveler, assisté du Dr Greger. On y traite surtout des nerveux et on y pratique les cures de Weir-Mitchell et d'Erlenmeyer.

HARZ

22. *Harzbourg*, station balnéaire du Harz, dans une très jolie situation, possède un « Kurhaus und Wasserheilanstalt für Nervenleiden und chronische innere Krankheiten » sous la direction du Dr Berliner avec un assistant.

23. *Ilsenburg*, encore une très jolie station balnéaire et climatérique du Harz au pied du fameux Brocken, qui joue un rôle dans le *Faust* de Gœthe (nuit de la Walpurgis), possède aussi un « Kurhaus und Wasserheilanstalt » situé au pied du Schlossberg et dirigé par le Dr Stephan; on y reçoit les malades nerveuses et la plupart des maladies chroniques à l'exclusion des épileptiques et des tuberculeux.

24. A *Suderode*, qu'on appelle le « Montreux du Harz », se trouve le « Kur und Wasserheilanstalt » du Dr Pelizaus; dans cet établissement d'ailleurs très complètement outillé, situé à mi-colline dans un magnifique parc, tout entouré de bois, il reçoit outre les nerveux beaucoup de chroniques et on y fait la cure d'hiver.

ENVIRONS ET BORDS DU RHIN

25. *Königstein*, petite ville entre Francfort, Hombourg et Wiesbaden, fréquentée par plus de 2,000 malades comme

station climatérique, se trouve la « Kuranstalt » du Dr Ameluug, très moderuement organisé et possédant une installation hydrothérapique complète ; on y traite les nerveux mais aussi tous les autres chroniques.

26. A *Michelstadt*, petite ville ancienne entre Francfort et Darmstadt. Etablissement hydrothérapique du Dr Scharfenberg, pouvant recevoir 80 malades dont nerveux surtout, puis anémiques, rhumatisants et convalescents.

27. A *Nassau*, entre Francfort et Wiesbaden, établissement hydrothérapique du Dr Pœnsgen, assez important, pouvant recevoir plus de 100 malades, très bien organisé et très complètement outillé d'appareils hydro et électrothérapiques.

A *Wiesbaden* et dans ses environs existent quatre établissements hydrothérapiques :

a. Le *sanatorium Lindenhof* à la sortie de la ville, dans un très beau parc ; installation excellente au point de vue du séjour et des appareils thérapiques, sous la direction de deux médecins : le Dr Brauns et le Dr Hezel.

b. La *Wasser-Heilanstalt Bad Nerothal*, également à la sortie de la ville, sur le passage du tramway à vapeur qui monte à Neroberg d'où l'on jouit d'une vue splendide ; encore une très bonne organisation à tous points de vue et spécialement consacrée au traitement des « Nervenleidende », sous la direction du Dr Gierlich, ancien assistant du professeur Jolly (de Berlin).

c. La *Kuranstalt Dietenmühle*, où l'on se rend par une route délicieuse sous bois, en quinze minutes, du Kursaal ; établissement très bien organisé et superbement situé au milieu des bois ; il est dirigé par les Drs Mueller, conseiller sanitaire et Friedländer.

d. Enfin le *Kurhaus für Nervenkranke* du Dr Plessner à Wiesbaden même, 37, Sonnenbergstrasse ; villa tout à fait réservée aux nerveux où l'on ne reçoit que quinze à vingt malades.

Près de *Coblenz*, le *Bad Laubbach*, aux bords du Rhin, Wasserheilanstalt, sous la direction du Dr Grosch.

Près de *Boppard*, sur les bords du Rhin, a été organisé dans un ancien couvent la *Wasser-Heilanstalt Marienberg*, qui peut recevoir 130 à 140 malades; il possède une installation hydro-électrothérapique complète et est dirigé par le Dr Hœstermann ; la situation est vraiment très belle, dominant le Rhin et dans un parc très ombragé.

Près de *Bendorf* (entre Coblenz et Neuwied) se trouve l'important établissement *Wasser-Heilanstalt Rheinau*, ou « Erlenmeyer's Sanatorium für Nervenkranke », construction superbe, isolée, dans un très beau parc, sur la rive droite du Rhin et organisé avec un grand confort; le pavillon hydrothérapique, très complètement outillé, est relié à l'établissement central par une grande « Wandelbahn », promenoir couvert. On n'y reçoit guère que des nerveux, des anémiques, des rhumatisants et des convalescents, à l'exclusion des aliénés ou autres malades nécessitant une trop spéciale surveillance.

A *Heidelberg*, la magnifique construction moderne du *Kurhaus Schloss Heidelberg*, merveilleusement située sur la colline du célèbre château, au milieu des prairies et des bois, ayant en face le panorama de la ville et de toute la vallée du Neckar ; cet établissement a été fondé sous les auspices du professeur Erb et est organisé d'une façon très complète et presque idéale avec des appareils très bien compris, dans des salles parfaitement construites. Cet établissement est dirigé par le Dr Dambacher, ancien assistant du professeur Erb.

A *Baden-Baden*, la célèbre ville d'eaux allemande, qui possède les deux plus grandioses établissements balnéaires qu'on puisse imaginer (car le Friedrichsbad et l'Augustabad sont de véritables palais de bains) existent, en outre, deux établissements hydrothérapiques, spécialement destinés aux nerveux :

a. Dr Emmerich's Heilanstalt für Nerven-Morphium-und

dergleichen Kranke », à dix minutes du Kurhaus, dans un très beau parc, près de la forêt et de la fameuse promenade Lichtenthalerallee : établissement moderne, très confortable, presque exclusivement destiné aux nerveux et où l'on fait les « cures de privation » pour les morphinomanes, alcooliques, cocaïnomanes etc.; installations hydrothérapique et électrothérapique complètes.

b. Le « sanatorium des Drs Frey et Gilbert », situé à quelques minutes du « Conversationshaus », au pied des monts Michael et Friesen, encore dans un très beau parc; installations pour douches, bains, massage, électricité, cure de terrain et même pneumatothérapie. Outre les malades nerveux on y reçoit la plupart des maladies chroniques et les convalescences.

FORÊT-NOIRE

Dans la partie la plus boisée de la forêt, entre Baden-Baden et Wildbad, a été récemment construit le Kurhaus Hotel Pfeiffer avec la *Wasser-Heilanstalt de Gernsbach*, dirigé par le Dr Kriesche et comportant une installation hydrothérapique toute moderne.

Encore entre Wildbad et Baden-Baden, dans une région très pittoresque de la Forêt-Noire, à 400 mètres, *Wasser-Heilanstalt Herrenalp*, où l'on reçoit surtout des nerveux, mais aussi des chroniques et même des tuberculeux au début.

A *Teinach*, deux heures de Stuttgart, toujours dans la Forêt-Noire, la « Wasser-Heilanstalt Willhemshöhe », sous la direction du Dr Wurm; mais en réalité il s'agit là d'une station thermo-minérale avec hôtels, casino, etc., et l'établissement hydrothérapique, d'ailleurs très bien organisé, reçoit toutes sortes de malades et utilise les plus divers traitements.

Toujours dans le Wurtemberg, mais en dehors de la Forêt-Noire, sur la ligne de Heilbronn-Heidelberg, aux environs de la petite ville de Gundelsheim sur le Neckar, la *Kur und Wasser-Heilanstalt Schloss Hornegg*, installé dans un grand château, pouvant recevoir plus de 100 malades ; on y fait les plus diverses cures (hydro, électrothérapie, gymnastique, cure de terrain, cure sèche, de raisins, de lait, régime végétarien, etc.), s'appliquant aux diverses maladies chroniques qu'on y reçoit, à l'exception des aliénés, des épileptiques et des tuberculeux.

Médecin-directeur : Dr Kleinmann.

BAVIÈRE

A *Alexandersbad*, petite station balnéaire, se trouve la « Wasser-Heilanstalt » du Dr Müller, auteur du remarquable et très complet traité de la *Neurasthénie* (Handbuch der Neurasthenie), cet établissement peut recevoir 80 malades, presque exclusivement des nerveux et est très bien installé au point de vue hydrothérapique.

A *München*, ou plutôt dans ses environs, existent trois établissements hydrothérapiques :

a. « *Brunnthal*, Wasser-Heilanstalt », établissement de vieille date, surtout organisé pour l'hydrothérapie allemande, entouré de très beaux parcs très ombragés.

Médecin-directeur : Dr Lahusen.

b. « Wasser-Heilanstalt *Thalkirchen*, sous la direction du Dr Stammler; établissement très bien situé, à trois quarts d'heure de la ville, au fond du « Bois de Boulogne » de Munich, tout entouré de bois et de prairies ; excellente organisation hydro, électro et kinésithérapique.

c. « *Neuwittelsbach* », sous la direction du Dr van Hösslin, ancien assistant du professeur Ziemssen ; excellent établissement dans le genre de nos établissements de la banlieue parisienne, entouré d'un charmant parc ; pavillon hydrothérapique très complètement organisé, en dehors de la maison de séjour ; presque *exclusivement consacré aux maladies* nerveuses.

Tels sont les principaux établissements hydrothérapiques que j'ai pour la plupart visités ; on trouve encore cités dans ce nombre, les suivants :

Arendsee, petite ville dans la Altmark, près d'un lac du même nom, à 25 kilomètres de Salzwedel : Wasser-Heilanstalt, dirigé par le Dr Hammacher.

Berg, près de Stuttgart, Wasser-Heilanstalt und Sanatorium für Nerven und Frauenkrankeiten. Médecins : Dr Wildermuth et Dr Herigen.

A *Berlin* « Wasserheil und Trinkanstalt des Vereins der Wasserfreunde », 9, Kommandantenstrasse, sous la direction du médecin sanitaire Dr Berckholtz.

« Kaltwasser-Heilanstalt und Admiralsgartenbad » 102, Friedrichstrasse, dirigé par le Dr Jarislowsky.

Berthelsdorf, en Silésie, 5 kilomètres de la station du chemin de fer, Reibnitz-Wasser-Heilanstalt. Directeur : Berger.

Bertrig, Wasser, Heilanstalt. Dr Luebike.

Bilin, en Bohême, station autrichienne sur la ligne du chemin de fer Dux-Pilsen, 200 mètres, Kuranstalt Sauerbrunn-Bilin. Médecin-directeur : Dr W. von Reuss.

Blasewitz, près de Dresde, Heil-Bade-Anstalt. Dr Kaphengst.

Hôtel und Kurhaus Saint-Blasien, dans la Forêt-Noire, nouvellement créé et très complètement organisé sous le point de vue hydrothérapique.

Brühl, près de Cologne, petite ville sur la rive gauche du Rhin, Wasser-Heilanstalt, non loin de la gare.

Eichwald, près de Teplitz (Bohême), Wasser-Heilanstalt Theresienbad. Dr Kurys.

Froherleiten, en Styrie, une heure de Graz, Wasser-Heilanstalt, fondé en 1868. Dr Seeliger.

Fürstenhof, en Styrie, près Kapfenberg, Wasserheilanstalt. Médecins : Dr Czerwinski et Dr Kupferschmied.

Gainfahren, près Vöslau, une heure de chemin de fer de Vienne. Wasserheilanstalt. Dr Friedmann.

Geltschberg, près Leitmeritz en Bohême. Kaltwasser Heilanstalt. Dr Pick.

Giesshübl-Puchstein, en Autriche, Trink, Bade, Milch, Molkenkur, und Wasserheilanstalt. Dr Gastl.

Gleisweiler, en Bavière, près de Landau, Wasserheilanstalt, Dr Schneider.

Godesberg, près Bonn sur le Rhin. Wasserheilanstalt. Dr Kug et Finkelnburg.

A *Görlitz*, en Silésie, Wasser Heilanstalt sous la direction du Dr Freise.

A *Goslar*, au Harz, Wasserheilanstalt *Theresienhof*. Dr Gellhorn.

Hainstein, près Eisenach en Thuringe. Wasser-Heilanstalt. Dr Köllner.

A *Halle*, sur la Saale, en Saxe, Kur u. Badeanstalt du Dr Schlurick.

Hals, près de Passau. Wasser-Heilanstalt. Dr Mayerhausen.

Hasfalva, en Hongrie, Wasser Heilanstalt.

Helenenthal, à Bade, près de Vienne, Wasserheilanstalt. Dr Podzahradzky.

Herkulesbad, en Hongrie, Kaltwasser-Heilanstalt.

Bad Hermsdorf, près Goldberg, dans la vallée de la Katzbach. Kaltwasserkur, Heilanstalt für Nervenkranke, Dr Leo.

Hofheim, en Bavière, Wasser Heilanstalt, Dr O. et R. Fenner.

A *Homburg*, près Francfort-sur-le-Mein, Wasser-Heilanstalt und Heilanstalt für Electrotherapie, Massage und Heilgymnastik du Dr Hünerfurth.

Horn, au lac de Constance. Wasserheilanstalt, Dr Frenkel.

Inowrazlaw, entre Bromberg et Posen, en Pologne prussienne. Wasserheil und Kuranstalt. Dr Warschauer.

Judendorf-Strassengel en Styrie (Autriche), Wasser-Heilanstalt. Dr Grossbauer et Falk.

A *Karlsbrunn* (Silésie autrichienne). Kaltwasserheilanstalt,

A *Karlsruhe*, en Bade, *Vierordtbad*, établissement de la ville. Dr Wunderlich et Morstadt.

Kellberg, près de Passau, Anstalt für Wasserheilverfahren. Dr Schreiber.

A *Kiel* (mer Baltique), *Margarethenbad*. Dr Hansen et Illing.

A *Kösen*, station balnéaire de Thuringe, Wasser-Heilanstalt *Borlachbad*. Dr Schütze.

A *Kowanowko*, en Pologne allemande, Wasser-Heilanstalt, verbunden mit Heil und Pflege-Anstalt für Nerven und Gemüths Kranke. Dr Winklewski.

Kreischa, près de Dresde, Wasser-Heilanstalt, Sanatorium für Nervenkranke. Dr Eckebrecht.

Kreuzen, au bord du Danube, en Autriche, six heures de Vienne. Wasser-Heilanstalt. Dr Fleischanderl.

Lauterberg, au Harz. Wasser-Heilanstalt. Dr Ritscher,

Marillathal en Hongrie, Wasser-Heilanstalt.

A *Mödling*, près de Vienne, Wasser-Heilanstalt Priessnitz-thal du Dr Weiss.

A *Muehldorf*, sur le Danube, Wasser-Heilanstalt *Prandhof*. Dr Hacker.

A *Mürzzuschlag*, en Styrie, au pied du Semmering, Wasser-Heilanstalt. Dr Ertl.

Oravieza, en Hongrie, Wasser-Heilanstalt Dr Hottenresch.

Perchtelsdorf, près de Vienne, Kaltwasser und Kiefernadel-Kuranstalt. Dr Stedry.

A *Pforzheim* dans la forêt Noire, Kur und Wasser-Heilanstalt. Dr Friedrich.

A *Reichenau*, en Autriche, Wasser-Heilanstalt *Rudolfsbad*. Dr Thomas.

Reimannsfelde près de Elbing, Wasser-Heilanstalt. Dr Pachnéo.

Rippoldsau, dans la forêt Noire de Bade, Wasser-Heilanstalt. Dr Siegfried.

Roznau, près de Radhorst, Kaltwasser-Heilanstalt.

Salzerbad, en Autriche, Wasser-Heilanstalt.

Schmecks, près d'Oderberg (Tatrabad), Wasser-Heilanstalt. Dr von Szontagh.

Seligenstadt, sur le Mein, en Hesse, Wasser-Heilanstalt du Dr Kleeblatt.

Stein, en Autriche, Wasser-Heilanstalt. Dr Munde et Vaupotic.

Stuer, au lac de Plau, en Mecklembourg-Schwerin, Wasserheilanstalt fondé 1845. Dr Barday.

A *Thal*, dans la forêt de Thuringe, Kur und Wasser-Heilanstalt *Luisenbad*. Dr Colin.

Tharandt, près de Dresde, Wasser-Heilanstalt. Dr Haupt.

Theresienhof, près de Goslar dans le Harz, Wasser-Heilanstalt du Dr Gellhorn.

Waldesheim-Gräfenberg, près de Düsseldorf, Wasser-Heilanstalt. Dr Siegel.

Wartenburg, en Bohême, Wasser-Heilanstalt. Dr Rissinger.

Wolfsanger, près de Cassel, Wasser-Heilanstalt. Dr Rexrodt.

Les établissements hydrothérapiques de la Suisse.

AUTOUR ET AUPRÈS DU LAC DE GENÈVE

1. Le plus important, le plus fréquenté, le mieux organisé est l'établissement hydrothérapique de *Divonne, situé en France* (département de l'Ain), à 2 kilomètres de la frontière suisse et au sud-ouest de Nyon. On y arrive par Genève ou Lausanne et les bateaux à vapeur du lac Léman jusqu'à Nyon et Coppet, de là par voiture ou omnibus de l'établissement à Divonne en une heure.

L'établissement est ouvert toute l'année, entouré d'un vaste parc, orné des plus beaux arbres. Il fut fondé en 1848 par le Dr Vidart père et offre aujourd'hui toutes les ressources de l'hydrothérapie moderne, la mieux organisée.

On utilise l'eau de la Divonne et celle de quatre sources jaillissant dans le parc même de l'établissement. L'eau est très fraiche, 6,5 à 7° en toute saison, et d'une grande pureté. La température moyenne de mai à octobre est de 18 à 14°, les maxima en juillet 28 à 30°. Le voisinage du Jura donne toujours de la fraicheur aux matinées et aux soirées.

Médecins : Dr Bottey, ancien interne de la Salpêtrière, et Dr Vidart fils.

Le Dr Bottey, notre très distingué collègue, est l'auteur de travaux très nombreux sur l'hydrothérapie et a publié dernièrement un traité complet auquel nous avons fait quelques emprunts : cet établissement est le rendez-vous classique des cures hydrothérapiques en été.

2. *Champel-sur-Arve*, dans le faubourg sud-est de Genève, sur une colline au milieu d'un parc avec de beaux ombrages. L'eau froide, employée à l'établissement hydrothérapique est celle de l'Arve, rivière qui descend des glaciers du Mont Blanc. Elle a une température moyenne de 10°, qui tombe parfois à 8 ou 9.

Cet établissement comprend plusieurs hôtels, qui peuvent recevoir de nombreux malades. Au centre de ces hôtels se trouve un pavillon spécialement consacré aux applications hydrothérapiques et le cabinet du médecin.

Dr Glatz, directeur.

Bex, 435 mètres, station du chemin de fer de Lausanne-Brigue, dans la vallée du Rhône, a des installations hydrothérapiques à l'hôtel des Salines : l'installation y est très bien composée et toute moderne : l'hôtel est admirablement situé et parfaitement tenu.

Dr Exchaquet, ancien interne des hôpitaux de Paris.

Lavey, près de Saint-Maurice, dans la vallée du Rhône, ligne de chemin de fer Lausanne-Brigue, a également une installation hydrothérapique toute moderne.

Dr Suchard, ancien interne des hôpitaux de Paris.

Enfin *Aigle* possède, à l'entrée de la vallée des Ormonts, dans un site vraiment superbe, une installation hydrothérapique très complètement outillée et très joliment emménagée : pavillon annexe du grand hôtel d'Aigle qui offre tout le confort moderne. Il est regrettable qu'une aussi belle organisation ne soit pas utilisée sous direction d'un médecin résidant. L'eau y est très pure, l'équivalente d'Evian, et très fraîche (7 à 9°).

AUTOUR ET AUPRÈS DU LAC DE LUCERNE (LAC DES QUATRE-CANTONS)

4. *Brestenberg*, 478 mètres, station de Boniswyl-Seengen de la ligne Lenzbourg-Lucerne ; de là, voiture postale (2 kilomètres). L'établissement hydrothérapique ouvert toute l'année, est un des plus anciens établissements de la Suisse, il fut fondé en 1844 par le Dr Erismann. Eau froide à 10°. L'établissement, installation complète, est situé tout près du lac de Hallwyl ; la vue est splendide sur la chaîne des Alpes, du Righi à la Jungfrau.

5. *Schœneck*, 760 mètres, à trois quarts d'heure de Beckenried (station du bateau à vapeur du lac de Lucerne), est admirablement placé sur une terrasse à plus de 300 mètres au-dessus du lac. Schœneck est au nombre des plus beaux établissements d'hydrothérapie de la Suisse.

Dr Wunderlich.

ENVIRONS DE ZURICH

6. *Albisbrunn*, 645 mètres, station de Mellmenstetten, sur la ligne de Zurich à Zoug ; de là, voiture postale en une heure, on y arrive facilement en voiture depuis Zurich (2 heures) ou depuis Zoug (1 h. 25 minutes).

L'établissement hydrothérapique, fort ancien, créé en 1830, est ouvert toute l'année. Entouré d'un parc, il offre tous les agréments de la campagne, la vue est très belle.

L'eau a une température de 11°.

Tout y est pratiqué suivant la méthode de Winternitz.

Dr Paravicini.

LIGNE DE WINTERTHOUR-CONSTANCE

7. *Mammern*, 407 mètres, station de la ligne Winterthour-Constance, ainsi que de la ligne de bateaux à vapeur Schaffhouse-Lac de Constance. L'établissement hydrothérapique est installé dans une ancienne abbaye, au bord du lac inférieur de Constance. Une section séparée de l'établissement est destinée spécialement aux affections nerveuses et reste ouverte en hiver. L'eau ne s'élève jamais au-dessus de 10°. Cure de Weir-Mitchell. Pour les cardiaques méthode d'Œrtel.

Dr Ullmann.

LAC DE BRIENZ

8. *Giessbah*, 660 mètres, à dix minutes de Brienz en bateau à vapeur. Chemin de fer funiculaire entre le débarcadère et l'établissement hydrothérapique. Le site, célèbre par ses cascades, est devenu une station médicale depuis la création d'un établissement hydrothérapique, assez bien installé, relié à l'hôtel par un passage couvert. Méthode d'Oertel.

Dr Mehlem.

CANTON DE ZOUG

9. *Schönfels*, 937 mètres; *Felsenegg*, 954 mètres. Station de Zoug, sur la ligne Zurich-Zoug-Lucerne. De là en voiture en une heure.

Ces deux établissements hydrothérapiques sont placés sur

une terrasse des pentes occidentales du Zougerberg, à proximité des forêts. L'eau est à 8 à 7°. Vue splendide sur les montagnes des cantons d'Uri et de Berne et sur une partie des lacs des Quatre-Cantons et de Zoug. L'air est vif, pur et frais.

10. *Schoenbrunn*, 698 mètres, station de Zoug de la ligne Zurich-Lucerne, de là, omnibus de l'établissement en une heure et demie.

L'établissement hydrothérapique se trouve à 282 mètres au-dessus du lac, protégé contre les vents. L'eau a une température de 7 à 9° environ et arrive à l'établissement avec une pression de trois atmosphères. Installation complète. Site admirable.

Dr Hegglin.

CANTON DE SAINT-GALL

11. *Buchenthal*, 510 mètres. Station d'Hitzwyl de la ligne Winterthour-Saint-Gall. De là en un quart d'heure, en voiture, à l'établissement.

Etablissement hydrothérapique d'après la méthode de Vienne sous la direction du Dr Wollensuck.

Établissements hydrothérapiques en France.

On peut les diviser : 1° en établissements hydrothérapiques de Paris et ses environs, et 2° en établissements hydrothérapiques de la province.

A Paris, je citerai l'établissement du Dr Keller, du Dr Béni-Barde, du Dr Sollier, du Dr Verrier-Pascal, du Dr Duval, et du Dr Descourtis ;

Dans les environs : l'établissement de Bellevue, l'établissement du Dr Guimbail à Neuilly et celui du Dr Raffegeau au Vésinet.

En province, je citerai :

Dans l'Est : *Benfeld* en Alsace (Dr Siffermann), *Gérardmer*, dans les Vosges (Dr Grenell), *Divonne*, dans l'Ain (Drs Vidart, Bottey et Roland);

Dans le centre : *Brioude* en Auvergne (Dr Dorel), *Serin*, près de Lyon (Dr Achard), à *Lyon* même l'établissement du Dr Couette, *Saint-Didier* dans le Vaucluse (Dr Bonamaison), *Bouquéron*, près de Grenoble (Dr Gaillard);

Dans l'Ouest, au *Tréport*, établissement du Dr Lemarchand, à *Mers*, l'établissement du Dr Michelet;

Dans le Sud-Ouest : à *Bordeaux*, l'établissement de Longchamps (Dr Delmas), près de Royan, l'établissement de *Saujon* (Dr Dubois);

Dans le midi : à *Lafoux*, l'établissement du Pont-du-Gard (Dr Ménard), à *Toulouse*, l'établissement du Dr Noguès, enfin à *Nice*, l'installation hydrothérapique du Hammam sous la direction du Dr Bonnal et l'établissement d'hydrothérapie et d'électrothérapie de Nice (Dr Levillain).

ÉTABLISSEMENTS HYDROTHÉRAPIQUES DE PARIS ET DES ENVIRONS

1° Etablissement d'hydrothérapie médicale du Dr Keller : Je dois à mon excellent confrère et maître, le Dr Keller, de citer en premier lieu l'établissement qu'il a créé en 1873, 127, rue du Faubourg-Saint-Honoré; c'est à lui que je dois les premières notions des pratiques hydrothérapiques et je suis heureux de pouvoir l'en remercier ici.

Cet établissement situé en plein centre du quartier de l'Élysée est organisé de façon à recevoir des pensionnaires et des externes : le Dr Keller fait lui-même les applications hydrothérapiques et l'organisation de ses salles de douches et de bains, munies de tous les appareils nécessaires, est parfaitement comprise : c'est sur elle que j'ai pris modèle pour l'établissement de Nice. Il s'agit là d'un véritable établissement neurothérapique, dont la réputation est universellement connue.

2° L'établissement d'hydrothérapie médicale du Dr Béni-Barde comprend deux installations :

L'une créée à Paris en 1870, rue de Miromesnil, 63, où l'on ne traite que des externes; ce n'est donc pas un établissement neurothérapique à proprement parler, mais une installation hydrothérapique, alimentée par l'eau d'une rivière souterraine à 35 mètres au-dessous du sol et renfermant une organisation de douches et de bains très complète. Depuis deux ans sous l'instigation des professeurs d'Arsonval et Bouchard et sous leur direction, a été faite une installation électrique, permettant d'utiliser les courants de haute fréquence sous forme de bains électriques, solénoïde, massage à grande vitesse, etc.

On ne reçoit pas de pensionnaires dans cet établissement; ils sont envoyés à l'établissement hydrothérapique d'Auteuil.

L'établissement hydrothérapique d'Auteuil est situé à l'entrée du Bois de Boulogne, dans un très beau quartier. Il comprend trois bâtiments isolés dans un grand jardin planté de beaux arbres, qui en rend le séjour très agréable; un grand préau entièrement clos, communiquant avec la salle des douches, a été aménagé pour les opérations de massage et les exercices de gymnastique : situé à une demi-heure des quartiers centraux de Paris, Auteuil y est relié par de nombreux moyens de communication (railway, bateaux, tramways, omnibus, etc.).

3. *L'institut d'hydrothérapie de Passy-Paris*, 6 et 8, rue de Laroche, quartier du Trocadéro, a été fondé par Fleury, le père de l'hydrothérapie scientifique, en 1871. Puis ce fut Pascal, qui le dirigea ensuite; il appartient au Dr Verrier, gendre de Pascal. On y peut recevoir des pensionnaires, mais il est surtout fréquenté par de nombreux externes. Très bien situé, à proximité du Bois de Boulogne, il est aussi très bien organisé pour les applications hydrothérapiques. Le Dr Verrier a per-

fectionné là l'ancienne douche filiforme de Salles Girons, dont il préconise l'usage dans les anesthésies tabétiques, hystériques, etc.; enfin on pratique là le procédé de Fraenkel pour la rééducation des mouvements musculaires chez les ataxiques.

4. *La Villa Montsouris*, 130, rue de la Glacière à Paris, est dirigée par le Dr Sollier, ancien interne des hôpitaux et chef de clinique de la Faculté, et la doctoresse Sollier-Dubois. Il s'agit là, au point de vue scientifique, du véritable établissement neurothérapique, dirigé par un spécialiste, dont les travaux sont bien connus et recevant exclusivement des malades nerveux, à l'exclusion des aliénés.

Cet établissement peut recevoir trente pensionnaires. Il contient tous les appareils classiques de l'hydrothérapie et de l'électrothérapie statique, galvanique et faradique. On y pratique l'isolement dans toute sa rigueur, et M. Sollier s'est fait connaître par son étude très consciencieuse de la méthode d'Erlenmeyer pour la démorphinisation rapide.

5. *L'établissement thermal de l'Élysée*, dirigé par le Dr Descourtis, est situé rue du Faubourg-Saint-Honoré, 108. En réalité ce n'est pas un établissement neurothérapique, mais une installation très complète de la plupart des procédés de la balnéo et de l'électrothérapie; outre les procédés hydrothérapiques proprement dits, le Dr Descourtis y pratique les douches médicamenteuses et plus particulièrement sulfureuses puis les bains de vapeur térébenthinés d'après le système du Dr Brémont, les bains d'air sec surchauffés, enfin les bains thermo-résineux et différentes autres méthodes de thérapie par les agents physiques.

6. *L'institut hydrothérapique du Vésinet* est dirigé par le Dr Raffegeau : il est admirablement situé à la campagne dans un magnifique parc; il peut recevoir une trentaine de pensionnaires; son installation hydro-électrothérapique est très complète, il possède en outre un gymnase et une salle d'orthopédie.

7. *Établissement hydrothérapique de Bellevue* (fondation du Dr Fleury) se trouve à quelques pas de bois de Meudon sur le coteau de Bellevue, un des plus jolis sites des environs de Paris. A égale distance (9 kilomètres) de Paris (gare Montparnasse) et de Versailles, il est entouré d'un grand parc admirablement boisé; il peut recevoir vingt-cinq pensionnaires et pendant l'été il compte de nombreux externes parmi les Parisiens, qui choisissent Bellevue comme villégiature ; il est classiquement outillé de tous les appareils nécessaires aux traitements hydro-électrothérapiques.

8. *Établissement hydrothérapique de Neuilly* sous la direction du Dr Guimbail.

ÉTABLISSEMENTS HYDROTHÉRAPIQUES EN PROVINCE

9. *L'établissement hydrothérapique de Benfeld*, sous la direction du Dr Siffermann, fondé en 1872, est situé au centre de l'Alsace, sur la ligne de chemin de fer qui la traverse dans toute sa longueur. Le site est très riant sur les bords de l'Ill, qui traverse le parc, lequel est très vaste et très bien planté. Cet établissement, ouvert toute l'année, reçoit des pensionnaires et des externes; il possède une installation hydrothérapique complète, mais on y pratique aussi l'aérothérapie d'après la méthode et les appareils de Waldenburg.

10. *L'établissement hydrothérapique de Gérardmer*, dans les Vosges, sous la direction du Dr Greuell, n'est ouvert que du 15 mai au 1er octobre ; il est situé à 700 mètres d'altitude, au milieu de sites très pittoresques. Il ne reçoit pas de pensionnaires, les malades demeurent dans les hôtels et villas voisines; il s'agit en réalité d'une installation hydrothérapique, mais très complète et parfaitement disposée dans une station d'été, vraiment très séduisante.

11. *L'établissement hydrothérapique central d'Auvergne* n'est autre que l'établissement très connu de Brioude, sous la direction du Dr Dorel; il est très fréquenté, surtout pen-

dant l'été ; très confortablement installé, il possède tous les appareils hydro et électrothérapiques nécessaires.

12. *L'établissement hydrothérapique de Serin*, près de Lyon, quai de Serin, 69, est un des plus anciens de France ; il a été fondé en 1843 : distant de Lyon de 4 kilomètres, il est situé sur les bords mêmes de la Saône et entouré d'un grand parc, admirablement boisé. Les bâtiments sont anciens, et peuvent recevoir de 30 à 40 pensionnaires. On y pratique outre l'hydrothérapie ordinaire, les bains de vapeur térébenthinés et les bains thermo-résineux : cet établissement est sous la direction du Dr Achard.

13. A *Lyon* même, existe un établissement hydrothérapique admirablement disposé et très complètement muni de tous les appareils hydrothérapiques ; c'est presque un modèle d'installation de ce genre ; mais il ne traite que des externes. Cet établissement est sous la direction du Dr Couette, bien connu par ses travaux sur l'action thermique des procédés hydrothérapiques.

14. *Le grand établissement hydrothérapique de Saint-Didier* (Vaucluse) a été fondé en 1862, par le Dr Masson au milieu d'un des sites les plus pittoresques de la Provence dans l'ancien château seigneurial des Thézan, près du petit village de Saint-Didier. Il est placé à l'entrée du vallon entre le mont Ventoux et les dernières ramifications vauclusiennes des Alpes : cette situation et cette construction seigneuriale parfaitement conservée donnent un grand relief à cet établissement, qui possède d'ailleurs une installation hydrothérapique et électrothérapique très complète, ainsi que des bains de vapeur térébenthinés ; il est en outre entouré d'un très beau parc, muni d'une salle de théâtre, et constitue en somme une sorte de véritable station hydrothérapique, il est dirigé par le Dr Bonamaison.

15. *L'établissement hydrothérapique de Bouquéron*, près de Grenoble, est également installé dans un ancien château et placé de même dans une situation superbe avec une vue

magnifique sur la vallée de Grésivaudan. Il est distant de Grenoble à une demi-heure de voiture; parfaitement organisé comme séjour, il est muni de tous les appareils hydrothérapiques usuels. Mais cet établissement n'est ouvert que pendant l'été, du 1er avril au 1er novembre, il peut recevoir de quatre-vingts à cent malades et est sous la direction du Dr Gaillard.

16. *L'établissement hydrothérapique du Dr Lemarchant, au Tréport*, est bien connu par les travaux de l'auteur sur les applications hydrothérapiques de l'eau de mer chaude, ainsi que sur les douches à température et à percussion très élevées; c'est là une des caractéristiques de cet établissement, qui, situé dans une station balnéaire fréquentée, traite beaucoup d'externes pendant l'été et peut recevoir des pensionnaires toute l'année.

17. *L'établissement hydrothérapique médical de Mers* (Somme) a été fondé par le Dr Michellet, à Mers, station balnéaire des bords de la Manche; il n'est séparé du Tréport que par une vallée de 500 mètres. Là encore le Dr Michellet emploie de préférence l'eau de mer pour ses douches : il utilise également les pressions fortes jusqu'à 6 et 7 kilogrammes par centimètre carré et se sert de l'air comprimé pour produire et régler cette pression. Cet établissement ne reçoit pas de pensionnaires : c'est donc une installation hydrothérapique très bien organisée dans une petite ville d'eau maritime.

18. *L'institut d'hydrothérapie et d'électrothérapie de Longchamps*, à Bordeaux, a été fondé, en 1859, par le Dr Paul Delmas, bien connu par son remarquable traité d'hydrothérapie médicale. Longchamps est situé au centre de Bordeaux, près des Quinconces, en face du Jardin des Plantes, au milieu d'un très beau parc. C'est un très bel établissement, très complètement et largement installé, contenant les appareils pour l'hydrothérapie simple, les bains et douches de vapeur térébenthinés, les fumigations, pulvérisations et inhalations d'eau minérale, les bains et douches d'acide carbonique, et,

enfin, les salles spéciales pour l'électricité, le massage et la gymnastique médicale. Cet établissement, dirigé par les Drs Paul et Eugène Delmas, médecins inspecteurs des services hydrothérapiques des hôpitaux de Bordeaux, traite beaucoup d'externes, et peut recevoir trente ou quarante pensionnaires. Il peut, en outre, servir de maison de convalescence, et une salle d'opération, construite d'après les données modernes de l'antisepsie, y est ouverte à tous les chirurgiens de la ville.

19. *L'établissement hydrothérapique de Saujon*, près Royan, est dirigé par le Dr Dubois; c'est un établissement qui ne reçoit pas de pensionnaires, mais est constitué par une superbe installation, munie de tous les appareils classiques pour l'hydrothérapie, l'électricité et le massage; une façade monumentale en colonnades avec péristyle et porte d'entrée, donnant accès aux salons de lecture et de conversation, grand hall somptueusement décoré, cabines avec baignoire de marbre, salle de théâtre, etc. Cet établissement n'est ouvert que pendant l'été, traite chaque année de deux cents à trois cents malades. Il est situé à dix minutes de Royan, et comme le dit le Dr Dubois lui-même, remplit plutôt les indications d'un établissement thermal-hydrothérapique.

20. *L'établissement hydrothérapique du Pont-du-Gard*, fondé, en 1854, par le Dr Fabre, est dirigé aujourd'hui par le Dr Ménard, et plus connu sous le nom d'établissement de Lafoux : il s'agit là d'un véritable établissement neurothérapique, ouvert toute l'année, pouvant recevoir vingt-cinq à trente pensionnaires; il est situé sur les bords du Gardon, au pied de collines verdoyantes, dans un parc bien ombragé; Lafoux est une station de chemin de fer de Nîmes à Lyon, et l'établissement est à deux cents mètres de la gare. Il est muni des appareils hydro électrothérapiques d'usage.

20. *La maison de santé pour maladies nerveuses et hydrothérapie médicale du Dr Noguès*, est située à Toulouse, 34, quai de Tunis. C'est encore un véritable établissement neu-

rothérapique, spécialement établi pour le traitement des maladies nerveuses organiques et fonctionnelles et de la morphinomanie. On y peut recevoir environ trente pensionnaires; son installation hydrothérapique est très complète et fonctionne sous la direction du Dr Noguès; le service de l'électrothérapie est confié au Dr Destarrac et un autre service spécial de massothérapie et de gymnastique suédoise est dirigé par le Dr Bodin.

22. Enfin, je ne puis terminer sans rappeler le plus important de tous nos établissements hydrothérapiques français, c'est-à-dire le grand établissement hydrothérapique de *Divonne*, que j'ai déjà décrit dans la liste des établissements hydrothérapiques des bords du lac Léman.

CONCLUSION

Ainsi qu'on a pu le voir en parcourant cette longue liste de « Wasserheilanstalten », les établissements hydrothérapiques allemands sont loin de ressembler aux établissements hydrothérapiques français.

En Allemagne, en Autriche et dans la partie allemande de la Suisse, où se trouvent la plupart des établissements de ce pays, on a continué la tradition de Priessnitz de Gräfenberg, et on accepte dans presque tous ces établissements, toutes sortes de malades nerveux, viscéraux, organiques, dyscrasiques, chirurgicaux même, qui peuvent être soignés par les procédés hydriatiques.

On a pu s'en rendre compte en parcourant la liste des indications qui se trouve ajoutée à la notice concernant quelques-uns de ces Wasserheilanstalten.

Aussi n'est-il pas surprenant que ces établissements, véritables maisons de santé générale, auxquels il ne manque que les maladies aiguës, les opérations chirurgicales et les aliénés, prennent souvent une extension considérable et puissent recevoir 250 à 300 et jusqu'à 500 malades; tel le grand établissement du professeur Winternitz, à Kaltenleutgeben; le Parsch, à Salzburg; tel encore Schöneck, sur les bords du lac des Quatre-Cantons.

Mais ce n'est pas tant encore le nombre des malades, qui est à considérer ici, car on pourrait citer chez nous le superbe établissement de Divonne, également très fréquenté et spécialement consacré aux cures hydrothérapiques.

C'est surtout leur variété, leur incroyable mélange, où presque toute la pathologie médicale chronique est représentée depuis les maladies de la peau jusqu'à la tuberculose pulmonaire, du moins à ses débuts.

On trouve là, réunis pêle-mêle, des catarrheux et des ataxiques, des rhumatisants déformés et des hystériques, des brightiques et des neurasthéniques, des cardiaques et des mélancoliques, etc., etc.

A côté de ces immenses organisations thérapeutiques, à prétention hydrothérapique prédominante, existent pourtant quelques établissements exclusivement destinés au traite- des maladies nerveuses.

En voici la liste, publiée dans le « Führer durch die Privat-Heilanstalten Deutschlands, Oestreichs und der Schweiz von P. Boyer », sous la désignation de *Kuran stalten für Nervenleiden.*

A *Ballenstedt*, dans le Harz. Nerven-Heilanstalt pour 25 malades. Dr Wiedemeister.

A *Berg*, près de Stuttgartt. Lenze's Sanatorium für Nerven und Rückenmarksleiden. Dr Wildermuth.

A *Berlin*, Anstalt du professeur Eulenburg, Lutzowstr, 63.

— Klinik für Nervenkranke du professeur Dr Mendel, Dorotheenst., 8.

— Heilanstalt für Nervenkranke du Dr Sturm, Königrätzerstr., 20.

A *Blankenburg*, dans le Harz Kuranstalt für Nervenkranke des Drs Müller et Rehm.

— Heilanstalt für Nervenleidende du Dr Eyselein.

A *Blankenburg*, en Thuringe. Heilanstalt für Nervenkranke Villa Emilia.

— *Villa Charlotta*, Kuranstalt für Nervenleidende. Drs Woekenroder et Sigismund.

A *Bockenheim*, entre Francfort et Hanau. Sanatorium pour 70 malades du Dr Rosenbaum.

A *Bonn*, sur le Rhin, Heilanstalt fur Nervenkranke, Dr Schmitz.

— Nerven-Heilanstalt *Victoria*, dans les sept montagnes (Siebengebirge). Dr Kahn.

A *Caunstadt*, près de Stuttgart. Établissement pour 6 à 8 malades. Dr Ruehle.

Catzenelnbogen, près de Wiesbade. Heilanstalt pour 12 malades. Dr Praetorius.

A *Eisenach*, en Thuringe. Kuranstalt für Nervenleidende du Dr Koellner.

Eitorf sur la Sieg, près de Bonn. Pensionnat für Nervenkranke. Dr Mayer.

Ermatingen, au lac de Constance. Heilanstalt für Nervenleidende. Dr Maegeli.

A *Godesberg*, sur le Rhin, près de Bonn. Sanatorium für Nervenleidende. Dr Oberdoerffer.

A *Graz* en Autriche. Sanatorium *Mariagrün*, fondé par le professeur Krafft-Ebing, dirigé par les Drs Gugl et Stehl.

A *Goslar*, dans le Harz. Heilanstalt *Marienbad* für Nervenleidende. Dr Servaes.

A *Halle* sur la Saale (Saxe). Anstalt für Nervenkranke. Dr Seeligmüller.

Idstein, près de Francfort. Pensionnat für Nervenkranke. Dr Justi.

Johannisberg, près Wiesbade. Kuranstalt für Nervenleidende du Dr Hecker, qui a également un établissement à Wiesbade en hiver.

A *Constance*, au bord du lac de Constance, Heilanstalt für Nervenkranke du Dr Fischer, assisté du Dr Muehlberger et deux assistants, pour 100 malades.

Près de Constance, *Kreuzlingen*. Asyl für Nervenleidende. Dr Mueller-Pauly.

Lauban, en Silésie. Pensionnat für Nervenleidende, pour 10 malades. Dr Hartwich.

Muhlenthal, près de Wernigerode dans le Harz. Kuranstalt für Nervenleidende. Dr Bornemann.

A *Munich*. Heilanstalt für Nervenkranke, Briennerstr., 40, du Dr Marschall.

Rheinbach, près de Bonn. Kurhaus für Nervenkranke *Villa Maria*. Dr Gerhartz.

A *Stuttgart*, Ottilienhaus Sonnenberg, clinique du Dr Wildermuth für jugendliche (jeunes) Nervenkranke.

A *Tharandt*, près de Dresde, Villa Sanitas. Kurhaus für Nervenkranke. Dr Haupt.

A *Urach*, près de Stuttgart. Sanatorium für Nervenleidende, 15 malades. Dr Kluepfel.

Witzenhausen, près de Cassel. Anstalt für Nervenkranke. Dr Collmann.

Histoire du curé et de la Méthode « Kneipp ».

Wörishofen et les Wasserheilanstalten de Kneipp.

Avant de clore cette rapide étude des établissements hydrothérapiques de l'Allemagne, il m'a paru intéressant d'intercaler ici la curieuse histoire qui a fait et fait encore tant de bruit, l'histoire du curé Kneipp, « le Priessnitz des temps modernes » comme on l'a appelé : elle n'est évidemment placée ici qu'à titre d'anecdote, n'ayant en réalité aucun intérêt scientifique proprement dit. Et si je parle des « Kneippschen Wasserheilanstalten » ce ne sera que d'une façon générale, aucun d'eux ne méritant l'honneur de figurer dans une étude scientifique des établissements hydrothérapiques médicaux.

Je suis allé moi-même passer quelques jours dans ce curieux village de Wörishofen ; j'ai assisté pendant toute une semaine aux consultations du Kurhaus de l'abbé Kneipp et ces quelques notes sont rédigées d'après documents pris sur place.

Je suis allé là-bas, au cours de mon voyage d'études en Autriche-Allemagne, parce que je n'ai pas, comme beaucoup pourraient le supposer, après la lecture de ces notes, de parti pris officiel.

Je n'appartiens malheureusement pour moi, à aucun corps académique ou universitaire ; mais j'ai le profond respect des travaux dus à mes maîtres, et c'est au nom de la science générale, que je tiens à m'élever contre les prétentions d'une soi-disant « science instinctive ou naturelle », qui veut faire table rase de tout ce qui a été acquis antérieurement au prix de tant d'efforts et de tant de génie.

On a mis le curé Kneipp et sa prétendue méthode sur un piédestal au bas duquel on voudrait voir s'agenouiller les Laennec et les Trousseau, les Charcot et les Pasteur.

Si l'on admettait les théories médicales de Kneipp, la découverte de l'auscultation qu'il fait fi de pratiquer, la précision des observations cliniques, la théorie des localisations cérébrales, la doctrine enfin des microbes et des virus, tout cela serait purement affaire d'art et de curiosité et ne servirait de rien à la guérison des malades.

Je ferai remarquer qu'ainsi parlent les Kneippistes : je tiens ces propos de leurs bouches et certains médecins Kneippistes ne se gênent pas pour les imprimer dans les « Kneippsche Blätter ».

Le principe est ici beaucoup plus simple que toutes nos théories et nos découvertes : il se résume en ces quelques mots : *la maladie est la saleté du corps et l'eau est ce qui nettoie le mieux.*

« C'est dans le ruisseau limpide, dans la rivière et à la fontaine, que coule le remède si efficace, l'eau : comment l'eau doit-elle guérir? Ecoutez! Quand la mère de famille veut blanchir sa toile, elle la trempe dans l'eau, l'arrose souvent et l'expose ensuite aux rayons du soleil.

« L'arrosement dissout les éléments brutes et le soleil les extrait tous. Quand la toile est blanchie d'un côté, le même procédé la blanchira de l'autre.

« Autre chose encore : la maîtresse de la maison se sert parfois de la lessive, qui exerce sur la toile une action plus vive et plus prompte que l'eau. Nous aussi, nous pouvons préparer de ces lessives, pour servir de résolutif plus énergique : nous faisons cuire dans l'eau différents végétaux, des plantes, et voilà une excellente lessive pour le blanchissage du corps, c'est-à-dire pour la guérison des maladies. »

Je viens de citer les paroles mêmes du curé Kneipp, qui résument admirablement sa simplice doctrine et maintenant j'arrive aux faits.

Wörishofen est un petit village de la Souabe d'environ 1,200 habitants, situé à deux heures de la capitale de la Bavière, Munich, sur la ligne Buchloë-Memmingen; il est desservi par la station de Turkheim, d'où l'on prend des diligences, landaus et autres voitures, qui conduisent en trois quarts d'heure au village par une route étroite, mal entretenue, au milieu d'une grande plaine monotone, coupée de quelques sapinières. Il n'y a pas toujours assez de voitures à la gare : on peut alors s'y rendre à pied, à cinq kilomètres.

C'est vraiment curieux de voir tous les jours à l'arrivée des trains de Turkheim, la longue file de véhicules de toutes sortes, qui se déroule sur la petite route : on a tout à fait l'impression d'un véritable pèlerinage.

« Quelle variété de souffrances parmi les voyageurs débarqués! Ici, c'est une vieille dame qui boite et sort du wagon appuyée sur le bras de sa fille; là c'est une jeune poitrinaire aux yeux caves et au visage pâle, accompagnée de sa mère; plus loin c'est un vieillard aux traits amaigris, qui abrite sous un chaud manteau son corps débilité; c'est encore une paysanne toute paralysée, qu'on sort à grand'peine de son compartiment et d'autres, d'autres encore. »

Ne croirait-on pas en réalité à un débarquement de malades près de la miraculeuse Grotte?

« Dans mon coupé, continue cet historien de Kneipp, nous nous trouvâmes réunis plusieurs allant à Wörishofen; tout naturellement on vint à parler du savant curé, et tous citaient des exemples de guérisons remarquables, qui les avaient décidé à se mettre en route. »

Ne croirait-on pas, au style près, lire une description comme celle qu'a tracée Zola, de main de maître, dans sa belle étude de Lourdes?

Mais Wörishofen est loin de présenter le grand attrait de Lourdes : c'est un vrai petit trou, par les jours de pluie, noir, boueux et sale, triste et plat, sans aucun charme. C'est, comme l'a écrit Grimm « un village de pays souabe, un vrai village de paysans, inélégant au possible, exempt de pittoresque, plus exempt encore de tout ce qui peut ressembler au confortable moderne ».

Ce qui frappe le plus en arrivant, ce sont les singulières rencontres qu'on fait (je cite encore Grimm) : « de nombreux promeneurs de tout âge, sexe et condition; lesquels déambulent par les sentiers, arpentant les terres labourées, vaguent par les prairies, circulent à travers les sapinières, tout cela, en un singulier équipage : ils ont tous les pieds nus. Oui, ils vont pieds-nus, et cela quelque temps qu'il fasse et quel que soit l'état du sol : si la terre est détrempée de pluie, cela ne les arrête pas; si l'herbe est ruisselante d'eau, tant mieux! si le gazon est emperlé des craquelantes cristallisations du givre, c'est délicieux : du vrai nanan, pour ces étrangers va-nu-pieds, la neige même ne les déconcerte pas ».

Or, il n'y a rien là de spécial, ni eau minérale quelconque, ni site pittoresque, ni altitude élevée, ni faculté célèbre, ni vierge miraculeuse! Il y a là seulement le fameux curé Kneipp, qui se défend d'ailleurs de toute prétention au miracle, mais qui, depuis Priessnitz, est le premier à avoir créé une telle vogue vers l'antique procédé de la cure par l'eau froide.

C'est pourtant là que viennent par milliers des malades de tous les coins de l'ancien et du nouveau monde, de la Perse, de la Chine et des deux Amériques. On compte plus de 30,000 baigneurs par an : pendant la semaine que j'y ai passée en juin on a enregistré 1,017 arrivées de malades.

Il en vient de toutes les séries sociales : les plus misérables haillons y côtoient les marquis, les ducs, les princes et les rois (de la finance).

Il faut vraiment être naïf et ne pas s'être donné la peine d'y réfléchir pour se laisser prendre à une telle duperie au point de vue scientifique, je parle : à distance la chose paraît ainsi déjà, et c'est ainsi que l'avaient jugée depuis longtemps, des noms célèbres de l'Allemagne, des professeurs instruits, tels que von Ziemssen, Krafft-Ebing, Löwenfeld, Erb, etc., dont l'autorité scientifique et l'impartialité doctrinale et professionnelle ne sauraient être suspectées.

Mais quand on est allé là-bas, qu'on a vu les gens et les choses de près, on est encore mieux édifié, et l'on peut fournir des arguments *ad hominem* pour étayer l'opinion que j'en expose.

Loin de moi la pensée d'attaquer l'homme qui est à la tête de ce mouvement : l'abbé Kneipp est en dehors de toute critique : il est personnellement très respectable, très dévoué et très charitable : il considère comme son principal devoir de secourir et de soulager les autres, ayant lui-même connu la maladie et la misère : il croit avoir trouvé une méthode simple, non coûteuse et non dangereuse, et c'est pourquoi il la prêche en apôtre enthousiaste. C'est un convaincu, un désintéressé, un honnête, qui croit sincèrement avoir découvert dans l'eau la panacée de tous nos maux et la pierre philosophale de la santé.

Sébastien Kneipp est né en 1821, d'une famille pauvre de tisserands, à Stephansried, petit hameau de la paroisse d'Ottobeuren, dans la Souabe. Il fut d'abord employé aux travaux des champs, puis on lui apprit le métier de tisserand, et longtemps sa besogne fut de tisser cinq aunes de toile par jour ; mais dès l'enfance il fut attiré vers la religion et bientôt eut le vif désir d'y consacrer sa vie. Il en fut détourné par plus de vingt prêtres, auxquels il s'adressa, mais qui le considéraient comme trop âgé pour commencer ses études et trop dénué de ressources : ces échecs et ces refus assombrirent son caractère et le rendirent déjà triste et taciturne.

Ce fut seulement à vingt et un ans qu'il rencontra un prêtre bienveillant, qui consentit à l'instruire : il quitta alors son village pour Gronenbach, où, admis chez le maire comme domestique, il put obtenir les loisirs utiles à ses études : il travailla si bien que deux ans après, à vingt-trois ans, il entra au gymnase de Dillingen.

« Mais, dit son historien, les fatigues corporelles et intellectuelles avaient déjà ébranlé sa santé, et pendant les quatre ans qu'il passa au gymnase, *il se surmena* de telle façon, pour rattraper le temps perdu, que son cerveau ne put supporter un si grand effort intellectuel. De plus, il *se nourrissait fort mal*, ne pouvant dépenser que 25 à 30 centimes par jour. « Le matin, raconte-t-il lui-même, je ne prenais rien ; à midi je me procurais pour trois kreuzer de viande et pour un kreuzer de pain; mon souper comprenait une soupe de la valeur de deux kreuzer et un morceau de pain. »

A ce régime ses forces s'en allaient grand train, bien qu'il fût soigné par un médecin militaire, qui s'intéressait beaucoup à lui et lui fit, en deux ans, cent quatre-vingt-dix visites, essaya en vain sur lui tous les remèdes et lui amena plusieurs autres médecins en consultation.

« De temps en temps *un séjour à la campagne le remettait* pour quelques jours; mais *dès qu'il reprenait ses études, il retombait* plus bas; le pauvre étudiant n'avait plus de courage : avoir surmonté tant d'obstacles pour pouvoir faire ses humanités et être au bout du compte *incapable de tout effort intellectuel*, c'en était trop !

« Moi-même, écrit-il, *j'avais renoncé à tout espoir*, quand un jour j'allai avec un de mes condisciples à la bibliothèque, *moins pour y lire, j'en étais incapable*, que pour me distraire. Comme je ne savais quel livre demander, on me présenta un catalogue : je le feuilletai d'un doigt négligent, et mes yeux tombèrent fortuitement sur le traité d'hydrothérapie du Dr Hahn : ce titre me frappa, et je me fis donner le volume.

« J'y vis que l'eau peut guérir toutes les maladies : c'était pour moi l'étoile du matin d'un meilleur avenir. »

C'est en effet là le point de départ de toute l'histoire de Kneipp, et en somme il s'agit d'un incident très simple et doublement intéressant à mon point de vue.

Le jeune abbé Kneipp n'a été, selon moi, qu'un vulgaire

neurasthénique, guéri par la méthode vulgaire de l'hydrothérapie. Neurasthénique? il en a toutes les causes : contrariétés des refus du début, privations dues à sa pauvreté, enfin surmenage intellectuel au delà de ses moyens. Il en a présenté, d'après ce qu'il écrit lui-même, les deux plus importants stigmates, c'est-à-dire l'*asthénie psychique*, allant jusqu'à l'*impuissance de lire*, et le *découragement moral*. En outre l'hésitation du diagnostic des médecins qui le soignaient, hésitation qui s'explique facilement par l'ignorance où on était à cette époque de la neurasthénie, enfin l'inefficacité des remèdes et traitements usuels ne font que confirmer cette manière de voir, et si Kneipp eût été dès ce moment meilleur clinicien, il eût ajouté vraisemblablement au tableau de ses malaises les troubles dyspeptiques, l'insomnie et la fatigue musculaire.

Après avoir lu le traité d'hydrothérapie en question, qui a pour titre : *Kraft und Wirkung der frischen Wassers* (puissance et effet de l'eau fraiche), et qui eut quatre éditions à Breslau de 1738 à 1764, Kneipp se mit à l'œuvre et fit sa cure d'eau froide en se plongeant dans les eaux du Danube deux ou trois fois par semaine, au cœur même de l'hiver.

Il s'améliora et put enfin faire sa philosophie pour entrer au grand séminaire de Munich, où il continua sa cure en cachette et finit par se guérir. C'est alors que *déjà enthousiaste* du résultat, il commença à soigner ses condisciples affaiblis et en particulier l'un d'eux, considéré comme tuberculeux au début ; et, *dès ce moment, sa foi était telle en la méthode, que, pour l'appliquer, il descendait chaque nuit dans la cour avec son malade « en sautant par la fenêtre » : là il prenait l'eau d'un bassin et malgré des froids de — 10 à — 12°, il le déshabillait et lui administrait une lotion froide.* Or il arriva que le séminariste malade cessa de tousser et reprit peu à peu toute sa vigueur.

Le bruit de cette cure fit bientôt du jeune abbé Kneipp le médecin le plus consulté de l'établissement.

Le voici consacré prêtre en 1852, et après avoir été vicaire à Bieberbach et à Augsburg, il est nommé chapelain du couvent des dominicaines à Wörishofen[1]. C'est depuis lors qu'on se rend à ce village, des villages voisins d'abord, puis de Munich, d'Augsburg, bientôt de toute l'Allemagne, et aujourd'hui de tous les coins de l'Europe et même du nouveau continent.

En effet, le curé Kneipp a suivi là la même évolution que le paysan Priessnitz à Gräfenberg : après s'être guéri lui-même par l'eau froide, il a guéri quelques-uns de ses camarades, de ses collègues, et ceux-ci, curés dans le voisinage, lui ont envoyé les malades de leurs villages ; puis sa réputation s'est étendue aux villes et ainsi de suite.

Mais ce qui explique surtout la grande réputation de Kneipp, c'est la publication de son premier volume, intitulé : « *Meine Wasserkur* » (Ma cure d'eau). En moins de cinq ans, il s'en est vendu en Allemagne près de 200,000 exemplaires. Un second volume : « *So sollt Ihr leben* » (Ainsi vous devez vivre), parut en 1889, et contribua encore à ses succès : 60,000 exemplaires furent enlevés en moins d'un an.

A côté de ces volumes on pourrait en citer beaucoup d'autres : il y a vraiment toute une bibliothèque Kneipp, des journaux Kneipp, comme il y a du café Kneipp, des cigares Kneipp, des chemises Kneipp, des potages Kneipp, des souliers Kneipp, et toute une série de médicaments Kneipp.

Mais je ne veux pas m'arrêter davantage à tous ces détails, simplement amusants, quand ils ne sont pas ridicules et grotesques. Après avoir exposé l'histoire de l'homme et l'origine de ce qu'on appelle sans raison sérieuse *sa méthode*, je veux

[1] Ce couvent des dominicaines de Wörishofen a eu une piquante origine : un bref du pape prescrivait à cet ordre d'observer le régime végétarien exclusif, au moins dans un couvent sur deux par province ; or les dominicaines d'Augsburg, étant riches et peu décidées à suivre ce régime, imaginèrent d'envoyer quelques-unes d'entre elles, parmi les moins fortunées, pour créer à Wörishofen un second couvent, où ce bref du pape serait exécuté.

maintenant montrer son œuvre et comment elle fonctionne.

Le village de Wörishofen s'est transformé, les petites masures se sont agrandies, des hôtels et des pensions se sont construits, le ruisseau qui le traverse s'est canalisé et, grâce à l'argent de ses livres, l'abbé Kneipp a pu y faire élever deux grandioses constructions : l'une le *Kurhaus*, véritable hôpital général où peuvent être logés et nourris plus de 200 malades, et où Kneipp donne ses consultations; l'autre, le *Kinder Asyl*, où sont recueillis environ 200 enfants malades.

Voici comment se passent les journées à Wörishofen : dès cinq heures du matin, Kneipp est debout et commence sa journée par son bréviaire; à cinq heures et demie, il quitte son modeste presbytère, *Pfarrhaus*, vraie maison de paysan, pour se rendre au couvent dire sa messe; mais déjà on le guette à la sortie, et quelques audacieux, fraîchement débarqués, l'assiègent, le poursuivant jusqu'à la sacristie, pour lui raconter leurs misères et lui demander conseil.

Après sa messe, pour rentrer chez lui, il est encore assailli par de nouveaux clients; il lui échappe parfois, dit-on, quelque boutade d'impatience, et c'est en grommelant qu'il donne alors ses conseils; mais le plus souvent il écoute avec bienveillance et bonhomie toutes les plaintes.

A la porte du presbytère c'est un vrai tumulte; à peine dans sa chambre, le malheureux curé est assailli de visiteurs favorisés, qui peuvent le voir chez lui, grâce à leur nom ou à leur situation, et qui d'ailleurs payent ses consultations.

Pourtant il faut reconnaître que le curé Kneipp ne se laisse pas facilement toucher par les titres ou l'argent de ses clients; homme du peuple, il est resté tel et plus condescendant peut-être pour les siens que pour les autres.

On raconte de lui une série d'anecdotes à ce sujet; en voici une : X... se fait annoncer sous le titre Bischof (évêque). Kneipp, en le recevant, lui dit très malignement : « Vous vous appelez M. Bischof? ou vous êtes évêque? » C'était en réalité l'évêque de Luxembourg.

La fortune de Rothschild qui lui aussi vint le consulter, ne lui en imposa pas davantage et il lui demanda, comme aux autres, trois marks (3 fr. 75) par semaine pour diriger son traitement.

Après cette consultation privée où personne n'assiste autre que deux jeunes prêtres, secrétaires de Kneipp, et l'un des médecins de Wörishofen, a lieu au *Kurhaus* la consultation générale gratuite, qui dure, le matin de 9 heures à 11 heures et parfois au delà, puis reprend l'après-midi de 2 heures à 4 heures.

Cette consultation a lieu au *Kurhaus* dans une grande salle spéciale, flanquée de chaque côté de deux autres salles d'attente où s'entassent les malades, les hommes à gauche, les femmes à droite; parfois ces salles, qui peuvent contenir chacune soixante à quatre-vingts personnes, sont insuffisantes et les malades doivent attendre dans le vaste couloir qui donne entrée dans ces différentes pièces.

Pour assister à cette consultation les malades doivent être munis d'un livret spécial, petit livret de douze pages qui a pour titre : « *Livret de consultations et de prescriptions de M. le curé Kneipp* ». Il porte en première page la notice suivante : « Il est nécessaire dans l'intérêt du patient de se conformer à une examination du médecin; dans certaines maladies on l'exige absolument. » En seconde page, on y lit six règlements : « A son arrivée à Wörishofen, chaque malade devra se faire délivrer par le bureau de l'Association Kneipp un livret, sans lequel il ne pourrait être admis à la consultation de Mgr Kneipp. La consultation d'un docteur est facultative; cependant il vaut mieux faire indiquer sur le livret la nature de la maladie. Ce livret sera numéroté et l'admission aura lieu suivant l'ordre des numéros. Les lupeux et toutes les personnes atteintes d'une maladie analogue se rendront dans la salle d'attente n° 3, elles devront porter une voilette; cette prescription sera rigoureusement observée, tant pour les conférences que pour toute autre assemblée publique.

Toute infraction à ce règlement entraînera l'exclusion de la consultation.

« La salle de consultation de Mgr Kneipp se trouve au n° 2.

Puis un avis : « Les personnes qui désirent une consultation particulière du prélat Kneipp devront se rendre au Kurhaus, chambre n° 6, où leur seront livrées des cartes au prix de 3 marks; en conséquence, Mgr Kneipp n'admettra plus personne ni au presbytère, ni au couvent. »

Enfin à la troisième page se trouve la liste des principaux procédés hydrothérapiques usuellement conseillés avec leurs abréviations, qui devront servir à les désigner sur les feuilles d'ordonnance, en raison de la rapidité des consultations.

Voici cette liste :

O = Oberguss	Affusion supérieure.
S = Schenkelguss.	— inférieure.
R = Rückenguss	— dorsale.
Kn = Knieguss	— des genoux.
Kf = Kopfguſs	— de la tête.
V = Vollguss.	— totale.
Bl = Blitzguss	Douche fulgurante.
Gw = Ganzwaschung	Ablution totale.
Okw = Oberkörperwaschung.	— du haut du corps.
Hb = Halbbad	Demi-bain.
Wg = Wassergehen.	Marche dans l'eau.
Bfg = Baarfussgehen	— pieds nus.
K W = Kurzer Wickel . . .	Demi-maillot.
Sp M = Spanischer Mantel. .	Manteau espagnol.
Ua = Unter aufschläger. . .	Compresse inférieure.
Oa = Ober aufschläger . . .	— supérieure.
Hhd = Heublumenhemd. . .	Chemise trempée dans une décoction de fleurs de foin.
Shd = Salzhemd	Chemise trempée dans l'eau salée
Nhd = Nassess Hemd	Chemise mouillée.

Enfin, sur les dernières feuilles, se trouve toute une série de petites réclames, telles que celles-ci : « Le curé Kneipp recommande comme très bon le vin de miel, que fabrique Gustave Sigl, à Feuerbach-Stuttgart.

« Pour tous les médicaments et spécialités du curé Kneipp (pilules purgatives, thé dépuratif, thé pectoral, thé diurétique, etc.; herbes, racines, poudres, huiles, teintures, etc., s'adresser à M. X... — Le grand ami de l'humanité, le curé Kneipp, a dit que le café ordinaire était la cause de la plupart des maladies et surtout de la nervosité, de l'anémie et des maladies d'estomac : on se procure le « Malzkaffer « Kneipp » chez X... etc. — Le linge de santé Kneipp est préparé avec les meilleurs matériaux chez X..., etc., etc. » — Le tout se termine par une longue liste bibliographique de toutes les publications kneippiennes. Elles représentent un total de dépenses de 45 marks environ.

Mais voici l'heure des consultations. Dès 7 heures du matin au Kurhaus, c'est un véritable encombrement, les bureaux du « Verein » sont envahis par une foule bigarrée, qui vient prendre ses billets d'entrée, et qu'on entasse ensuite pêle-mêle dans les deux salles d'attente.

Kneipp arrive, très entouré; tout le monde se lève, on se découvre à son passage, quelques-uns s'emparent de sa main pour la baiser; on a presque l'impression du Christ rendant la vue aux aveugles et faisant marcher les paralytiques.

Il entre, suivi de quelques personnes, dans la salle de consultation qui lui est destinée et qui se trouve située entre les deux salles d'attente. Grâce à une carte spéciale, qu'on délivre aux médecins gratuitement et à tout autre curieux contre 20 marks, je pénètre avec lui dans cette salle.

C'est une grande pièce, très bien éclairée, sans autre décoration que quelques chromos de sujets religieux pendus au mur; autour de la salle des bancs; et, au fond, une longue table entourée de chaises.

Kneipp prend place au milieu de cette table sur un fauteuil très élevé, véritable sedia sur laquelle il trône, mais toujours avec bonhomie; de chaque côté de lui s'asseyent deux jeunes prêtres très respectueux et très admiratifs, ce sont ses assistants; ils ont charge d'écrire à tour de rôle sous sa dictée toute la série des « Guss et Oberguss », que va bientôt prescrire le curé-médecin, et qui sont écoutés comme de véritables oracles.

Vis-à-vis d'un de ces assistants de l'autre bord de la table prend place le médecin attitré des consultations Kneipp; il est chargé, tout comme l'interne dans nos hôpitaux, de présenter les malades au maître et de lui lire rapidement les indications diagnostiques du livret.

Enfin, tout autour de la table prennent place : les médecins étrangers, qui sont venus là par curiosité la plupart, pour se rendre un compte exact des choses (et j'étais du nombre de ceux-là); d'autres sont venus pour se mettre au courant de la méthode, prendre en quelque sorte *brevet de kneippisme* et aller ensuite fonder ailleurs des établissements du même genre avec assurément beaucoup moins de désintéressement que le brave curé.

Sitôt que tout le monde est en place, les malades sont admis par petites fournées de six; six femmes d'abord, puis six hommes et ainsi de suite; ils ne sont pas examinés, ce serait trop long, ils sont *vus* par Kneipp, qui, tout en fumant son cigare, qu'une vieille bonne lui rallume de temps en temps, en grignotant quelques cerises, avalant quelques gorgées d'eau, nettoyant ses lunettes et caressant le dos de son éternel chien blanc, qui l'accompagne partout, plonge son regard encore très vif, sous des sourcils très arqués et broussailleux, dans les yeux des malades, que le médecin place devant lui; parfois quelques mots : « Etes-vous riche? Combien avez-vous de bœufs? Toussez-vous? Dormez-vous? Avez-vous mal à l'estomac? etc. » Jamais il n'ausculte, jamais il ne prend le pouls, jamais il ne regarde la langue; il se lève seulement de temps à autre, pour regarder une de ces anomalies ou une de ces monstruosités, qui appelleraient l'attention du passant dans la rue.

Mais il *lui suffit de voir* : Kneipp ne fait que des *diagnos-*

tics de coup d'œil (Augenblick diagnose); et il se trouve un médecin pour consacrer au « curé Kneipp comme diagnostiqueur » (Pfarrer Kneipp als Diagnostiker), un article qui commence ainsi : « *Pour faire un bon diagnostic il n'est pas nécessaire d'avoir la science, il suffit d'avoir le génie :* le public considère Kneipp comme ayant ce génie, et il a raison : Kneipp dévisage et reconnait la maladie avec son seul regard pénétrant ». (Centralblatt fur kneipp 'sche Kur nº 4.)

Cette qualité de diagnostic par l'œil serait à tel point développée chez Kneipp, « qu'il lui suffit de voir un malade pour savoir s'il boit ou non du café ».

Cela me rappelle l'histoire du célèbre dentiste Rogers, auteur de la buccomancie, art analogue à celui de la chiromancie et qui prétendait reconnaitre les qualités et les défauts de ses clients au simple examen de leur mâchoire. Or, l'un d'eux lui demandant un jour ce qu'il voyait dans ses canines ou ses molaires, Rogers lui répondit bravement : « J'y vois que vous êtes le maire de votre commune », et il se trouva qu'il avait raison.

Mais je reviens à la consultation de Kneipp : en moyenne, ainsi que je l'ai compté à mon chronomètre, six ou sept malades sont vus, diagnostiqués et munis d'une ordonnance par chaque période de cinq minutes; en effet, cela représente un chiffre de 70 à 80 par heure, et il faut qu'il en soit ainsi, Kneipp devant habituellement voir 250 à 300 malades par jour. A une séance du matin, j'en ai compté 117 ; à celle de l'après-midi 123, ce qui fait un total pour la journée de 240, et je n'ai assisté naturellement qu'aux consultations gratuites.

Voici les diagnostics que j'ai entendu débiter à la queue leu leu pendant une de ces séances :

Neurasthénie, adipositas universalis, polypes du nez, nervosité, laryngite, anémie, constipation, rhumatisme, phtisie, sciatique, catarrhe d'estomac, urétrite chronique et spermatorrhée, neurasthénie spinale, catarrhe généralisé, migraine, palpitations, vertiges d'oreille, anémie et névralgie, hémophilie et hématurie, anémie, constipation, maladie du cœur, tuberculose du crâne (c'est un enfant chez lequel une carie du frontal a mis à nu le lobe frontal gauche, qu'on voit battre au fond de l'ulcération) ; Kneipp se lève pour voir ce curieux phénomène du cerveau ainsi mis à découvert ; il prescrit contre cette horrible plaie sanieuse, mal nettoyée, un onguent à base de boue sans aucun antiseptique, et chez cet enfant, que la méningite guette à tout moment, il conseille sans hésiter, outre l'application de boue sur la plaie, un traitement varié de « Guss », c'est-à-dire d'affusions froides.

C'est là où est le danger de la méthode, c'est dans son exclusivisme fanatique qui commet chaque jour de véritables crimes en empêchant de faire profiter ces malheureux des découvertes si longues et si difficiles de la vraie science, et souvent aussi en leur appliquant des procédés de traitement nuisibles. C'est ainsi que j'ai vu plus tard un notaire de l'Est, frappé d'apoplexie, au cours de sa cure Kneipp, une jeune tuberculeuse de Montpellier être atteinte d'hémoptisie, enfin une autre jeune femme, simplement nerveuse, faire une fausse couche après quelques jours de traitement.

Puis se succèdent encore : un cardiaque, un neurasthénique, un anémique, deux tabétiques, une rhinopharyngite, un empyème, un mal de Pott, une arthrite tuberculeuse du cou-de-pied, qu'on ferait mieux d'opérer à mon avis, et les chirurgiens l'ont d'ailleurs proposé ; mais les parents maladroits veulent essayer de tout, avant de s'y décider, et ils trouvent dans l'ignorant curé un aide complaisant de leur crime : ils appliqueront la pommade à la boue, ils soumettront leur malheureuse fillette aux « Oberguss » et aux « Schenkelguss », et, après le cou-de-pied, la tuberculose envahira le genou ou les poumons et tuera l'enfant. A quoi donc auront servi les belles découvertes de Villemin et de nos chirurgiens sur la tuberculose. Viennent ensuite : une coxalgie, une neurasthénie, une tumeur blanche du genou, qu'on ne prend même pas la peine de faire découvrir, une otite chronique, hémorroïdes, eczéma de la face, atonie d'estomac, aphonie, lupus, manie du doute, hémiplégie spasmodique, rétinite atrophique, contre laquelle Kneipp prescrit l'instillation de quelques gouttes vertes, instillation qu'il pratique d'ailleurs lui-même; c'est du reste là le traitement unique de toute la pathologie oculaire, qui vient le consulter : strabisme, conjonctivite, cataractes, atrophie de la papille, glaucome, etc.; tout cela est uniformément traité par les gouttes vertes. Hystérie, dyspepsie, ascite, insuffisance mitrale, rhumatisme articulaire, neurasthénie, carie des côtes, néphrite, albuminurie (et à ce propos je puis citer l'exemple d'un confrère albuminurique qui succomba après une ou deux semaines du traitement conseillé par Kneipp), lithiase biliaire, hydarthrose du genou, phtisie, hémiplégie, tabes, phlébite, atrophie musculaire, sclérodermie des quatre extrémités (un des cas les plus typiques que j'aie vus), congestions, migraine, myélite, neurasthénie, anémie, pelvipéritonite, neurasthénie, paraplégie spasmodique, nervosité générale, catarrhe d'intestins, ankylose du genou, tuberculose du genou, dyspepsie et céphalée, strabisme (gouttes vertes), catarrhe des oreilles, anémie, phtisie, tic de la face, catarrhe généralisé, neurasthénie, varices, lupus, ecthyma, tabes, paralysie infantile, diabète, neurasthénie, anémie, rhumatisme, hystérie, rachitisme, nervosité, catarrhe pulmonaire, eczéma, ulcère variqueux, neurasthénie, dépression nerveuse, sciatique, rhumatisme, pleurite chronique, bronchite chronique, myopie, neurasthénie, carie des côtes, endométrite, épilepsie, catarrhe d'estomac, maladie de cœur, phtisie, kyste de l'ovaire, paranoïa, gastralgie, glaucome, épilepsie, neurasthénie, chloroanémie, soit en tout 117 malades.

J'ai cité là textuellement les diagnostics tels qu'ils étaient formulés à Kneipp à chaque présentation de malade. Je retrouve dans mes notes prises alors toute une série de diagnostics analogues, recueillis à d'autres séances : c'est toujours la même chose, le même mélange incroyable des plus divers cas de la pathologie : épileptiques, hystériques, neurasthéniques (avec une prédominance marquée), goitre exophtalmique, paralysie agitante, hémiplégie, tabes, paraplégie, atrophie musculaire, paralysie pseudo-hypertrophique, sclérodermie, syringomyélie même, etc., etc., car il faudrait citer toute la neuropathologie; il n'y a peut-être pas une clinique universitaire qui soit aussi riche de malades aussi variés et aussi typiques. Wörishofen pourrait être à ce point de vue un merveilleux centre d'observations cliniques. Mais les pathologies médicale et chirurgicale n'y sont pas moins bien représentées : maladies des poumons, maladies du cœur, cirrhose et kystes du foie, cancer de l'estomac, troubles gastro-intestinaux divers, maladies de l'utérus et de ses annexes, maladies des os et des articulations, maladies de la peau, maladies du nez, des oreilles et des yeux, tout se trouve réuni dans cette salle de consultation, véritable polyclinique universelle, et tout y est soumis au même procédé de traitement avec formules plus ou moins variées. En effet, après l'énumération de chaque diagnostic et « le coup d'œil du maître », le curé Kneipp débite aussitôt son monotone chapelet de « Ruckenguss, Knieguss, Oberguss, Halbbad et Wassergehen », que les deux assistants ecclésiastiques s'empressent de transcrire à tour de rôle avec leurs signes d'abréviations sur les carnets d'ordonnance, qui leur sont remis.

Et cette cérémonie, ce défilé des cas pathologiques les plus variés se répète deux fois par jour; en même temps se pratique, au fur et à mesure que sortent les malades, la mise à exécution des ordonnances prescrites et tout ce flot de paralytiques, de boiteux, de catarrheux, d'eczémateux, etc., se précipite avec enthousiasme dans les divers établissements de bains situés dans et autour du Kurhaus, pour y recevoir les « Guss », s'y plonger dans les divers bains, ou y pratiquer le Wassergehen, c'est-à-dire la marche dans l'eau nu-pieds.

Au début ce fut au lavoir du presbytère que furent faites les premières applications par le curé lui-même, pour les hommes et par sa nièce Thérèse, pour les femmes ; ce fut là le berceau des établissements balnéaires de Wörishofen ; on en voit le caractère naïf et primitif : le lavoir, le curé et sa nièce. Aujourd'hui, à part quelques privilégiées que la nièce du curé continue d'arroser, les applications hydrothérapiques se font dans de vastes établissements de bains, qui peuvent traiter à la fois 200 à 300 malades. C'est encore un spectacle curieux, que la visite de ces établissements pendant le traitement. On pénètre d'abord dans un immense promenoir vitré (Wandelbahn), dans lequel 150 ou 200 kneippistes déambulent énergiquement de long en large, tout autour de la salle ; tandis que d'autres se livrent à toutes sortes de mouvements et de gesticulations bizarres, pour se donner chaud. Au moment où j'entre dans ce promenoir, ayant endossé les culottes courtes et les souliers à la Kneipp, pour ne pas prêter à la critique et surtout pour gagner la confiance de ces fanatiques, un kneippiste vient au-devant de moi, tenant en ses mains deux longues cannes, analogues à des queues de billard ; les prenant par une extrémité il m'en présente l'autre ; je ne compris pas tout d'abord, mais bientôt je vis tout autour de moi des duos de gens, tenant ces cannes, l'un vis-à-vis de l'autre, par leurs extrémités et dansant l'un devant l'autre pendant qu'avec leurs bras ils faisaient alternativement balancer ces cannes de droite à gauche et d'avant en arrière ; d'autres groupes dansent aussi l'un devant l'autre, se frappant les mains, comme on fait à l'école pendant l'hiver ; d'autres frappent des pieds violemment sur le sol et battent la semelle ; enfin j'en vois d'autres dans un coin s'exercer à lever des haltères.

Mais vraiment j'avoue que le spectacle de ces préactions violentes, faites en commun et en aussi grand nombre avec des gestes aussi bizarres et aussi variés, dans des attitudes aussi drôles et avec un tel enthousiasme, une telle foi presque frénétique, donne plutôt l'impression d'une cour d'agités que de malades raisonnables. Et ce n'est pas seulement à l'aspect de ces exercices que cette impression naît, c'est plus encore à l'expression des physionomies, à l'énergie de ces gestes, qui dénotent chez tous une préoccupation intense de leur esprit ; c'est au point, que s'ils se parlent, ils se parlent en courant ou en continuant de danser ou de frapper des mains ; le principe est d'avoir chaud et il faut qu'ils aient chaud à tout prix, pour subir leurs affusions : « *Kneipp l'a dit.* »

Et dans les cabines de bain, c'est le même entrain, on se bouscule aux portes, pour y pénétrer ; on y fait queue, en continuant de battre la semelle, et sitôt la porte franchie, on se précipite avec enthousiasme dans sa cabine, pour subir le bienfaisant arrosage : or ce n'est pas long ; dix ou douze baigneurs sont en même temps occupés, qui, à arroser le dos, qui, la poitrine, qui, les membres inférieurs, qui, les membres supérieurs, qui, le corps tout entier, en y dessinant de singuliers tracés avec le jet d'arrosage. L'opération ne dure pas en tout plus de deux ou trois minutes, pour chaque malade, car il n'y a pas d'essuyage ; on réendosse vite la chemise de grosse toile, et les pieds sont tout de suite chaussés, à la Kneipp.

Un autre spectacle, non moins intéressant, est celui de la conférence que fait presque tous les jours Kneipp, après la consultation du soir. Ces conférences ont lieu en plein air dans un champ quand il fait beau ; on y dresse une tribune, que les malades eux-mêmes garnissent de guirlandes et de fleurs avant l'arrivée du prélat ; quand il fait mauvais, elles se font sous une sorte de préau couvert, qu'on appelle le Mariengang et qui est situé derrière le couvent des dominicaines : près de 1,000 à 1,200 personnes y assistent, la plupart debout ; dès quatre heures, on commence à arriver et à se disputer les quelques chaises qui entourent la tribune ; puis peu à peu la foule augmente et lorsque le curé apparaît, elle l'accueille de saluts et de vivats frénétiques.

Il monte dans cette sorte de petite chaire et sans aucun signe religieux, il se met à causer très simplement, d'une manière plutôt monotone, mais d'une voix encore très puissante et très nette. Il est plutôt banal, toujours bon enfant, parfois plaisant, parfois même très amusant. Il cause de tout et de tous et fait en réalité à ses auditeurs une sorte de cours d'hydrothérapie clinique et d'hygiène. Il raconte des histoires drôles visant à l'esprit, mais il est souvent lourd et fait rire par le grotesque de la charge plutôt que par le trait fin. Il soulève de temps en temps le rire dans son auditoire, mais c'est le gros rire des gens du peuple, qu'amusent les farces, ce n'est pas le sourire fin que provoque l'ironie habile ; car il vise souvent à l'ironie et certes il ne nous ménage pas, nous autres, les gens de la Faculté, nous qui ne savons pas guérir nos malades avec toute notre science.

Il raconte une série de faits, de cas pathologiques, où sa méthode a fait merveille ; il parle des plantes qu'il emploie, donne des conseils d'hygiène, critique le corset, le café et les alcools, etc., etc. La fin de sa conférence est accueillie par des bravos.

Et pourtant, voici une femme en deuil qui proteste, qui veut fendre la foule, le poing tendu, pour aller jusqu'à lui, lui reprochant amèrement d'avoir tué sa fille ; mais lui garde sons ang-froid et, imperturbable, dit à la foule, qui respecte toujours les deuils : « N'y prenez pas garde, c'est une hystérique » ; deux prêtres vigoureux s'emparent à ce moment de la malheureuse et la font précipitamment entrer dans le jardin du couvent.

Le Dr B..., médecin qui assiste Kneipp, est alors invité par lui à donner d'autres explications ; celui-ci monte à son tour dans la chaire et harangue violemment la foule, défendant avec énergie l'œuvre du curé, critiquant ouvertement ses adversaires, racontant les merveilles opérées et soulevant à diverses reprises les hurrahs enthousiastes de l'auditoire ; lui-même termine son speech en poussant les trois cris classiques du vivat allemand : « Hoch, Hoch, Hoch ! » que toute la foule répète.

Enfin, la journée est terminée, on rentre à l'hôtel et le soir rien n'est plus triste que ce village à peine éclairé, sans la moindre distraction, sans le moindre concert, sans le moindre salon de réunion dans les meilleurs hôtels, qui ne sont guère que des auberges de village ; il n'y a qu'une chose à faire, se coucher de bonne heure et cela fait encore partie de la cure.

Conclusions. — Or, en réalité, qu'y a-t-il au fond de tout cela ? Si l'on examine les choses de sang-froid, on ne peut faire autrement que de reconnaître l'*ignorance de Kneipp en médecine*. On a vu la simplicité de sa doctrine générale : « La maladie est une crasse, le corps malade un linge sale qu'il faut arroser ou au besoin lessiver ; toutes les maladies sont dues à l'impureté du sang, or l'eau guérit toutes les maladies guérissables, car elle est capable de résoudre les principes morbifiques du sang, d'éliminer ce qui a été résous et de fortifier l'organisme affaibli. »

Ceci est du Kneipp tout pur, mais c'est aussi du pur charabia dans un langage plus que primitif. On ne peut faire aujourd'hui à de telles assertions l'honneur d'une discussion.

Il me semble pourtant intéressant de citer quelques-unes de ses idées et de ses phrases, sur la pathologie humaine : car ce primitif, auquel on a fini par faire croire qu'il avait la science infuse, se mêle de tout et se pique de décrire exactement les diverses formules cliniques des maladies des os, des articulations, des muscles, du tissu cellulaire, de la peau, du sang, du cerveau, des nerfs, du grand sympathique, des yeux, des oreilles, du nez, de la gorge, du larynx, des poumons, du cœur, de l'estomac, du foie, des reins et de la vessie.

Je cite là les en-têtes des différents chapitres de la troisième partie de son livre : « Ma cure d'eau ».

Alors que nous, les diplômés, comme il nous appelle, nous nous croyons insuffisants à aborder et à traiter ces diverses branches de la médecine, alors que nous tendons chaque jour de plus en plus à la spécialisation, lui, ce brave curé de campagne, qui possède à peine quelques notions d'anatomie, de physiologie élémentaire, n'hésite pas à embrasser la pathologie tout entière et, comme il dit lui-même que pour bien soigner il faut bien connaître, il se vante donc, puisqu'il soigne tous ces cas, de les bien connaître.

Il faudrait, en réalité, reproduire presque toutes ses observations, prétendues cliniques; il n'y en a pas une où ne se dévoile la plus complète ignorance ; ce sont des récits naïfs de paysan, des racontars d'infirmier prétentieux ; ou encore de vraies réclames, dignes de figurer à la quatrième page du *Petit Journal*, à côté de celles de Fanyau, de Vincent et de Géraudel.

Voici, par exemple, un diagnostic de coup de sang au chapitre « Maladies du cerveau ». « Agathe vint me dire : cette nuit, mon mari a été pris de douleurs effrayantes dans le dos, qui vont jusqu'à l'épaule droite ; il pousse des cris, quand il veut se remuer ; il lui est impossible de s'asseoir ; il a eu déjà cette attaque plusieurs fois, mais pas aussi forte, que doit-il faire ? » — Suit la thérapeutique.

Dans l'observation suivante, il parle à propos d'une paralysie de la bouche, de la langue et de l'œil, « d'organes qui *se déboîtent* facilement par un engorgement qui ne les a pas lésés, mais qui les a fait seulement sortir de leurs places naturelles ».

Il parle encore d'*aponéroses paralysées*, ne se doutant certainement pas de ce qu'est une aponévrose.

Voici encore l'histoire d'un enfant de dix ans, griffé par un chat : « La main enfla, le doigt devint noir, donc le sang était empoisonné » ; et on traita cette égratignure par l'enveloppement dans une chemise trempée dans une infusion de fleurs de foin ; mais ce n'est pas tout. Kneipp en tire encore cette conclusion que « si les enfants, qui sont pâles, revêtaient une chemise semblable, beaucoup ne mourraient pas ».

Et c'est à cet homme, à ce primitif, ridiculement ignorant, que dernièrement un écrivain, qui ne manque pas d'esprit, consacrait dans un de nos journaux les plus répandus un article plein d'éloges.

Je ne veux pas en citer davantage, pour montrer l'absence complète des moindres notions de la pathologie chez le curé Kneipp. Il suffit vraiment d'ouvrir une page au hasard du coupe-papier dans la troisième partie de « Ma cure d'eau », pour s'en convaincre aussitôt. Il n'y pas là une seule observation, dont on puisse tirer un diagnostic même approximatif.

2° Si l'on considère maintenant la méthode, il est facile de se rendre compte, que tout ce qu'elle peut avoir de bon appartient à l'hydrothérapie classique ; il n'y a vraiment rien de neuf ; on y retrouve ce que depuis cinquante ans on fait partout : les affusions, les lotions, les compresses, les maillots, les demi-bains, etc. Pendant très longtemps, Kneipp a proscrit l'eau chaude, puis il y est arrivé et recommande le bain alternatif, qu'il décrit, comme s'il l'avait inventé ; il a aussi longtemps protesté contre les procédés brutaux de la douche ; et puis il l'a introduite dans ses procédés et pour avoir l'air de faire quelque chose de neuf, car il est convaincu de son rôle de rénovateur, il a imaginé la douche fulgurante ou « Blitzguss ».

La seule chose qu'il ait inventée, du moins comme application technique, c'est le va-nu-pieds (Wassergehen), et le non-essuyage.

Et je ne vois que cela pour lui constituer ses titres de gloire ; c'est là seulement ce qu'on peut appeler la méthode de Kneipp. Tout le reste de l'hydrothérapie ne lui appartient nullement ; c'est à Priessnitz[1] et à toute la série des vrais hydrothérapeutes, comme Fleury, Delmas, Winternitz, Vidart, Béni-Barde, Bottey, etc., que tout cela revient, après de

[1] A propos de Priessnitz, c'est un grand tort, que nous avons nous-mêmes en médecine d'admettre et laisser croire qu'il fut l'inventeur de l'hydrothérapie.

Dès l'époque latine « la cure par l'eau » que Kneipp croit avoir découverte et les procédés d'endurcissement par ce moyen étaient érigés en système médical et on retrouve dans Galien trace de la lutte qui s'est reproduite, à notre époque même, entre les partisans de l'eau froide « psychrophiles » et les partisans de l'eau chaude « thermophiles ».

Bien plus, « les affusions fraiches » pour provoquer le sommeil que beaucoup de gens attribuent à Kneipp ont été conseillées dès 1565 par Gruter d'Andernach. Mais c'est en réalité, comme le dit Delmas (de Bordeaux) dans son excellent historique de la question, « à Jean Floyer que revient l'honneur d'avoir composé en 1687 le premier Traité d'hydrothérapie ».

Puis, en 1712, Hoffmann, professeur à l'Université de Halle, publie un traité de *Aquâ medicina universali*, où il parle de l'eau et de son administration *intus et extra*, comme le meilleur moyen de guérison et de prophylaxie de toutes les maladies. Monseigneur Kneipp, qui doit savoir le latin, eût pu se renseigner à cette source : mais c'est encore à une source scientifique qu'il a puisé ses idées et qu'il doit sa guérison : c'est dans le Traité technique de Sigismond Hahn, en 1833, qu'il a trouvé sa voie, et ce soi-disant inventeur de *Ma cure d'eau* n'a rien inventé, rien créé de nouveau. C'est dans Hahn qu'il a probablement pris la méthode des applications locales : car cet auteur préconise les affusions froides sur la tête, le rachis, les genoux, etc., qui ne sont autres que les Kopfguss, Ruckenguss et Kneeguss de Kneipp.

Non, vraiment, on ne saurait le répéter, il n'y a rien dans l'histoire de Kneipp qu'une immense vogue du public ignorant, provoquée par une immense publicité et soutenue par le charlatanisme de son entourage.

Il n'a même pas fait preuve d'intelligence, cet homme que le hasard a servi à souhait et qui a eu les plus intéressants peut-être, et les plus nombreux cas de maladies à observer, la plus belle cli-

longues recherches, fondé sur de sérieuses études, basé sur des raisons physiologiques, méthodiquement gradué et appliqué. Tout cela, il l'a emprunté aux autres et c'est vraiment prétentieux à lui que de comprendre tout cela dans « Ma cure d'eau ».

Sa vraie cure d'eau, la seule méthode Kneipp, je le répète,

nique du monde sous la main. Il n'en aura rien tiré, rien appris, rien enseigné que des banalités ou de vulgaires et naïves vérités.

Quoi ! il prêche contre le corset, contre l'abus de l'alcool, contre le tabac, contre le café, contre les épices, contre la vie « fin de siècle » de notre époque ! Mais quel est l'hygiéniste qui depuis qu'on parle de l'hygiène n'en fasse et n'en dise autant ?

Il prône le retour à la vie primitive, à la nourriture rustique, à la simplicité des mœurs et à la marche nu-pieds ! Les hygiénistes et les moralistes, véritables hygiénistes de l'âme, n'ont pas été jusqu'à la promenade nu-pieds sur l'asphalte de nos boulevards ; mais, à part cela, où est la différence et quel est celui de nous qui n'envoie pas ses malades vivre de la vie au grand air dans les champs ou sur le sommet des montagnes.

Non, encore une fois, Kneipp n'a pas créé une méthode et ne fera pas école : les Wörishofenois le sentent bien, quand ils disent : « C'est le moment de profiter, le Pfarr se fait vieux et, après lui, il ne restera plus rien de tout cela » ; car ils vivent de tout cela, ces braves gens, mais ils n'y croient guère.

Et je persiste à penser que, non seulement il n'aura rien créé, cet homme, mais qu'il n'a même pas fait preuve d'intellectualité, tant soit peu supérieure, en ne profitant pas de la mine d'observations cliniques la plus riche qu'un homme ait jamais eu le moyen d'explorer.

Si Kneipp avait eu le moindre grain de génie, malgré son ignorance et sa basse origine, il eût su tirer quelque parti de cette mine et l'exploiter au meilleur profit de sa renommée et de l'humanité.

Il suffirait de mettre son histoire en comparaison de tant d'autres vrais génies qui, partis d'aussi bas, se sont élevés aux plus hauts sommets de la science : ne devrait-on citer, dans les temps modernes, qu'Edison, cet ancien petit « boy » de chemin de fer et notre grand Pasteur, ce fils d'un tanneur d'Arbois.

De Kneipp, on pourra seulement dire : ce fut un très brave et très honnête curé, un illuminé, un apôtre de la cure d'eau, mais un vulgaire ignorant qui aura fait « beaucoup de bruit pour rien ».

se résume à ces deux procédés plutôt primitifs : le va-nu-pieds et le non-essuyage, et ces procédés, il les a pris dans le peuple qui les pratique couramment, sans la moindre prétention à les ériger en méthode.

Quant aux autres procédés de la méthode Kneipp, c'est-à-dire les *remèdes*, ils sont au même titre empruntés à la pratique courante de la plupart des paysans, c'est ce qu'on appelle vulgairement les « remèdes de bonnes femmes » ; ils étaient connus et appliqués bien avant Kneipp.

La prêle, la fleur des prés, le fenouil, l'absinthe, le romarin, les fleurs de foin, la mauve, le genévrier, le gui en font les principaux frais. « La sauge et l'absinthe fournissent d'excellents éléments au sang et sont des remèdes contre la putréfaction. » — « Les fleurs des prés débarrassent le corps des matières corrompues en les dissolvant. » — « Le meilleur traitement de la chorée, c'est l'application d'une chemise trempée dans une forte décoction de regains fraîchement coupés » : je n'en cite pas davantage.

Voici maintenant la formule d'un thé dit régulateur n° 2 : « Deux cuillerées à bouche de fenouil moulu, trois cuillerées à bouche de baies de genévrier broyées, trois cuillerées à bouche de poudre de racines de hièble, une cuillerée à bouche de poudre d'aloès. » Ne croirait-on pas vraiment lire une recette de rebouteur ou de vieille sorcière ? Et il en est ainsi pour toutes les autres.

Le grand principe, c'est que l'eau et toutes ces simples appliquées sur la peau « *tirent par les pores les matières corrompues, qui constituent toutes les maladies et rétablissent la santé.* »

Si je me suis étendu un peu sur toutes ces inepties, toute cette ignorance prétentieuse, ces grossières erreurs, c'est qu'on nous accuse trop souvent, nous, médecins de faculté, de juger de parti pris et sans daigner les examiner, tout ce qui ne sort pas de nos laboratoires et de nos hôpitaux.

C'est aussi qu'il me paraît temps d'empêcher le kneippisme de s'introduire chez nous et d'y abuser de la vogue incroyable dont il jouit en Allemagne.

Et ce qui m'a décidé à publier cette étude, avec tous ces détails, c'est l'introduction récente dans quelques-unes de nos grandes villes d'établissements à la Kneipp, qui sont à mon avis une honte, avant d'être une plaie[1].

C'est ainsi que dans l'article, auquel je faisais allusion plus haut, un journaliste, certes très distingué, plein de bon sens et des plus écoutés, mais certainement ici très insuffisamment renseigné, a consacré un long article de première page à la défense et à l'éloge d'une méthode qui vraiment n'a rien de fondé, rien d'intellectuel.

Sans doute, on objectera, comme toujours : mais enfin qu'importe, l'hydrothérapie est née de l'empirisme (ce qui d'ailleurs n'est pas exact, au sens conventionnel du mot, l'hydrothérapie ayant appartenu de tous temps à la médecine), pourquoi l'empirisme ne serait-il pas capable de la transformer ?

A ceci rien d'autre à répondre, que l'empirisme de Kneipp

[1] Si l'on veut une étude critique plus documentée de la question Kneipp, une sorte d'examen médical du pour et du contre, je conseille de lire l'excellent travail du Dr Siefferman, publié à Strasbourg, chez Schultz en 1894 et qui a pour titre *Kneipp et sa cure d'eau*.

On y trouvera non plus la discussion des idées et opinions scientifiques vulgaires du curé de campagne qui est le prélat Kneipp et qui figureraient tout aussi bien dans la bouche de nos concierges et de nos commères ; mais la discussion technique des idées et opinions qu'ont cru pouvoir défendre les médecins qui ne rougissent pas de se dire Kneippiens et en particulier de ce M. Baumgarten qui a trouvé plus d'honneur et surtout, je crois, plus de profits, à se faire l'humble serviteur du curé-médecin, qu'à pratiquer l'hydrothérapie scientifique. Mais M. Baumgarten n'a-t-il pas écrit : « Kneipp est un génie, un médecin par la grâce de Dieu : il possède le don divin du diagnostic, etc. » : après cela, on peut tirer l'échelle : une telle devise suffit à juger la valeur des médecins kneippiens : je voudrais seulement les croire de bonne foi.

ne l'a en rien transformée, alors que depuis cinquante ans la science raisonnée a puissamment transformé l'hydrosudopathie empirique de Priessnitz.

On objectera encore : mais enfin, transformée ou non, la méthode de Kneipp donne des résultats.

Eh bien, il faut les voir de près ces résultats, et surtout se rendre compte des conditions dans lesquelles ils se produisent et sont connus. Tout d'abord Kneipp obtient des résultats qu'on peut obtenir partout avec les procédés hydrothérapiques classiques, qu'il utilise.

Je dirai plus : il les obtient peut-être mieux que partout ailleurs, en raison des conditions spéciales et tout à fait indépendantes de la méthode, dans lesquelles se trouvent ses malades. Kneipp leur en impose beaucoup par son prestige de grand guérisseur, de *curé extraordinaire*, comme on l'a appelé. Il leur en impose par sa manière de faire ; il commence par leur dire : « Vous êtes très sérieusement malade, et je ne puis pas vous guérir. » Pourquoi ? lui demande-t-on. « Parce que vous ne consentirez pas à vous soumettre à ce que je vous dirai. » Il est sûr avec cela du résultat ; le malade proteste et fera à la lettre tout ce qu'on lui ordonnera. Or le régime auquel sont soumis les malades de Wörishofen est bien fait pour guérir la plupart d'entre eux ; ce calme, cette tranquillité, cette vie rustique, cette nourriture simple, puis la foi ardente et l'espoir de la guérison, qui les anime tous, tout cela est bien fait pour aider puissamment à la cure hydrothérapique qu'on leur fait suivre.

Et, en effet, ceux qui guérissent là surtout, ce sont les névropathes fatigués, certains neurasthéniques, quelques hystériques, certains dyspeptiques, etc.

Mais, s'ils voulaient partout ailleurs se soumettre aux mêmes conditions de vie calme, de régime simple et de confiance aveugle en leur médecin, ils guériraient peut-être encore plus vite.

Tout au moins, certains d'entre eux ne courraient pas,

entre des mains instruites, les risques, dont j'ai vu des victimes à Wörishofen même; j'ai vu là en effet des hystériques et des neurasthéniques qui, malgré un séjour de plusieurs mois, s'étaient plutôt aggravés. Et pourtant ils tenaient bon, Kneipp leur ayant affirmé que cette aggravation était momentanément utile.

On m'a montré et cité des cas de guérison de paraplégie par sclérose en plaques, d'épilepsie, de cirrhose du foie avec hydropisie, de tuberculeux, d'eczémateux, etc., mais qui d'entre nous ne sait et n'a vu des cas de guérison semblable par toute autre méthode? La paraplégie par sclérose en plaques guérit spontanément; les épileptiques restent plusieurs mois, plusieurs années même sans crises, n'ayant suivi aucun traitement; l'hydropique, qu'on montrait à tout le monde comme une merveille de la cure, n'était autre qu'un distillateur alcoolique, chez lequel la simple suppression totale de l'alcool avec le régime lacté aurait pu produire cette merveille à Tokio aussi bien qu'à Wörishofen; l'eczémateux était en traitement depuis trois ans, etc., etc.

Car c'est encore là un des éléments de succès pour Kneipp que la constance incroyable de ses malades à rester sous sa direction; j'ai vu là des gens qui ne donneraient pas à nous six semaines pour les remettre sur pied, et qui attendent là-bas des mois et des années la moindre trace d'amélioration.

C'est qu'entre nous et les charlatans ou les grands guérisseurs la part est loin d'être égale dans l'esprit du public.

Le médecin doit guérir : il a appris et il est payé pour cela : quand il y réussit, on lui en sait gré plus ou moins jusqu'à un certain point : il n'a fait que son devoir, et on n'en fait cas que dans son milieu d'intimes ou d'amis, mais on ne le crie pas sur les toits.

Quand il n'y réussit pas, on ne se gêne pas de le lui reprocher, sinon directement, mais tout autour de soi : souvent même on le dit bien haut.

Tout autre est la situation du guérisseur non diplômé; lui, n'est pas obligé de guérir, c'est un talent exceptionnel qu'il a mais qui peut ne pas s'appliquer à tous les cas. Aussi, quand il guérit, c'est tout en son honneur et au grand étonnement heureux de son malade; on en fait gorge chaude et lui-même ne manque pas d'aider les trompettes de sa renommée.

S'il ne guérit pas, il est rare qu'on lui en sache mauvais gré; on est plutôt prêt à l'excuser; en tout cas on ne s'en vante pas, alors même qu'il aurait exploité votre bourse; mais si, comme Kneipp, il fait cela pour l'amour de Dieu et de son prochain, non seulement on l'excuse s'il ne guérit pas, mais encore on le remercie, on vante sa bienveillance et ses autres succès.

Un homme d'esprit m'exposa un jour très justement les raisons qui pouvaient aider à expliquer l'immense vogue du curé Kneipp.

Ceux qui guérissent, me disait-il, les premiers étonnés mais heureux, vont partout le répétant à tous les échos et deviennent de fanatiques prosélytes de la méthode.

Ceux, qui ne guérissent pas, ou simplement reconnaissants de la bonne volonté du brave curé, ou plus souvent parce qu'ils craignent de passer pour les imbéciles qu'ils ont été, ne s'en vantent pas et restent bouche close.

Ceux qui meurent, ajoutait-il en riant, s'en vantent moins encore.

De telle façon qu'en réalité il n'y a que ceux qui guérissent, qui en parlent avec éloges, et cela explique le succès sans discussion.

Mais en somme, pour conclure, on ne saurait laisser pénétrer dans le public cette fausse idée, que le curé Kneipp a trouvé quelque chose de nouveau et d'imposant en thérapeutique, et qu'il a fondé une méthode, capable de guérir ceux que les médecins ne guérissent pas.

Ceci est absolument inexact et ne peut que reposer sur une

observation insuffisante des faits ou sur un fanatisme inconsidéré.

Kneipp n'a rien inventé de nouveau et ne peut être admis que comme un guérisseur ignorant, analogue au zouave Jacob, au père Misère et à tant d'autres, qui ont eu moins de vogue, parce qu'ils ont eu moins de publicité.

Il n'y a pas de méthode, même pas de système Kneipp autre que le système des souliers, des bas, de la toile, de la soupe, du café et des cigares Kneipp, ou, si l'on veut, le système du va-nu-pied (mais de combien antérieur à Kneipp), et j'allais oublier le système du non-essuyage, que pratiquent si couramment nos gamins d'école au sortir de leur bain de rivière, sans pour cela être allés à l'école de Wörishofen.

Alors quoi? Que reste-t-il de tout ce tapage? Comme a dit Shakespeare : « *much ado about nothing* », beaucoup de bruit pour rien.

CHAPITRE II

LES PROCÉDÉS NEUROTHÉRAPIQUES

UTILISÉS DANS LES ÉTABLISSEMENTS DITS HYDROTHÉRAPIQUES

Mon intention n'est certes pas de décrire ici avec détails les formes si diverses, les indications si nombreuses et la technique si complexe de ces procédés.

Il me faudrait faire, en un chapitre, une série de traités d'hydrothérapie, d'électrothérapie, de kinésithérapie, de massothérapie et de psychothérapie.

Ce sont, en effet, là, les principaux procédés thérapeutiques qu'on met en œuvre dans les établissements dits hydrothérapiques pour le traitement des maladies nerveuses.

Ce travail est déjà très bien fait d'ailleurs, pour la plupart de ces méthodes, dans les traités spéciaux.

Je veux seulement les rappeler en quelques pages, limitant d'ailleurs exclusivement le cadre de ces méthodes à la neurothérapie.

J'essaierai de les résumer rapidement en indiquant les principales formules de leur application et traçant à grands traits leurs principales indications.

On peut les diviser en deux grandes séries : 1° les procédés physiques comprenant l'hydro, l'électro, la masso et la kinésithérapie; 2° les procédés psychiques ou psychothérapie comprenant :

a. L'influence morale du médecin ;

b. L'influence morale du milieu par l'application de la méthode de l'isolement.

A. — Hydrothérapie.

Dans les établissements hydrothérapiques spécialement destinés au traitement des maladies nerveuses, c'est l'hydrothérapie qui tient le premier rang, au moins comme procédés de traitement physique; et c'est à cause de cela d'ailleurs que ces établissements portent le nom d'hydrothérapiques, qui les caractérise.

Ce n'est pas le lieu d'entrer dans des considérations détaillées sur les effets physiologiques et thérapeutiques et sur la technique opératoire de ces procédés.

Les excellents traités spéciaux de Fleury, Vidart, Bottey (Divonne), Beni-Barde (Paris), Delmas (Bordeaux) et enfin Winternitz (Vienne), sont très complets et très précis, pour qui veut se mettre au courant des diverses méthodes de l'hydrothérapie française et allemande[1].

On trouve également des renseignements très pratiques dans le remarquable *Traité de l'hystérie*, en 2 volumes, de Gilles de la Tourette, dans l'excellent ouvrage de Oulmont sur la *Thérapeutique des névroses*, dans les *Leçons thérapeutiques* du professeur Hayem, et enfin dans l'article très consciencieux que mon ami Huet a consacré à cette question dans le manuel de médecine Debove-Achard.

Au point de vue pratique, je partage absolument la

[1] Voir aussi l'excellente monographie du Dr Von Hösslin, médecin-directeur de l'établissement Neuwittelsbach, près de Munich; *Allgemeine Hydrotherapie*, publié à part dans le *Handbuch der speciellen Therapie innerer Krankheiten*. (Funfter Band, verlag von G. Fischer in Iena.)

manière de voir de Bottey et Gilles de la Tourette, c'est-à-dire que je fais surtout, sinon exclusivement, de l'hydrothérapie française et que, conformément d'ailleurs aux premières leçons de pratique hydrothérapique, que je dois à l'obligeance de l'hydrothérapeute distingué, le Dr Keller, j'emploie presque uniquement les deux formules de douches : 1° froides et courtes ; 2° écossaises avec ou sans transition.

Les *douches verticales* en pluie, en lames concentriques, en cloche, en colonne, en nappe, en col de cygne, sont devenues des procédés de moins en moins utilisés, n'ayant jamais eu d'indications spéciales très précises, et ayant au contraire souvent présenté plus d'inconvénients que d'avantages.

Il en est à peu près de même pour la *douche en cercle*, qui chez les nerveux produit le plus souvent une trop grande excitation.

En réalité donc il ne reste comme procédés hydrothérapiques à percussion, d'usage courant, que la *douche horizontale*, *mobile*, soit en jet direct ou brisé avec la palette ou la main, soit en pomme d'arrosoir.

Je viens de dire : procédés hydrothérapiques à percussion ; c'est en effet ce qui caractérise la douche. Le mot douche ne signifie pas, comme on le croit trop communément, douche froide, mais utilisation de l'eau comme procédé thérapique, à des *températures diverses*, *sous pression*, c'est-à-dire avec percussion.

Tous les autres procédés d'application de l'eau (affusion, maillot, demi-bains, bains partiels ou généraux, piscines) constituent l'hydrothérapie sans percussion.

Or c'est précisément sur la présence ou l'absence de la percussion qu'est fondée toute la différence, qui sépare les méthodes hydrothérapiques françaises des méthodes hydrothérapiques allemandes.

J'ai déjà dit que j'avais visité les principaux établissements hydrothérapiques (Wasserheilanstalten) de la Suisse, de l'Autriche et de l'Allemagne; or dans ces deux derniers pays, et dans presque tous les établissements de la Suisse allemande, ce sont les procédés sans percussion et en particulier le demi-bain (Halbbad), et le maillot (Einpackung) qui constituent le fond des pratiques hydrothérapiques, comme chez nous la douche.

Je dois pourtant convenir que dans quelques-uns des grands établissements austro-allemands, et en particulier chez le professeur Winternitz à Kaltenleutgeben et dans le superbe établissement moderne du Schloss d'Heidelberg on trouve d'excellentes installations de douches; en même temps j'ai appris que les procédés à percussion entraient chaque jour davantage dans les mœurs de l'hydrothérapie allemande.

Voici d'ailleurs ce qu'en dit Winternitz lui-même, le grand prêtre de l'hydrothérapie scientifique allemande, dans le remarquable fascicule qu'il a écrit pour le *Handbuch der Allgemeinen Therapie* :

« Si l'on jette ses regards sur la France, on doit reconnaître qu'on n'y a plus depuis longtemps ce préjugé de l'influence dangereuse des douches. Les différentes manières de douches forment l'alpha et l'oméga de l'hydrothérapie française et les cliniciens les plus célèbres les emploient en modifications rationnelles avec les meilleurs résultats. Les modifications de ces procédés en durée, température, pression et localisation, permettent de subvenir aux indications les plus diverses, et c'est ainsi que toutes les opérations par des douches comprennent presque toutes les opérations de l'hydrothérapie : irritations nerveuses de force différente, retranchement graduel et à volonté de chaleur, contraction des vaisseaux, élargissement des vaisseaux, changement de la distribution du sang, influence sur l'activité du cœur, la respiration, etc., tout ceci est provoqué par ces procédés d'une manière encore plus déterminée que par les frictions. Les Français, d'après le modèle de Fleury, divisent donc les douches d'après leur production d'effets en douches irritantes, résolutives, perturbatrices et tonifiantes, etc. »

La pression de mes douches est déterminée par un réservoir élevé de 22 mètres au-dessus du niveau du sol de la salle, ce qui en réalité avec la déperdition causée par le frottement dans les tuyaux (1 mètre par 10 mètres) donne à l'orifice du jet une pression de 20 mètres, soit de 2 atmosphères.

Un détenteur de pression situé sur la canalisation centrale, après le mélangeur, me permet de réduire cette pression, et il est rare que je l'utilise entièrement ; d'habitude, conformément encore à l'opinion de Bottey et Gilles de la Tourette, je ne dépasse pas une atmosphère et demie, un manomètre situé à la sortie du détenteur me permet de régler très exactement cette pression.

La *douche froide* en jet mobile, horizontale et de courte durée est sans contredit la douche classique la plus fréquemment utilisée ; je la fais toujours précéder ou de marches ou d'exercices gymnastiques ou de courses à bicyclette, ou de tennis dans le grand parc, exposé en plein soleil, que j'ai l'avantage d'avoir autour de mon établissement.

Mais il est encore d'assez nombreux cas où l'on ne peut y soumettre les malades d'emblée. Il faut les y entraîner. A ce point de vue, je partage encore l'opinion de mes confrères au sujet des douches tempérées ou tièdes, qui ne sont que des moyens inutiles, ne préparant aucunement les malades et comportant des inconvénients.

La seule douche d'entraînement à l'hydrothérapie est la douche écossaise avec transition ; je ne parle pas ici des applications sans percussion, affusions, drap mouillé ou demi-bain, qui peuvent encore être utilisées à ce point de vue.

La *douche écossaise* proprement dite n'est pas, comme un trop grand nombre de profanes et même de médecins trop peu au courant de l'hydrothérapie le croient, n'est pas, dis-je, la douche alternative, c'est-à-dire alternativement composée d'un jet chaud, puis froid, puis chaud encore, puis encore froid et ainsi de suite.

C'est la douche chaude au début pendant un certain temps, assez pour colorer la peau et en moyenne une minute et demie à deux ou trois minutes, terminée par une douche froide plus ou moins brusque et plus ou moins longue.

En effet, conformément à la description si précise qu'en a faite Bottey, je distingue et je pratique trois formes de douches écossaises, ou plutôt en réalité deux formes principales, dont la première comporte deux variétés :

1° La *douche écossaise sans transition*, composée d'une première période (deux à quatre et cinq minutes) de jet chaud à la température initiale de 35°-37°, s'élevant rapidement à 40°-45°, et même 50°, jusqu'à ce que la peau ait pris une coloration rouge foncé ; puis d'une seconde période de jet froid, succédant brusquement, sans transition, à l'eau chaude, mais d'une durée très courte de cinq à dix secondes.

Cette douche écossaise sans transition jouit surtout de propriétés révulsives, en faisant un appel considérable de sang à la peau ; c'est la première variété.

Dans une seconde variété il n'y a pas davantage de transition ; le jet froid succède brusquement au jet chaud ; mais il est appliqué un peu plus longtemps, vingt à trente secondes en général ; cette seconde variété est à la fois révulsive et tonique.

2° La *douche écossaise avec transition* comporte également deux périodes de jet chaud initial et de jet froid terminal ; mais ces deux périodes se succèdent en se fondant et se transformant en quelque sorte l'une dans l'autre. Ainsi, on commence, par exemple, à 35°, 37°, pour monter progressivement, mais cette fois lentement jusqu'à 42°, 43°, température qu'on maintient deux à trois minutes ; puis, on diminue peu à peu cette température de façon à arriver à l'eau froide en 40 ou 50 secondes ; on termine alors rapidememt par deux ou trois jets froids en avant et en arrière. « Cette douche, dit

M. Bottey, très justement, est supportée avec la plus grande facilité, et la sensation de froid est considérablement atténuée par cette préparation graduellement descendante aux températures de plus en plus basses : elle jouit de propriétés à la fois toniques et sédatives. »

La *douche écossaise double* doit être utilisée pour les malades, qui rougissent difficilement, soit qu'ils ne peuvent supporter une température au-dessus de 40°, soit parce que leur peau résiste à des températures de 45 ou 48°; cette succession de deux douches écossaises réussit alors en général; la douche est donnée avec un jet froid plus ou moins long, selon qu'on veut obtenir des effets révulsifs ou toni-sédatifs.

Cette douche n'est pas à confondre avec la douche alternative, composée de jets chauds et froids, alternativement répétés sans transition cinq ou six fois par périodes égales de quinze à vingt secondes; c'est une formule très excitante, en même temps que révulsive, qui comporte surtout des applications localisées.

La *douche chaude* ou plutôt indifférente (température de 35 à 37°) est un excellent procédé de sédation, qui n'a pas l'inconvénient d'affaiblir autant que le bain chaud et donne d'excellents résultats dans les phénomènes d'excitation, spasmes, insomnies, etc. Je m'en suis toujours très bien trouvé chez les neurasthéniques hyperexcitables et insomniques, auxquels j'administre le matin une formule tonique (douche froide ou écossaise, drap mouillé, etc.) et le soir cette douche avec la pomme d'arrosoir, sous pression réduite à 6 ou 8 mètres, et pendant une durée de cinq à dix minutes.

La *douche très chaude*, commençant par 35°, et pouvant s'élever jusqu'à 45 ou 50°, est peu utilisée. Elle a l'inconvénient d'être excitante, de porter le sang à la tête et déterminer souvent des palpitations et des vertiges. Elle n'est guère recommandable que dans les cas de dyspepsie hyperchlorhydrique, où l'eau froide n'est pas du tout supportée, même sous la forme écossaise; elles peuvent encore être utilisées comme douches-massages locales dans certaines arthrites et névralgies chroniques; elles jouissent, en effet, de propriétés puissamment décongestives.

Procédés sans percussion.

Les plus usités sont parmi les *immersions* :

1° La *piscine froide* qui peut être à eau courante (température 9° à 10°) ou à eau dormante (température 12° à 15°).

La piscine froide à eau courante est un procédé excitant très énergique qu'on peut utiliser chez les malades qui ne supportent pas la percussion de la douche; la durée ne doit pas dépasser dix à vingt secondes; la piscine froide doit être naturellement précédée ou d'exercice, ou d'étuve sèche ou encore de douche très chaude et ne doit être prise qu'en état de préaction.

La piscine à eau dormante est plus souvent utilisée en raison de la trop grande réfrigération déterminée par l'eau courante; elle doit être prise dans les mêmes conditions, mais sa durée peut aller jusqu'à trente ou quarante secondes sans pourtant jamais dépasser une minute.

Les piscines à eau tempérée ou chaude comportent peu d'indications autres que celles des bains de même température et c'est pourquoi elles ne sont guère utilisées dans les établissements hydrothérapiques.

2° Le *demi-bain*, procédé favori de l'hydrothérapie allemande, peut être pratiqué de deux manières : *a*, soit à *température* froide ou fraîche mais *fixe; b*, soit à température tiède, *progressivement refroidie.*

a. Le *demi-bain à température fixe* (10° à 12° ou 12° à 20°) est un procédé tonique; sa durée doit être de une à trois minutes pendant lesquelles deux aides font, l'un en avant et l'autre en arrière, des ablutions avec l'eau du bain, et des frictions, l'un sur les membres inférieurs et l'autre sur le dos et les reins ; il est souvent précédé d'un maillot diaphorétique et suivi d'une friction sèche.

b. Le *demi-bain progressivement refroidi* débute à la température de 30° et doit être pendant sa durée (cinq à dix minutes) progressivement abaissé à 24°, 22° et plus tard, après entraînement, à 20°, 18° ; pendant l'immersion de la moitié inférieure du corps jusqu'à l'ombilic, on ne cesse d'affuser des petits baquets pleins de l'eau du bain sur la poitrine et sur le dos : c'est un procédé plutôt sédatif et légèrement tonique qu'on utilise avec succès dans les différentes formes d'excitation nerveuse.

3° Les *grands bains ou bains généraux* sont utilisés en neurothérapie surtout sous la forme de bains tempérés, chauds et très chauds.

Les bains généraux froids ou refroidis constituent plutôt des procédés antithermiques qui ne comportent ici que peu ou pas d'indications.

a. Les *grands bains tempérés* (28° à 32°) peuvent être utilisés comme toni-sédatifs ; ils diminuent le nombre de pulsations et calment l'excitation accompagnée de chaleur sèche de la peau.

b. Les *grands bains chauds* ou mieux indifférents (33° à 36°) sont purement sédatifs ; mais pour cela il faut les prolonger pendant une ou deux heures et ils ont alors l'inconvénient d'affaiblir et d'exposer au refroidissement, inconvénient que n'a pas la douche chaude de même température, de dix à quinze minutes.

c. *Les grands bains très chauds*, qui peuvent être portés progressivement de 34° à 45°, sont très excitants s'ils sont courts ; ils accélèrent le pouls, portent le sang à la tête, produisent même des vertiges ; ils sont sédatifs mais très débilitants, s'ils sont prolongés : on peut les utiliser contre les douleurs rhumatismales généralisées, articulaires ou viscérales ; ils peuvent encore servir de procédé préactionnel pour être aussitôt après suivis de lotions ou d'affusions froides.

Enfin ils peuvent être combinés au bain froid et court sous la forme de bains alternatifs.

B. Parmi les autres applications sans percussion il faut citer les draps mouillés, les maillots, les affusions et les lotions.

1° Le *drap mouillé* se pratique sous deux formes :

a. Le *drap mouillé tordu avec frictions* (température 8° à 12°, durée trois à cinq minutes, jusqu'à échauffement du corps et du drap); c'est un procédé toni-sédatif qui peut, pour quelque temps remplacer la douche courte et froide, à titre de procédé d'entraînement ou chez les sujets trop débilités qui ne supportent pas la douche ; il peut encore être appliqué sur la moitié inférieure du corps, demi-drap mouillé tordu inférieur.

b. Le *drap mouillé ruisselant avec tapotages*, procédé moins excitant que le précédent ; ici on ne tord pas le drap, on l'applique ruisselant sur le corps et au lieu de frictions énergiques on pratique seulement de légers tapotements ; c'est pourtant encore un procédé de tonification douce qu'on emploie chez les hyperexcitables supportant mal la percussion des douches.

Dans certains cas (hyperthermie de Basedow) c'est un bon moyen antithermique à condition de le répéter cinq ou six fois de suite et de faire deux ou trois applications par jour.

2° Les *enveloppements ou maillots humides* (*Einpackung* des Allemands qui l'emploient beaucoup, ayant pour ce procédé des salles toutes spéciales, Einpackungszimmer) comportent trois modes d'application différents, ayant chacun leurs indications et leurs effets.

a. Le *maillot toni-sédatif* dans lequel le malade reste au plus vingt à trente minutes, jusqu'à ce qu'il sente le début de la réaction, c'est-à-dire une sensation de chaleur agréable tiède et de relèvement du pouls, au début abaissé ; alors le maillot est enlevé et on pratique une lotion ou affusion fraîche suivie d'un séchage léger; c'est parfois un excellent procédé de sédation; je le fais pratiquer le soir avant le dîner, ou directement avant le coucher, dans la chambre même sur un lit de sangle, il réussit en général assez bien contre l'insomnie.

b. Le *maillot sudorifique* : dans ce cas l'enveloppement est maintenu pendant une heure et demie, deux heures même, jusqu'à ce que le malade ait chaud à en suer, le drap doit être fumant quand on en sort, cette application est généralement terminée par une affusion, une douche en pluie ou une piscine froides et très courtes, c'est un procédé de tonification et surtout de résolution, de dérivation à la peau, à utiliser contre les troubles nerveux d'origine toxique ou diathésique.

Ce procédé pratiqué sous la forme localisée du maillot en ceinture, appliqué le soir au coucher et maintenu en place toute la nuit, peut être utile contre certaines formes d'insomnie.

Mais le maillot sudorifique doit être évité chez les nerveux congestifs avec tendance aux poussées du côté de la tête.

c. Je cite pour mémoire le *maillot antithermique* qu'on renouvelle toutes les dix minutes, cinq ou six fois dans une même séance. C'est peut-être un des meilleurs procédés antipyrétiques, mais il n'a pas d'indications spéciales en neurothérapie.

3° Les *affusions* qui se font en général froides, ou tempérées, à l'aide de petits baquets ou d'arrosoirs qu'on verse alternativement en avant et en arrière pendant vingt à quarante secondes, constituent des procédés toni-sédatifs légers qu'on utilise le plus souvent à la suite d'autres applications (bain chaud, maillot toni-sédatif ou sudorifique, etc.), mais elles peuvent encore servir de procédés d'entraînement à la douche; toutefois, on doit les éviter chez les rhumatisants et les névralgisants en raison du peu de réaction qu'elles produisent et du refroidissement auquel elles exposent.

4° Les *lotions*, ou procédé hygiénique du tub, se font avec une éponge imbibée d'eau froide ou fraiche, qu'on exprime alternativement, en avant et en arrière sur les membres inférieurs d'abord, puis sur l'abdomen, les membres supérieurs et enfin le tronc; c'est le procédé le plus doux de l'hydrothérapie, il convient surtout aux enfants ou aux débutants très impressionnables. Ces lotions sont suivies d'une friction sèche.

Tous ces procédés sans percussion peuvent être utilisés à domicile, mais pour les draps mouillés et les maillots il sera toujours préférable de les pratiquer dans un établissement spécial, mieux organisé d'abord et surtout muni d'un personnel exercé à ces opérations et où la surveillance du médecin hydrothérapeute n'est pas à dédaigner.

Je reproduis précisément à ce sujet l'intéressant chapitre extrait du *Traité d'hydrothérapie* de Bottey et où cet auteur aborde et résout si justement, à mon sens, la question de l'intervention du médecin dans l'application des procédés hydrothérapiques. Je me range absolument, en théorie et dans la pratique, à la manière de voir, très sage, de cet auteur.

Du rôle et de l'intervention du médecin dans l'application des procédés hydrothérapiques.

« La nécessité d'un médecin en permanence dans un établissement hydrothérapique n'est pas à établir.

« Il est évident que le médecin seul peut juger le procédé et la durée d'application qui convient le mieux au malade, soit au début, soit dans le cours du traitement. C'est en interrogeant souvent le patient, en observant tous les jours les symptômes objectifs et subjectifs qui se présentent, que le médecin peut diriger la cure avec efficacité. Du jour au lendemain, les phénomènes réactionnels peuvent varier, suivant la prédisposition individuelle, la température ambiante, l'humidité de l'atmosphère, l'apparition d'un symptôme intercurrent ou d'un accident (céphalée hydrothérapique, par exemple) dû à l'eau froide, etc., et nécessiter une modification ou un changement de procédé, que le médecin est là pour apprécier et pour diriger. Est-il besoin également d'insister sur l'effet moral puissant que produit sur les malades la présence constante de l'homme de l'art auprès d'eux. Dans toutes les maladies chroniques et surtout dans les maladies nerveuses, où l'élément psychique joue un si grand rôle, rien ne vient en aide à la guérison comme l'autorité que le médecin sait prendre sur ses malades et la confiance qu'il leur inspire et comme cette suggestion de tous les instants sous laquelle il doit savoir les tenir; il lui faut, tour à tour, savoir mêler la douceur à l'intimidation, suivant le caractère et le tempérament moral du sujet, ce qui nécessite de sa part beaucoup de tact et d'instinct.

« Mais où il est peut-être permis de discuter, c'est sur la nécessité de l'intervention directe du médecin dans l'administration des douches, notamment chez les malades du sexe féminin. Voici les opinions que Fleury formulait à ce sujet, et que nous ne saurions mieux faire que de citer :

« L'application des procédés hydrothérapiques exige non seulement une direction médicale de tous les instants, mais encore l'intervention d'un médecin instruit, intelligent, attentif et consciencieux. La question est résolue en ce qui concerne les malades du sexe masculin, mais elle est encore en ce qui concerne les femmes, l'objet de scrupules plus instinctifs que raisonnés.

« L'application des procédés hydrothérapiques, dit Schedel, doit se faire avec une extrême précision et une grande exactitude ; or, à quelles mains en confier l'exécution ? Le médecin ne doit pas se contenter de prescrire, il doit agir, mais la difficulté devient grande lorsqu'il s'agit d'une personne de sexe. »

« Eh bien, cette difficulté m'a sérieusement préoccupé, et j'ai fait maintes tentatives pour arriver à la meilleure des solutions. Beaucoup plus que les hommes, les femmes sont portées à abuser des procédés hydrothérapiques, à tomber dans les exagérations, les excentricités; plus que ceux-là encore, elles sont imbues de préjugés, d'opinions préconçues, de systèmes médicaux très arrêtés dans leur esprit. Abandonner le traitement à leur libre arbitre est donc chose complètement impossible, mais beaucoup plus encore que les hommes elles sont impérieuses et indociles; elles ne tiennent ordinairement aucun compte des conseils, des avertissements des baigneuses, elles se révoltent contre leur autorité, et combien de fois celles-ci ne sont-elles pas venues réclamer mon intervention, pour avoir raison de malades qui, transgressant les recommandations que je leur avais faites moi-même, ouvraient de vive force les divers appareils et prétendaient se doucher à leur guise.

« Pour obvier à tous ces inconvénients, à tous ces dangers, pour répondre à toutes ces indications, à toutes ces exigences impérieuses, suffira-t-il que le médecin se place, comme l'a vu faire Schedel, derrière une porte ou un paravent, et que de cette cachette, il préside au traitement ou en dirige les applications?

« L'expédient est aussi insuffisant qu'il est peu convenable; il ne sera accepté par aucun médecin consciencieux, ayant quelque respect pour sa personne.

« Il est des femmes dont l'état général est tellement grave que la nécessité d'une intervention médicale directe ne saurait faire l'objet d'un doute; il en est d'autres pour lesquelles cette nécessité n'est pas moins évidente, bien qu'il ne s'agisse que d'une affection locale. Est-ce une baigneuse qu'on chargera de doucher le foie, la rate, un muscle, une articulation profondément altérée par une tumeur blanche, rendue immobile par une ankylose? Est-ce une baigneuse qui pourra administrer des douches pendant la période menstruelle;

des douches destinées à prévenir ou à combattre une métrorragie? Or croit-on qu'il soit possible au médecin, dans un grand établissement, de doucher lui-même certains malades et de s'abstenir quant à certains autres ? Croit-on qu'il pourrait faire comprendre et admettre les motifs qui le dirigeraient dans son choix ? Il est des nécessités qu'on ne subit qu'autant qu'elles pèsent également sur tout le monde; pas une malade, quelque gravement atteinte qu'elle fût, ne consentirait à se laisser doucher, si d'autres étaient autorisées à se soustraire à cette obligation. Une règle uniforme et strictement appliquée est le seul moyen de faire régner l'ordre dans cette république démocratique et sociale qu'on appelle une maison de santé.

« Il est moins pénible pour une femme de recevoir la douche des mains d'un médecin que de se soumettre à un examen au spéculum. Ai-je besoin de dire que la présence d'une baigneuse ou d'une parente, que mille détails impossibles à décrire, et que, par-dessus tout, l'attitude d'un médecin qui a la conscience de sa dignité et de la gravité de sa mission, donnent à la pudeur toutes les satisfactions conciliables avec les exigences de la maladie et de la médication ?

« En résumé, dans les établissements publics la question se formule de la manière suivante : intervention absolue ou abstention complète du médecin. La poser en ces termes, c'est la résoudre. » (Fleury, *loc. cit.*, p. 125.)

« Fleury, cependant, ne s'est pas toujours maintenu dans l'immuabilité de ces principes, si l'on en juge par les lignes suivantes écrites quelques années plus tard : « En ne tenant compte que des malades du sexe masculin, nous faisons de l'administration médicale des agents hydrothérapiques une règle absolue.

« Relativement au sexe féminin, nos jeunes confrères, qui débutent dans la carrière, doivent-ils maintenir les principes avec l'inexorable fermeté dont nous nous sommes fait un devoir? Doivent-ils, comme nous l'avons fait, sacrifier à cette question de principe leurs intérêts?

« Examinons :

« Il est des malades pour lesquelles l'application médicale est indispensable ; en dérogeant à la règle, on les exposerait non seulement à ne pas guérir, mais encore à des accidents plus ou moins graves. Il en est ainsi pour les femmes très affaiblies, cachectiques réduites au minimum de la réaction vitale, atteintes d'une affection organique du cœur, de phtisie pulmonaire, d'une maladie articulaire grave, d'une congestion chronique du foie, de la rate, etc. Pour celles-ci point d'incertitude; le médecin ne doit pas accepter la responsabilité d'un traitement dont la direction directe, immédiate, lui serait refusée.

« Il est des malades à l'égard desquelles l'administration des douches froides peut être confiée, sans danger et avec efficacité, à une doucheuse, à la condition que celle-ci soit intelligente, expérimentée, et qu'elle ait appris à remplir avec exactitude et fidélité les indications qui lui sont données par le médecin. Il en est ainsi pour les femmes dont l'état général est relativement bon, bien qu'elles soient chlorotiques, anémiques, gastralgiques, névropathiques, rhumatisantes, etc. » (Fleury, *le Progrès*, 1859.)

« Il est évident, ainsi que l'avait parfaitement compris Fleury, qu'il est des cas où il faut savoir transiger avec les scrupules exagérés et les préjugés invétérés de certaines malades, chaque fois, bien entendu, que cette concession ne sera pas contraire aux intérêts du sujet. Dans ces conditions, il faudra confier l'administration des douches à une doucheuse spéciale, bien dressée, et à laquelle on donne des instructions journalières, aussi souvent et d'une façon aussi précise que le comportent les diverses modalités du sujet. Nous ne sommes pas partisans, dans ces cas, de la façon de procéder de certains spécialistes, M. E. Duval, par exemple, qui suit, montre en main, l'application de son cabinet de consultation et qui, à l'instant voulu, par un coup énergique frappé sur la porte de séparation des deux pièces ou par un coup de sifflet fait suspendre la douche (E. Duval, *loc. cit.*) ; nous pensons qu'il doit être fort difficile, par ce moyen, de se rendre un compte exact de la durée d'une douche, surtout lorsque celle-ci comprend également une application locale, sur les pieds ou ailleurs ; nous préférons, ainsi que nous l'avons dit, formuler à la doucheuse des indications spéciales et très précises, à la condition, bien entendu, de pouvoir compter sur une aide intelligente et parfaitement dressée.

« Mais, dans un très grand nombre de circonstances, nous tenons à administrer nous-mêmes la douche aux femmes, et nous pensons que, dans ces cas, tout médecin consciencieux doit être inexorable dans l'application de ce principe. Nous voulons parler, d'abord, de cette catégorie de malades que cite Fleury, dont l'état général est très mauvais ou qui sont atteintes de lésions ou d'inflammations chroniques des organes (foie, rate, utérus, moelle, cœur, etc.) et ensuite de ces cas nombreux d'affections névropathiques qui, par suite de l'impressionnabilité très grande et de la sensibilité exagérée des sujets, exigent de la part du doucheur une prudence constante et une sorte d'instinct nécessaire dans l'administration des procédés hydrothérapiques.

« On comprend, en effet, combien il serait imprudent, pour ne pas dire dangereux, de confier l'administration d'une douche à une baigneuse dans les formes d'hystérie convulsive, dans lesquelles on note des zones spasmogènes à fleur de peau. Il existe, enfin, un grand nombre de cas (rhumatismes, névralgies diverses, etc.), qui exigent, dans l'application des procédés, l'emploi de l'eau chaude à des températures souvent très élevées, et dont on ne peut laisser l'administration à une doucheuse, si expérimentée qu'elle soit.

« Du reste, il faut bien le dire, le nombre des femmes qui refusent de se laisser doucher par le médecin, surtout lorsque ce sont de véritables malades, diminue de jour en jour, et

TABLEAU SYNOPTIQUE DES DIVERS PROCÉDÉS HYDROTHÉRAPIQUES

I

PROCÉDÉS AVEC PERCUSSION. — DOUCHES

Froides = 7° à 12° — Fraiches = 18° à 25° — Tempérées = 25° à 32° — Chaudes = 35° à 38° — Très chaudes 38° à 50°.

- *A.* DOUCHES FIXES.
  - a. *verticales.*
    - en pomme d'arrosoir;
    - en colonne;
    - en cloche;
    - en lames concentriques;
    - en col de cygne.
  - b. *circulaires.* | en cercle ou en poussière.
  - c. *latérales et verticales ascendantes.*
  - douches très peu utilisées; froides = trop excitantes; tièdes ou chaudes sans indications précises.
- *B.* DOUCHES MOBILES.
  - A la lance, en jet direct ou brisé. — Froides et courtes (5 à 20") = toniques.
  - Avec pomme d'arrosoir. — Fraîches et tempérées, courtes; utilisées au début pour entrainement — mauvais procédé en général.
  - Pression de 10 à 20 mètres.
    - Ecossaises.
      - 1 à 3' de jet brisé ou mieux pluie, à la température de 35° à 45°, suivies de douche froide par passage brusque ou descente progressive.
        - *a.* sans transition. deux formes: révulsive; révulsive et tonique.
        - *b.* avec transition.
      - Douche écossaise double.
  - Températures diverses.
    - Alternatives | 5 ou 6 alternances chaud froid de 10 à 15" chaque.
    - Chaudes | prolongées en pluie (3 à 10'), très sédatives.
    - Très chaudes | excitantes et décongestives : locales.

PROCÉDÉS SANS PERCUSSION

- IMMERSIONS.
  - Piscine froide
    - eau courante (6 à 8°);
    - eau dormante (12 à 14°);
    - quelques secondes à 1 minute; effets toni-sédatifs — moins excitante que douche; 2 à 3 minutes.
  - Bains généraux
    - froid (8° à 12°; 10" à 30") = action légèrement tonique;
    - frais ou refroidi (de Ziemssen) depuis 35° à 20° — surtout antithermiques;
    - chaud, prolongé : très sédatif.
    - très chaud, suivi d'affusion froide = excitant;
  - Demi-bain
    - froid (1 à 3 minutes) avec aspersions et frictions = tonique.
    - refroidi : 5 à 10 minutes, descendant de 30° à 20°, avec affusions = sédatif.
- DRAP MOUILLÉ
  - tordu avec friction jusqu'à échauffement — puis friction sèche = toni-sédatif;
  - ruisselant avec tapotage = moins excitant, procédé d'entrainement.
- MAILLOT HUMIDE
  - antithermique; renouvelé toutes les 10 minutes (5 ou 6 fois);
  - toni-sédatif : 10 à 20 minutes jusqu'à début de réaction — puis lotion fraiche;
  - sudorifique : 1 à 2 heures jusqu'à sudation complète.
- AFFUSIONS | avec seau ou arrosoir (30" à 1') — froides ou tempérées.
- LOTIONS | dans le tub avec éponge — froides — suivies de friction sèche.

un avenir viendra où toutes comprendront, à mesure que les préjugés et les scrupules seront mieux raisonnés, que l'application d'une douche constitue une véritable opération qui nécessite une administration exclusivement médicale, pour réunir toutes les conditions du succès.

« Disons, en terminant, que nous réprouvons formellement l'emploi d'un costume de bain en laine, préconisé par le Dr Lemarchand du Tréport (Lemarchand, *loc. cit.*) pour l'administration des douches aux malades du sexe féminin. Ce sont là des demi-mesures qui n'apaisent en rien la pudeur alarmée des femmes, et qui entraînent de très graves inconvénients ; la douche, donnée dans ces conditions, perd la majeure partie de son action, par suite de la diminution ou de l'abolition des actions physiques de l'eau froide, dont le contact immédiat sur la peau est ainsi supprimé ; de plus, il se produit, au niveau du costume une fois mouillé, une évaporation très rapide qui détermine un refroidissement superficiel avec tous les dangers qu'il comporte. »

(BOTTEY).

PRINCIPALES INDICATIONS

DES DIVERS PROCÉDÉS HYDROTHÉRAPIQUES DANS LE

TRAITEMENT DES MALADIES NERVEUSES

J'indique ici simplement, en suivant l'ordre de mes observations cliniques, les procédés que j'ai eu l'occasion de mettre en œuvre et les résultats qu'ils m'ont donnés dans le traitement des diverses affections nerveuses que j'ai eues à soigner, c'est-à-dire la neurasthénie, l'hystérie, certains états psychopathiques et quelques cas d'autres névroses et de maladies organiques.

1° Dans la *neurasthénie*, maladie d'épuisement par excellence, c'est la tonification qui est l'indication fondamentale et le procédé hydrothérapique correspondant, c'est la douche courte et froide, en jet mobile, brisé sur tout le corps sauf la tête, pression moyenne de 15 mètres.

Dans les formes frustes, incomplètes, à moins de contre-indications individuelles, j'ai pu le plus souvent la pratiquer d'emblée et j'en ai rapidement obtenu d'excellents résultats; dans ces formes simples, six semaines à deux mois de traitement transforment les malades.

Mais on se trouve fréquemment en présence de neurasthéniques trop affaiblis et trop hyperexcitables pour supporter de suite la percussion, ou trop impressionnables pour recevoir d'emblée l'eau froide.

Chez les premiers on a recours, selon des indications qu'il est impossible de formuler et qu'on ne peut tirer que de la pratique des malades et des procédés, soit aux affusions froides avec le baquet, soit au drap ruisselant avec tapotages, soit au drap tordu avec frictions, soit enfin au demi-bain avec affusions et frictions sous l'eau ; ces procédés sont indiqués ici dans leur ordre ascensionnel d'énergie progressive ; tous doivent être naturellement précédés et suivis d'exercices ou d'autres méthodes tendant à la préaction et à la réaction.

Pour les autres que la douche n'effraie ni n'excite, mais que les températures basses impressionnent trop désagréablement on aura recours aux douches écossaises avec transition d'abord, si c'est nécessaire, puis à la douche écossaise sans transition.

Chez les neurasthéniques à peau facile il ne sera pas utile d'élever trop la température de l'eau chaude, on pourra ne pas dépasser 40 à 42° ; de même on fera mieux de ne pas prolonger la durée au delà de la coloration rosée ; il est seulement utile d'obtenir chez eux une bonne réaction, en évitant toujours de les fatiguer soit par une température trop haute, soit par une durée trop longue de l'application.

Au contraire, chez les malades à peau réfractaire, on utilisera la douche écossaise double plutôt que de prolonger trop la durée ou d'élever trop la température de la première période d'une douche écossaise simple.

Dans quelques cas, mais aussi rarement que possible, on devra recourir, comme procédé d'entrainement, aux douches tempérées à jet très brisé à pression de 6 à 10 mètres ; mais je suis d'avis avec Bottey que c'est en général une mauvaise formule de douche qui donne peu de résultats et comporte des inconvénients.

Aux neurasthéniques en séjour dans l'établissement je fais d'habitude deux applications hydrothérapiques par jour ; celle du matin toujours tonique (l'un ou l'autre des procédés ci-dessus) ; celle du soir variant suivant les malades ; chez les déprimés qui dorment, la piscine d'une demi-minute à eau dormante d'une température moyenne de 13 à 15° ; chez les insomniques non excités la douche chaude prolongée ou le maillot toni-sédatif, avant le dîner ou au coucher; chez les hyperexcités alternativement, un jour l'autre, la douche chaude et le bain chaud prolongés.

Contre certains symptômes prédominants de la neurasthénie, il y a certains procédés locaux qui les soulagent évidemment ; ainsi la rachialgie dorso-lombaire sera soumise à la douche très chaude de 38 à 45° en jet très brisé sur la région, suivie de la douche froide et courte générale ; les troubles dyspeptiques par atonie gastro-intestinale seront atténués par la douche écossaise ou froide localisée sur la région abdominale ; il y a là une petite manœuvre qui permet d'utiliser la douche comme un véritable massage ; les troubles génitaux des neurasthéniques exigent de grands ménagements et contre-indiquent l'emploi des formules générales excitantes ; on s'adressera pour les combattre aux bains de sièges tempérés, puis frais, aux douches périnéales, etc.

2° *L'hystérie* comporte encore, comme formule hydrothérapique de principe, la douche courte et froide à percussion maxima, c'est-à-dire 20 mètres.

Mais il est aussi des hystériques hyperexcitables qu'il faut soumettre d'abord, pour les entraîner, à des procédés moins énergiques et moins perturbateurs, tels que les affusions, les draps mouillés, le demi-bain et parfois les douches tempérées dont on diminue chaque jour et le plus rapidement possible la température.

D'autre part, chez les malades à zones hystérogènes, il faut prendre la précaution de ne pas percuter ces zones pour ne pas réveiller de crises sous la douche.

Toutefois, l'apparition des crises sous la douche est loin d'être en général une contre-indication au traitement le plus souvent cet accident cesse de se produire après quelques séances ; dans ce cas, l'attitude du médecin joue un grand rôle ; il ne faut pas avoir l'air de s'en étonner et de s'en préoccuper; il faut, avec une certaine fermeté, ne pas permettre d'interrompre le traitement et déclarer avec autorité qu'après quelques douches cet inconvénient disparaîtra de lui-même.

De même, dans certains états hystériques il ne faut pas craindre d'amener les malades sous la douche en plein état de crise; j'ai vu plusieurs fois l'état de crise disparaître immédiatement sous le premier jet de l'eau froide.

Pourtant dans certaines formes d'état de mal hystérique avec excitation psychique, le bain chaud prolongé deux à trois heures avec applications froides sur la tête est nettement indiqué; plusieurs fois j'ai fait manger mes malades dans le bain parce que, seulement dans la baignoire, les mouvements cessaient et permettaient l'alimentation.

L'hystérie est en somme le terrain classique de l'hydrothérapie à percussion (formule courte et froide); mais il faut bien reconnaître que certains malades (très rares, du reste) y sont entièrement réfractaires et dès lors il faut tâter les autres formules, écossaise avec puis sans transition, tempérée, etc.

Le traitement doit être continué longtemps encore après la disparition des accidents aigus et on peut dire en règle générale que l'hydrothérapie doit faire partie définitive des procédés d'hygiène des hystériques.

3° Dans les neurasthénies à prédominance psychopathique, les indications fondamentales sont évidemment les mêmes que dans la forme classique de Beard; mais combien plus délicats à manier les neurasthéniques de cette espèce : il n'y a pas de principe fixe pour eux, hors du principe général, tonifier. Chaque malade comporte presque une formule spéciale : l'un demandera à être fouetté et secoué énergiquement par la douche froide à grande percussion; à l'autre il faudra les caresses de la douche en pluie tiède sans pression ou les tapotages légers du drap mouillé ruisselant à peine frais; au troisième conviendra la douche écossaise avec localisations suivant la prédominance des troubles locaux, etc.

A tous il faut surtout le réconfort moral qui réside dans l'espérance des résultats obtenus chez d'autres par les procédés qu'on leur appliquera.

4° Chez les faux neurasthéniques, dans les états neurasthéniformes secondaires, il y a moins encore d'indications précises : on comprend qu'il faut surtout s'adresser aux troubles primitifs, dyspeptiques, utéro-ovariens ou autres qui président à l'évolution des désordres neurasthéniques : pourtant chez tous ceux où l'indication étiologique ne constituera pas une contre-indication, la douche froide reste le traitement tonique par excellence.

Mais c'est dans ces cas surtout que le diagnostic demande à être précis : on a vu quel rôle néfaste a joué l'hydrothérapie froide chez les deux pseudo-neurasthéniques brightiques dont le Dr Rigal m'a communiqué l'observation.

Certains dyspeptiques supportent de même très mal l'hydrothérapie froide : chez les hyperchlorhydriques en particulier, elle est formellement contre-indiquée.

De même certains arthritiques exigent la douche écossaise à titre de traitement permanent sans pouvoir jamais aborder la douche froide.

Enfin pour les utéro-ovariennes et pour les cardiopathes qui peuvent cependant retirer de l'hydrothérapie les plus évidents bénéfices, on ne saurait agir avec trop de circonspection, procéder avec trop de douceur et graduer l'entraînement avec trop de méthode : dans ces conditions on obtient par l'hydrothérapie des résultats qu'aucune autre médication n'avait pu donner.

5° Dans la plupart des *états psychopathiques* que j'ai vus et qui presque tous représentent des types divers de ce que Magnan a appelé les syndromes épisodiques de la dégénérescence héréditaire, la douche courte et froide est la formule d'indication. Le plus souvent elle est supportée même d'emblée : mais il est des cas qui réclament un certain entrainement qu'on obtient avec les procédés déjà indiqués du demi-bain ou des draps mouillés.

Mais chez tous ces malades l'hydrothérapie est la médication par excellence : non que, plus que tout autre, elle ait puissance pour les guérir entièrement; mais plus que tout autre, elles les améliore, en les tonifiant, diminuant l'intensité et la durée de leurs périodes de troubles, les mettant dans de meilleures conditions de résistance et leur donnant enfin, sans leur jamais nuire, à la condition d'être bien dirigée, l'espérance d'une amélioration de leurs misères, espérance qui d'ailleurs le plus souvent n'est pas déçue.

6° Dans les névroses diverses qui m'ont été confiées pour l'hydrothérapie je puis dire que :

a). Les épileptiques ont parfaitement supporté la douche courte et froide et je pense, comme Bottey, que la combinaison de l'hydrothérapie à la cure bromurée permet de faire cette cure avec plus d'énergie sans que les malades en éprouvent les inconvénients habituels.

b). Les trois morphinomanes que j'ai soignés ont été également soumis à des formules hydrothérapiques appropriées à leurs cas, dès le début de la cure de privation et je pense encore que c'est grâce à cette combinaison que la méthode de privation rapide a été bien supportée et que la convalescence s'est faite avec plus de rapidité.

c). Le goitre exophtalmique peu à peu entrainé à la douche courte et froide a subi en trois mois de traitement une amélioration telle, que, n'était la persistance du goitre, tous les autres symptômes avaient disparu : le tremblement, la tachycardie, la parésie des membres inférieurs et l'insomnie. La malade n'avait été pendant ce temps soumise à aucun autre traitement.

d). Les deux cas de myopathie fonctionnelle ont été soumis tous les deux à l'hydrothérapie écossaise qui, dans ces cas, a le double avantage de combattre la diathèse arthritique et de calmer les phénomènes spasmodiques, si l'on prolonge assez (3 à 5 minutes) la première période, sans élever la température au delà de 40°.

e). Les deux cas de migraine ont été d'emblée soumis à la douche courte et froide précédée d'une douche très chaude sur les pieds : pendant les trois mois qu'a duré leur traitement, aucun accès ne s'est produit, alors que, d'habitude, ces accès apparaissaient tous les dix à quinze jours.

Hydrothérapie dans les maladies organiques des centres nerveux.

C'est un préjugé qu'ont encore beaucoup de nos confrères que les procédés hydrothérapiques non seulement ne peuvent rendre aucun service mais encore sont formellement contre-indiqués dans les neuropathies organiques.

Sans doute, pas plus les hydrothérapeutes que les électro- ou pharmacothérapeutes, n'ont la prétention de restaurer des centres détruits par un foyer inflammatoire ou hémorrhagique, ni de rétablir le courant dans un faisceau médullaire sclérosé.

Mais il est certain que, contrairement à l'opinion de la plupart, les procédés hydrothérapiques peuvent rendre de grands services dans certaines affections organiques du cerveau et de la moelle et en particulier dans l'ataxie locomotrice et la paralysie générale, qu'on considère comme les plus inabordables au traitement hydrothérapique.

Tout d'abord ; dans ce qu'on pourrait appeler les *lésions circulatoires des centres nerveux*, c'est-à-dire dans les syndromes dus à la congestion ou à l'anémie du cerveau et de la moelle, où trouver une autre méthode, plus capable de remédier à ces troubles, en répartissant plus également, stimulant et dérivant la circulation.

Chez les malades présentant des *poussées congestives du côté de la tête*, la demi-douche écossaise inférieure rendra au début les plus grands services et une fois la dérivation opérée et maintenue, la combinaison de la douche froide générale à cette demi-douche écossaise, pourra, en régularisant la circulation générale, faire définitivement disparaître ces troubles, s'ils ne sont pas entretenus par une cause que l'hydrothérapie ne puisse atteindre.

Et pour les malades qui ne supporteraient pas la percussion, il y a le drap mouillé et tordu inférieur avec frictions ou encore les demi-bains frais ou froids, sans affusion, mais avec massage, sous l'eau, des membres inférieurs.

Dans les *poussées congestives de la moelle* la douche écossaise (forme révulsive), sans percussion violente, sur la colonne vertébrale est nettement indiquée.

Contre les troubles dus à l'*anémie du cerveau ou de la moelle* habituellement concomitants de l'anémie générale, c'est à la douche froide et courte qu'on s'adressera : mais en raison des troubles nerveux, on ne pourra d'ordinaire y arriver que peu à peu, par entraînement après avoir passé par les procédés plus doux.

Dans les *hémiplégies cérébrales*, même avec exagération des réflexes et tendance à la contracture, il ne faut pas croire que l'hydrothérapie soit formellement contre-indiquée : elle peut au contraire, à moins d'autres obstacles, rendre de réels services, en tonifiant les malades et dérivant la poussée congestive périfocale qui se fait et se maintient d'habitude autour du foyer même cicatrisé; elle peut enrayer l'amyotrophie et diminuer la parésie en relevant les forces générales. Mais ici, il faut savoir que les maillots et les étuves sont absolument interdits. On devra tenter la douche froide qu'on pratique d'abord sur les pieds et les membres inférieurs seulement, pour remonter peu à peu, dans les séances suivantes jusqu'à constituer la douche générale.

En cas d'impossibilité d'utiliser l'eau froide, on aura recours à la douche écossaise avec prédominance de localisation sur les extrémités inférieures : dans tous les cas on doit éviter de percuter directement les membres hémiplégiés.

Grâce à ces précautions, j'ai pu chez deux hémiplégiques cérébraux utiliser la cure hydrothérapique et ces malades en ont retiré une plus grande vigueur générale et une plus grande résistance à la fatigue leur permettant de faire plus facilement de plus longues marches.

Chez l'un d'eux, vieil officier autrichien de soixante-sept ans, il s'est fait en même temps un relèvement du tonus moral très manifeste.

Dans la *paralysie générale progressive* l'opinion générale est nettement défavorable à l'intervention des procédés hydrothérapiques ; j'avais moi-même cette impression au début de ma pratique ; mais sur les conseils de mon distingué confrère Bottey, je me suis décidé à soumettre à cette cure deux débuts de paralysie générale progressive, qui paraissent s'en être vraiment bien trouvés.

Sans doute il faut tenir compte de la possibilité des erreurs de diagnostic au début; mais dans ces deux cas la paralysie générale progressive n'était déjà que trop nettement dessinée. Il faut tenir compte aussi des rémissions qui se font spontanément et qu'on a toujours tendance à reporter sur le compte du traitement mis en œuvre.

Et c'est justement ce que prétend Bottey, c'est que l'hydrothérapie prudemment faite peut dans ces cas favoriser ces rémissions et les prolonger.

Pourquoi, en somme, dans les formes avec excitation, ne pas utiliser les procédés sédatifs tels que les douches et les bains chauds prolongés qui, en calmant l'éréthisme cérébral, peuvent enrayer ses progrès?

Pourquoi, dans les formes dépressives, ne pas appliquer les formules toniques de la douche courte et froide combinée ou non à la douche écossaise révulsive sur les membres inférieurs ?

Pourquoi encore, dans les formes à début spinal, ne pas espérer arrêter pour un temps au moins l'ascension des lésions irritatives en tonifiant le système nerveux tout entier et faisant de la dérivation sur la colonne vertébrale?

En tous cas, il me paraît certain que ces divers procédés hydrothérapiques prudemment appliqués par le médecin lui-même ne sauraient avoir d'inconvénients.

Et n'auraient-ils que l'avantage de donner à ces malheureux, qui sont loin encore d'être des inconscients, l'illusion d'un effort tenté pour les arracher au terrible mal et l'espérance de la guérison, que, vu leur innocuité dans les conditions indiquées, ils seraient encore à prendre en sérieuse considération.

Pour l'*ataxie locomotrice* les adversaires de l'hydrothérapie sont moins nombreux et moins catégoriques que pour la paralysie générale; mais encore cette médication, qui est peut-être une des meilleures, est-elle encore trop souvent et trop facilement condamnée.

Et cela tient à ce que la plupart savent mal la conseiller et à ce qu'elle est trop souvent mal appliquée dans les établissements de bains ou douches où opèrent des garçons doucheurs aussi prétentieux qu'ignorants?

Chez les tabétiques l'hydrothérapie peut rendre de grands services; mais elle a besoin d'être dirigée avec beaucoup de soin et très méthodiquement réglée.

Le critérium des applications à faire est l'état de sensibilité des malades et de leur impressionnabilité au froid.

Or il est fréquent d'observer chez les tabétiques, du moins à la première période, une véritable hyperesthésie de la peau pour les températures basses.

Il en faut tenir grand compte et bien que le principe soit encore ici de tonifier par la douche courte et froide, il serait très imprudent de l'appliquer d'emblée ou même de s'entêter à y entrainer certains malades.

En Allemagne, je l'ai entendu partout, les tabétiques constituent une grande partie de la clientèle des Wasserheilanstalten, et partout on m'a dit donner à ces malades de notables améliorations; mais en Allemagne on les soumet simplement au demi-bain froid ou frais.

En France nous pouvons de même utiliser le demi-bain et j'ai fait installer chez moi les appareils *ad hoc;* deux fois seulement j'ai soumis des tabétiques à cette méthode sur les conseils des confrères allemands qui me les avaient adressés et ces malades ont certainement bénéficié de cette cure.

Mais quand les malades supportent la percussion, en tenant compte de leur thermo-hyperesthésie pour le froid, on peut à l'aide de douches tempérées obtenir chez eux les mêmes résultats que chez d'autres avec la douche froide; il faut toutefois que le jet soit bien brisé et que la percussion sur la colonne vertérable soit évitée.

Il faut ici, comme pour les neurasthéniques d'ailleurs, savoir individualiser les procédés hydrothérapiques; *il faut* comme je le dis quelquefois, *comprendre son malade pour le bien doucher*.

On peut évidemment chez certains tenter d'abaisser jusqu'au froid la température; mais il ne faut pas le vouloir à tout prix; c'est où est l'erreur et le danger; et, dans beaucoup de cas, on doit se fixer à des températures ne descendant pas au-dessous de 25° à 22°.

Il ne faut jamais violenter un tabétique; à cette condition, on a des résultats sans avoir d'inconvénients.

Ainsi la rachialgie parfois si pénible peut être enlevée par la douche chaude prolongée mais baveuse sur la colonne vertébrale; les douleurs fulgurantes, les accès gastralgiques, les névralgies de la vessie et du rectum sont puissamment calmés par les douches chaudes, très chaudes même, localisées sur la région et terminées par une aspersion générale froide ou par une affusion fraiche selon la résistance du malade; dans d'autres cas, les douches très chaudes prolongées, à percussion réduite, ou encore les immersions locales froides et courtes constituent les meilleurs procédés.

On pourra encore utiliser les maillots toni-sédatifs généraux ou localisés à la moitié inférieure du corps.

Mais, en principe, tout tabétique qui pourra être progressivement entraîné à la douche courte et froide est celui qui retirera le plus de bénéfices de l'hydrothérapie.

Ces procédés seront d'ailleurs variés selon les périodes et les symptômes et il est en général utile de pratiquer ici la cure hydrothérapique par périodes de six à huit semaines avec des temps d'arrêt de quatre à six semaines.

Les diverses *autres maladies organiques* de la moelle peuvent aussi bénéficier de certains procédés hydrothérapiques; on ne doit pas craindre, à moins de contre-indications individuelles, de soumettre une atrophie musculaire progressive à la douche courte et froide, avec percussion directe des membres atrophiés; bien dirigée et surveillée, cette méthode ne saurait avoir d'inconvénients pourvu que toujours, et cela va de soi, il y ait préaction facile.

Je n'ai vu encore dans ma salle de douches qu'un syringomyélique et j'avais eu quelque hésitation à l'y recevoir, mais il était entraîné au traitement et s'en était déjà très bien trouvé; il venait simplement me prier de le continuer, tenant à ce que ce traitement fût pratiqué par le médecin lui-même. Comme je voulais utiliser les procédés doux, il me pria lui-même de lui donner d'emblée la douche froide, qui parut d'ailleurs le tonifier notablement.

Dans les *myélites diffuses chroniques*, dans les *méningites rachidiennes* ne trouve-t-on pas encore l'occasion d'excellents procédés décongestionnants et révulsifs avec la douche écossaise ou alternative à percussion modérée et localisée sur la colonne vertébrale?

S'il existe des manifestations douloureuses, on devra supprimer toute percussion et n'utiliser que les douches chaudes baveuses, les demi-maillots inférieurs ou encore les douches de vapeur suivies de lotions fraîches ou froides.

Telles sont, à grands traits, les principales indications des diverses applications hydrothérapiques à la neurothérapie ; elles s'étendent presque à toute la neuropathologie; la grande formule est la formule tonique, mais on vient de voir combien il y a d'autres procédés, avec quelle prudence ils doivent être utilisés et, je le répète, l'important est de bien connaître et de bien comprendre son malade avant de le soumettre à ces divers procédés hydrothérapiques.

B. — Électrothérapie.

L'électrothérapie vient en seconde ligne parmi les procédés physiques de la neurothérapie, bien qu'elle comporte aussi de nombreuses indications et donne souvent d'excellents résultats.

On retrouve ici encore une certaine différence entre les établissements étrangers et les nôtres.

Les deux grandes méthodes électriques utilisées en Autriche et en Allemagne sont la galvanisation et la faradisation, soit sous forme de courants localisés ou généralisés directement appliqués sur le corps soit sous forme de bains hydro-électriques, procédé auquel une salle spéciale est consacrée dans la plupart de ces établissements.

En France, au contraire, le bain hydro-électrique est presque complètement délaissé; mais on y pratique de plus en plus la franklinisation et le bain électrostatique.

Je dois pourtant reconnaitre que j'ai rencontré quelques machines statiques dans divers établissements (rares) que j'ai visités à l'étranger.

Les procédés galvaniques et faradiques jouent aussi un rôle, bien que moins important, dans les méthodes électrothérapiques utilisées dans nos établissements.

Je ne m'arrêterai pas ici à décrire les appareils et procédés divers de ces trois principales méthodes galvanique, faradique et statique. Ceci est fait dans les traités de physique médicale et d'électricité auxquels je renvoie, ainsi qu'à l'excellent chapitre consacré, par mon distingué confrère et ami Huet, à l'électrothérapie dans le *Manuel de Médecine*, tome IV, de Debove-Achard.

Je dois aussi rappeler le remarquable article que M. Vigouroux a bien voulu me rédiger pour mon travail sur la neurasthénie (Maloine, 1891) et dans lequel, en exposant son traitement franklinique de la maladie de Beard, il expose en même temps les divers procédés de l'électrisation statique (souffle, aigrette, étincelles, friction) avec leurs principales indications.

J'ai mis souvent en pratique ces diverses méthodes, mais plus particulièrement la méthode franklinienne qui a l'avantage d'offrir, à côté d'un procédé de traitement général très actif, les divers procédés de traitement local sédatif ou stimulant dont on peut avoir besoin.

Les machines statiques dont je me sers sont les machines de Wimshurst modifiées par Bonetti, d'après les indications de mon ami M. Truchot, le jeune et distingué professeur de physique à l'école de médecine de Clermont-Ferrand. Ces machines ont le grand avantage d'être à pôle fixe [1].

Deux machines sont en général nécessaires pour les diverses applications frankliniques à la neurothérapie : une machine à grands plateaux dont la tension est très élevée en raison proportionnelle du diamètre des plateaux et une machine à double paire de plateaux plus petits dont la tension est moindre, mais la quantité plus grande (celle-ci étant en raison proportionnelle du nombre des plateaux).

La machine à grands plateaux est surtout utilisée pour le traitement général, c'est-à-dire le bain électro-statique simple, sans excitation locale autre que le souffle contre la céphalée neurasthénique et diverses autres céphalalgies et névralgies.

[1] Dans ces machines fabriquées par Bonetti (de Paris) les secteurs d'étain ont été supprimés sur le pourtour de la circonférence des plateaux.

La machine à double paire de plateaux est destinée à fournir de puissantes étincelles ou d'énergiques frictions, procédés d'excitation musculaire ou de révulsion cutanée très actifs et fréquemment utilisés.

La neurasthénie et l'hystérie sont justiciables, on le sait, de l'électricité statique : les travaux de Vigouroux pour la première et de Charcot pour la seconde l'ont suffisamment établi pour que je n'y insiste pas davantage.

Dans certains cas où l'hydrothérapie ne peut être supportée, la franklinisation constitue une précieuse ressource.

Je ne pourrais dire jusqu'à quel point l'une des méthodes hydrique ou électrique est supérieure à l'autre : elles comportent d'ailleurs assez souvent des indications très différentes selon les individus.

Ce que je puis dire, c'est que je connais des neurasthéniques exclusivement soumis à la franklinisation et guéris par cette seule méthode; mais j'en connais aussi qui n'ont fait que de l'hydrothérapie et se sont de même aussi très bien tirés d'affaire.

Mon expérience n'est pas encore suffisante pour juger un tel débat et je pense qu'il y a des cas spéciaux où l'électrothérapie réussira mieux et plus vite, mais aussi réciproquement des cas où l'hydrothérapie donnera de meilleurs et plus rapides résultats.

Elles ont assurément une action commune qui est de stimuler la circulation générale, d'augmenter le mouvement nutritif, d'activer les échanges et de favoriser la production et l'expulsion des déchets.

Mais, tout en pratiquant les deux méthodes, j'avoue que j'ai parfois l'impression que l'hydrothérapie agit plus immédiatement sinon aussi profondément, aussi intimement que l'électrothérapie.

La douche froide et courte quand elle est bien préparée, bien supportée, bien suivie de réaction, donne de suite à l'organisme malade un ressort, un regain de tonicité immédiate, que les malades n'accusent pas d'habitude après la séance de bain statique.

D'autre part, il n'est pas de procédés hydriques qui valent le souffle franklinique contre la céphalée, et les étincelles contre l'atonie de l'estomac et la constipation.

Mais encore une fois, on ne saurait juger une question aussi importante avec des considérations de ce genre ; il faut instituer dans ce sens toute une série de recherches cliniques et d'observations très exactement et très méticuleusement recueillies.

J'en possède déjà quelques-unes, mais elles ne font pas nombre suffisant pour imposer déjà une conviction dans un sens ou dans l'autre : j'espère en pouvoir recueillir d'autres et me réserve d'exposer plus tard les conclusions qu'on en pourra tirer.

L'appareil faradique classique est l'appareil à trois chariots de Dubois-Raymond : je ne m'en sers que rarement, soit pour des déterminations diagnostiques, soit pour des applications localisées; je ne pratique pas la faradisation générale de Beard et Rockwell que les procédés frankliniques remplacent plus commodément et je crois plus avantageusement.

De même la galvanisation ne me sert le plus souvent qu'aux recherches électro-diagnostiques : je la pratique rarement à titre de procédé thérapique localisé, trouvant encore une fois, je le répète, dans les procédés locaux de la franklinisation des ressources tout aussi avantageuses, soit comme procédés de révulsion ou d'excitation ou de sédation; une des applications que j'utilise parfois est la galvanisation bitemporale de 2 à 4 milliampères, pendant deux à trois minutes, contre certaines insomnies rebelles.

Le meilleur dispositif pour le maniement de ces divers courants faradiques et galvaniques et pour leurs diverses combinaisons est sans conteste la table de Vigouroux.

C. — Massage et Kinésithérapie.

Le massage a peu d'indications exclusives en neurothérapie; mais pourtant il y peut rendre de grands services.

Le massage général, très préconisé par Weir-Mitchell, constitue une des bases de sa méthode du traitement de la neurasthénie. Il stimule la circulation, active les combustions, régularise le cœur, et dans les cas où ni l'électricité ni l'hydrothérapie ne peuvent être pratiqués, il remplit une précieuse indication.

De même, chez les malades très atones, ne pouvant faire d'exercices physiques, il peut être avantageusement mis en œuvre; mais alors il faut utiliser des procédés doux, sans trop de vigueur ni de brusquerie, des séances courtes de vingt à quarante minutes, et, en tous cas, ne dépassant jamais plus d'une heure.

Le massage local peut aussi rendre de réels services pour combattre l'atonie de l'estomac et la constipation ; il faut reconnaître que c'est souvent le procédé le plus rapidement efficace et souvent le plus énergique, quand les autres n'ont pas donné les résultats qu'on en espérait.

Dans les contractures hystériques, le massage des muscles antagonistes réussit le plus souvent à les faire disparaître; il est plutôt nuisible dans les contractures qui datent d'un certain temps.

De même dans certaines arthralgies hystériques, le massage fera merveille, mais souvent, il faut l'avouer, au même titre que les autres procédés, électrisation ou autre, c'est-à-dire, surtout par action psychique; quoi qu'il en soit, il mérite d'être utilisé, attendu que c'est la méthode qui, dans ces arthralgies, a donné les plus nombreux succès.

Il va de soi que ces différents massages locaux, s'adressant à des organes déterminés et le plus souvent pour des troubles pathologiques délicats, exigent des connaissances anatomiques et cliniques que seul un médecin a pu acquérir ; ces massages faits par des masseurs si habiles qu'ils soient, si surveillés qu'ils se croient, à moins qu'on assiste à leurs manœuvres, peuvent avoir plus d'inconvénients que d'avantages.

Les massages généraux très pénibles et très longs peuvent être confiés à des aides dressés et qu'on a déjà vus à l'œuvre ; ils ont le plus souvent, dans tous les cas dont je m'occupe, la même formule et ne varient guère que d'intensité et de durée ; ils n'intéressent généralement pas d'organes spéciaux et délicats ou malades et s'adressent surtout aux masses musculaires des membres et du tronc et c'est pourquoi je considère qu'un bon aide-masseur peut les pratiquer sous notre direction.

J'ai vu dans quelques établissements de l'Autriche et de l'Allemagne de superbes installations de massage et de kinésithérapie mécaniques (appareils mécano-thérapiques d'après la méthode de Zander). Ces appareils très nombreux de forme, comportant les indications les plus diverses, sont mus par une puissante machine à vapeur, à l'aide de courroies de transmission ; en entrant dans ces salles on a l'impression d'une véritable usine, d'une sorte de petite « galerie des machines ».

Grâce à ces appareils dont l'installation est très coûteuse (je crois me rappeler que l'organisation d'un institut complet de mécano-thérapie atteint le chiffre de 200.000 francs), on peut appliquer sur les diverses régions du corps auxquelles ils s'adaptent, les plus divers procédés de la massothérapie et de la gymnastique passive et cela avec une précision, une graduation, une exactitude de méthode absolument mathématique.

J'ai vraiment eu l'impression qu'on pouvait retirer d'une

telle installation les meilleurs résultats et c'est ce qui m'a d'ailleurs été affirmé par tous les confrères qui dirigent ces instituts.

La méthode de Zander n'est pas, je crois, très connue chez nous ; en tous cas il n'existe en France aucun institut de ce genre, alors que l'Allemagne, l'Autriche, la Hongrie, la Suède, la Norwège, la Russie et l'Italie même en sont pourvus au moins dans les grands centres.

Ces méthodes sortant de mon cadre d'études, je ne m'y suis pas arrêté suffisamment pour en donner ici le moindre détail précis; mais elles sont exposées ainsi que leurs principales indications dans le livre du Dr Roth (de Vienne) : « *Die Mechanische Behandlung der Krankheiten* » avec de nombreuses et très intéressantes figures à l'appui.

Je puis seulement dire que le massage et la kinésithérapie pratiqués ainsi par des appareils qui sont exactement réglés par le médecin donnent des résultats précis dont on peut déterminer scientifiquement la valeur.

La *kinésithérapie ou gymnastique thérapeutique* a son triomphe en neurothérapie dans le traitement de la chorée; c'est assurément une des meilleures méthodes pour obtenir le retour rapide à la direction volontaire des mouvements; j'ai eu l'occasion de l'appliquer cette année avec d'étonnants résultats; mais je dirigeais moi-même les séances deux fois par jour, de huit à dix minutes chaque; après la première semaine les soubresauts avaient presque entièrement disparu et la malade pouvait manger, boire, écrire, jouer du piano sans présenter de secousses. L'influence morale du médecin me paraît aussi jouer un rôle dans ces cas lorsqu'il peut s'en occuper personnellement : les malades obéissent avec plus de soin et d'attention aux mouvements commandés et au besoin exécutés par le médecin devant eux; de même l'isolement du milieu familial m'a paru ici exercer une influence manifeste; car la gymnastique avait été conseillée et d'abord appliquée à la maison, bien que sans le moindre succès; l'enfant n'y attachait pas d'importance et la faisait étourdiment, ne croyant guère à son efficacité; or l'autorité morale du médecin peut aider beaucoup en telle occurrence; et pourtant il ne s'agissait pas là de chorée rythmée hystérique, mais bien de la vraie chorée de Sydenham.

La gymnastique simple ou suédoise constitue encore d'excellents procédés thérapiques dans les paralysies hystériques; je l'ai mise en œuvre avec le meilleur succès dans le traitement d'une paraplégie hystérique datant de deux ans et guérie en quelques semaines; je faisais chaque matin moi-même une séance de gymnastique passive aux membres inférieurs obligeant la malade à faire effort, fût-il inefficace, pour essayer de reproduire au commandement le mouvement actif que je venais de répéter plusieurs fois passivement.

De même dans certaines hémiplégies organiques la gymnastique active au commandement peut rendre de grands services et hâter le retour ou compléter la récupération de certains mouvements.

Dans la crampe des écrivains on sait toute la valeur de la méthode dite de Wolff si bien décrite et si heureusement appliquée par Vigouroux.

En outre de ces indications thérapiques proprement dites, la gymnastique est un précieux adjuvant dans nos établissements hydrothérapiques, soit quand il fait mauvais temps pour aider certains malades à faire leur préaction, soit en tout autre cas pour occuper et distraire certains autres malades, les entraîner peu à peu à supporter mieux la fatigue physique; enfin c'est encore un procédé de tonification générale en stimulant la circulation, activant les combustions, etc.

Il n'est pas nécessaire d'avoir ici une installation technique pour les exercices d'équilibre, d'assouplissement et d'audace ou pour les méthodes orthopédiques : les simples appareils de jardin, les installations qu'on a en général à la campagne, suffisent en pareil cas.

D. — Psychothérapie.

On pourrait dire que c'est là le substratum thérapique de la neurothérapie, surtout quand il s'agit d'affections telles que l'hystérie et la neurasthénie qui sont : la première, une véritable psychose à manifestations névrosiques, et la seconde, une véritable psycho-névrose dans laquelle l'élément psychique joue souvent un rôle considérable.

Or, quand je parle de psychothérapie, il ne faut pas confondre et entendre exclusivement hypnothérapie : l'hypnotisme est, ou du moins doit être, selon moi, un procédé psychothérapique d'exception, auquel il ne faut recourir qu'en dernier ressort, après avoir essayé tout autre procédé, et qui d'ailleurs ne donne le plus souvent, s'il est employé seul, que des résultats symptomatiques.

Il faut entendre par psychothérapie dans les établissements hydrothérapiques : 1° l'action directe, l'influence morale constante du médecin sur les malades à côté desquels il vit et qu'il dirige, surveille et console à tout instant du jour ; 2° l'influence du nouveau milieu socio-moral dans lequel le malade isolé se trouve obligé de vivre.

Dans l'influence morale du médecin, tonification par encouragement et par direction, suggestion vigile, constante et ferme de la guérison, il y a les procédés doux et persuasifs ; il y a aussi, dans certains cas, les procédés énergiques et durs.

Il faut en effet reconnaître que dans ces derniers cas une autorité sévère, une main morale vigoureuse peuvent être utiles et rendre seules de grands services. Il y a eu, paraît-il, un de nos confrères hydrothérapeutes qui savait, dit-on, avoir au besoin « la main leste », mais pourtant avec réflexion, et il opérait ainsi des merveilles. Je n'irais certes pas jusque-là; mais il y a des malades pour lesquels la psychothérapie doit être vigoureuse, auxquels il faut « donner le fouet » (moral, bien entendu), auxquels il faut commander avec décision en veillant sévèrement à l'exécution; il y a des malades qu'il faut faire marcher, malgré eux, à la guérison de leurs « misères nerveuses ».

Dans ces cas il faut savoir tenir bon, combattre leur manière de voir, se refuser énergiquement à leurs interprétations, souvent même ne pas tenir compte de leurs sensations : un but est à atteindre, le chemin qui y conduit est sûr; il y faut marcher et marcher droit, par ce chemin, coûte que coûte; mais on devine combien, dans ces cas, *il faut être certain de son diagnostic.*

J'en ai dit assez des procédés durs, c'est-à-dire énergiques et sévères ; d'ailleurs, on n'en pourrait dire davantage à moins de citer des faits, car rien ne demande plus que cette méthode à être *individualisée*, comme on dit en Allemagne.

Quant aux procédés doux, ils sont également très variables et doivent être appropriés aux plus diverses circonstances.

Ce qui domine ici, c'est la persuasion, la suggestion vigile constante de la guérison et pour cela il est nécessaire d'obtenir d'abord la confiance des malades. Kneipp a un excellent procédé pour l'inspirer, on l'a vu; mais il n'est pas digne de nous et j'admets, contrairement à certaine morale, que la fin ne justifie pas toujours les moyens. D'ailleurs ce procédé est loin d'être le seul et souvent il peut faire défaut : car c'est ici le cas de rappeler que « promettre et tenir sont deux ».

Ici, en contact de tous les instants avec les malades, le médecin est à toute heure du jour le directeur de tous leurs actes : il les fait lever de bonne heure pour une promenade matutinale ou rester au lit, ou s'installer sitôt levé au soleil, sur leur chaise longue, ou faire une course en bicyclette, ou encore une partie de tennis, etc.; il les voit avant chaque douche, s'informant de leur santé, puis règle leur genre de douche et surveille leur réaction ; il s'occupe de leurs menus, le plus souvent assiste à leurs repas, prend part à leurs jeux et distractions au salon, leur indique leurs promenades, etc.; et, au cours de toutes ces rencontres, sa présence seule est un soutien et ses paroles doivent toujours être encourageantes ou distrayantes.

Le médecin doit être là le *pater familias* de tous, s'occupant non seulement de leur traitement, mais de leurs jeux et de leurs travaux, les mettant en contact, organisant leurs réunions, les entraînant à développer leurs divers talents.

Et c'est pourquoi j'ai créé dans mon établissement un petit atelier de travaux d'art où divers malades s'occupent les uns de photographie, tirant, virant et collant des épreuves, les autres fabriquant des vitraux de couleur, d'autres faisant de la pyrographie, etc., etc.. pendant que les inactifs et les fatigués se distraient à les regarder.

Je considère ces occupations amusantes comme un véritable procédé de traitement ; il fait de la dérivation psychique et arrache les malades pour quelques heures chaque jour à l'obsession de leurs malaises.

Et puis n'y a-t-il pas ce que les malades appellent eux-mêmes les « séances de remontage moral » qui ont lieu, soit dans leurs chambres, soit dans le cabinet de consultation, au cours desquelles les malheureux, désolés de ne pas voir survenir plus vite l'amélioration, viennent vous refaire le bilan de leurs maux, vous établir leur comptabilité de misères et s'en vont tout heureux, consolés et tonifiés, si vous avez pu les convaincre que leur « doit » est en baisse et que leur « avoir » se recouvre peu à peu.

Tel est le traitement moral, la psychothérapie vigile, sévère ou douce, que le médecin de l'établissement hydrothérapique peut et doit chaque jour pratiquer auprès des névropathes qui lui sont confiés.

Mais, à côté, il y a l'influence qui résulte du changement

de milieu, de la vie nouvelle qui est constituée au malade par l'isolement de sa famille.

Cette méthode de l'*isolement* à laquelle le regretté maître Charcot attachait tant d'importance, joue en effet un très grand rôle dans la psychothérapie de nos malades.

« Je ne saurais trop, dit-il, insister sur l'importance capitale que j'attache à l'isolement dans le traitement de l'hystérie où, sans contestation possible, l'élément psychique joue, dans la plupart des cas, un rôle considérable, s'il n'est pas prédominant. Il y a près de quinze ans que je m'attache à cette doctrine et, tout ce que j'ai vu, tout ce que je vois, ne fait que confirmer de plus en plus mon opinion. »

Je ne peux vraiment que répéter à mon tour ces dernières paroles : « tout ce que j'ai vu depuis deux ans ne fait que confirmer » l'opinion du maître.

Mais ce n'est pas seulement dans l'hystérie, c'est encore dans toute une série d'états neuro-psychopathiques où certaines formules psychosiques de la neurasthénie tiennent le premier rang.

Toutefois cette méthode comprend divers degrés et diverses formes d'application.

Dans les formes les plus simples il s'agit simplement d'enlever les malades à leurs préoccupations journalières d'affaires ou de vie domestique, tout en leur laissant leur société familiale ou amicale ordinaire.

Dans une forme plus accusée, on conseillera aux malades de se séparer de leur mari ou de leur femme ou de leurs enfants pour éviter les émotions morales dues à ce contact, mais on pourra leur permettre de les voir de temps en temps et au besoin de rester avec eux en correspondance épistolaire.

Dans cette même forme, on pourra n'éliminer de l'entourage que certains membres de la famille, le père ou la mère par exemple, permettant au mari de continuer ses visites, l'y invitant même.

Enfin il est des cas où la méthode doit être appliquée dans

toute sa rigueur, changeant brusquement la face des choses, supprimant du jour au lendemain toutes les relations familiales, amicales et domestiques du malade, l'enlevant tout à coup au milieu dans lequel s'est créé et s'entretient le mal, pour le plonger dans le milieu nouveau où se trouveront les éléments de sa guérison.

C'est l'isolement des grands neurasthéniques à prédominence mentale et des grands hystériques à manifestations aiguës ou chroniques, mais tenaces et graves (chorée saltatoire, état de mal hystérique, anorexie, contractures et paraplégies rebelles, etc., etc.).

Je n'insiste pas davantage sur cette méthode; on trouvera sur ce sujet d'excellents et très judicieux détails dans : 1° le tome III des *Leçons* de Charcot sur les maladies du système nerveux ; 2° la *Thérapeutique des névroses* de Oulmont (article *Hystérie et Neurasthénie*) ; 3° le magistral *Traité de l'hystérie* de Gilles de la Tourette, tome III, page 481.

Tels sont en somme les divers procédés qui constituent la neurothérapie dans les établissements dits hydrothérapiques mais où en réalité, je viens de le montrer, on fait tout autre chose que de l'hydrothérapie et qui selon moi, lorsqu'ils sont spécialement consacrés aux maladies nerveuses, mériteraient beaucoup mieux le nom d'*Établissements Neurothérapiques*.

L'établissement d'hydrothérapie et d'électrothérapie de Nice.

Cet établissement a été fondé, en 1893, sous l'instigation de mon très regretté maître, le professeur Charcot, et avec le bienveillant appui de quelques autres médecins des hôpitaux et professeurs de la Faculté, pour la plupart anciens élèves de la Salpêtrière, auxquels je suis heureux d'en pouvoir témoigner aujourd'hui ma reconnaissance.

Le but professionnel poursuivi était de faciliter aux malades la combinaison de la cure climatérique de ce merveilleux coin de la terre avec l'application des divers procédés neurothérapiques.

Les inconvénients à éviter étaient le voisinage immédiat de la mer, le séjour dans une grande ville de plaisir et la trop courte durée d'une saison qui ne se prolonge pas pendant l'été.

Or, ces inconvénients ont pu être évités grâce à la situation de l'établissement qui, en réalité, se trouve hors de la ville et éloigné de la mer d'environ 1,500 mètres; quant à la durée de son fonctionnement, du 15 octobre au 15 juin, soit huit mois, elle est largement suffisante pour assurer le succès d'une cure neurothérapique et d'ailleurs, il y a des établissements d'été (Divonne, Saint-Didier, Bonquéron, etc.), où le traitement peut être continué.

D'autre part, le voisinage d'une grande ville comme Nice, qui pendant l'hiver est un vrai petit Paris, la facilité des communications, la centralisation des hivernants dans cette région, le séjour à la campagne dans ce climat bienfaisant, constituaient autant de raisons d'être pour la création de cet établissement.

Il est en effet situé à mi-hauteur dans les collines si joliment boisées de Saint-Philippe, complètement abrité contre les vents du nord; et, de la terrasse où il a été construit, on domine à perte de vue un panorama vraiment splendide que visiteurs et malades ne se lassent pas d'admirer.

A gauche, la profonde vallée du Paillon, fermée par le pic du Baudon; puis, le mont Gros avec l'observatoire, par derrière le mont Leuze, le mont Agel, les montagnes d'Eze, etc., avec au premier plan les jolies collines de Cimiez; puis, plus à droite, le mont Vinaigrier et le mont Boron; enfin, à droite et en face, toute l'étendue de la baie des Anges et toute la ville de Nice.

Ces diverses perspectives réunies des montagnes, de la mer et d'une grande ville constituent ce panorama très varié et très étendu; et le contraste de ces teintes, les splendides éclairages du soleil de Nice donnent à ce tableau le plus grand charme. Or, il est certain que pour des malades condamnés au repos et parfois à l'isolement, il y a là un élément de thérapeutique qui n'est pas à dédaigner.

L'établissement lui-même comporte deux constructions; l'une, la plus importante, contenant tous les services médicaux et vingt-quatre chambres de pensionnaires, est bâtie sur cette terrasse : c'est l'établissement proprement dit.

L'autre, dite petite villa, est construite en contre-bas de la terrasse, dans la pente la plus basse du parc; en effet, ces deux constructions sont entourées d'un parc d'une étendue de 15,000 mètres superficiels, au fond duquel s'élèvent en pente douce les collines boisées de Saint-Philippe.

Dans ce parc sont installés divers jeux : crocket, lawn-tennis, portique de gymnase, etc., et les allées permettent de s'y livrer à l'exercice de la bicyclette.

Le grand établissement prend accès sur la grande terrasse où, pendant la journée, les malades peuvent prendre sur leurs fauteuils et leurs chaises-longues de véritables bains de soleil, en contemplant la superbe vue qui s'étend devant eux.

Le rez-de-chaussée comprend les salons de réunion, salles d'attente, salle de billard, salle à manger et le cabinet de consultation, ainsi que tous les services médicaux.

Près du cabinet du médecin, une grande salle d'électrothérapie contenant les divers appareils pour l'électrisation statique, galvanique et faradique : 1° deux machines à influence, système Wimshurst, modifié par Bonetti, c'est-à-dire avec plateaux sans secteurs et balais multiples, dont les pôles sont fixes, l'une à grands plateaux de $0^m,80$ de diamètre ; l'autre à double paire plus petite ($0^m,45$) ; 2° une table galvano-faradique dont la disposition générale a été empruntée au modèle dit « table de Vigouroux ».

Les services hydrothérapiques situés de même au rez-de-chaussée en communication directe avec les salons d'attente consistent en :

1° Une salle de douches, située au centre, munie d'appareils très ingénieux et très simples à manier qui permettent de régler mathématiquement les trois éléments fondamentaux des diverses douches, soit la température, la pression et la durée. J'ai exclu de cet appareillage les multiples combinaisons qu'on voit encore dans beaucoup d'établissements anciens et qui ne comportent aucune indication scientifique précise ; ils ne sont là généralement que pour la forme ; mais au centre de la pièce j'ai fait installer un plancher mobile avec barre d'appui : cette plaque mobile est manœuvrée près de la tribune par la fille ou le garçon de bains, dans les divers cas où les malades ne peuvent où ne veulent pas se déplacer sous le jet.

Près de cette salle, en communication avec elle, se trouve une grande piscine à eau courante et de l'autre côté une étuve sèche.

La salle de douches est immédiatement reliée aux deux

corridors dans lesquels s'ouvrent les cabines de déshabillement, pour les dames d'un côté et les hommes de l'autre;

Au fond de ces corridors sont diverses salles : l'une pour les bains et douches locales, l'autre pour les bains généraux simples ou médicamenteux, une autre pour le demi-bain (des Allemands), une autre enfin pour l'application des draps mouillés ou des enveloppements (einpackung).

A l'extrémité des services hydrothérapiques est situé un petit pavillon où fonctionne une turbine actionnée par la chute de la Vésubie (100 mètres pression); cette turbine actionne elle-même une dynamo chargeant une batterie de 42 accumulateurs.

Le courant fourni par cette installation est distribué aux divers appareils du service électrothérapique (moteurs électriques des machines statiques, table galvano-faradique) et sert en outre à l'éclairage du grand établissement.

Les chambres, très confortablement organisées sont situées au 1er et au 2e étage et celles qui sont en façade de la maison, outre leur exposition au soleil, jouissent du même splendide coup d'œil qu'on a de la terrasse.

La petite villa contient au rez-de-chaussée une salle de musique et un atelier de travaux d'art (photographie, vitraux de couleur, peinture, découpage de bois, etc.) ; j'ai déjà dit quel profit on pouvait retirer dans certains cas de ce mode de distraction qui constitue une réelle méthode thérapique de dérivation psychique.

En outre, 6 chambres très spacieuses sont réservées dans cette villa à l'isolement des malades (morphinomanes, grands hystériques) pour lesquels cette méthode doit être appliquée dans toute sa rigueur.

L'établissement ainsi constitué n'est en réalité distant de la ville que de quinze à vingt minutes et de nombreux externes y viennent suivre les traitements qui leur sont conseillés.

J'ai voulu faire de cette maison un établissement exclusivement neurothérapique et c'est pourquoi je me suis toujours refusé à y admettre d'autres malades que des nerveux : c'est aussi pourquoi je n'y ai pas laissé installer d'autres procédés thérapiques que ceux qui sont utiles au traitement de ces malades.

Les aliénés en sont naturellement exclus : je crois donc avoir ainsi réalisé la formule de ce que j'ai déjà proposé d'appeler « établissement neurothérapique ».

La bienveillante et sympathique confiance que m'ont témoignée mes confrères et maîtres depuis la fondation de cet établissement en m'y adressant de nombreux malades semble démontrer que le but a été atteint et justifie ainsi l'heureuse idée qu'avait eue le professeur Charcot en demandant et favorisant la création d'un établissement de ce genre dans le Midi, sur les bords de la Rivière.

TABLE DES MATIÈRES

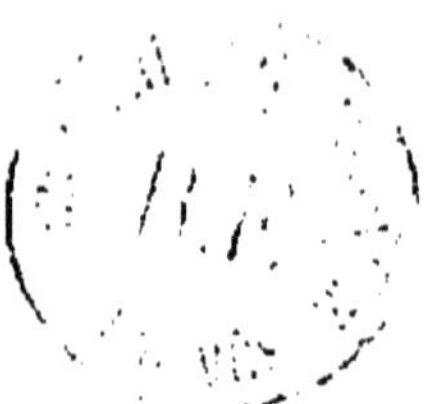

ÉVREUX IMPRIMERIE DE CHARLES HÉRISSEY

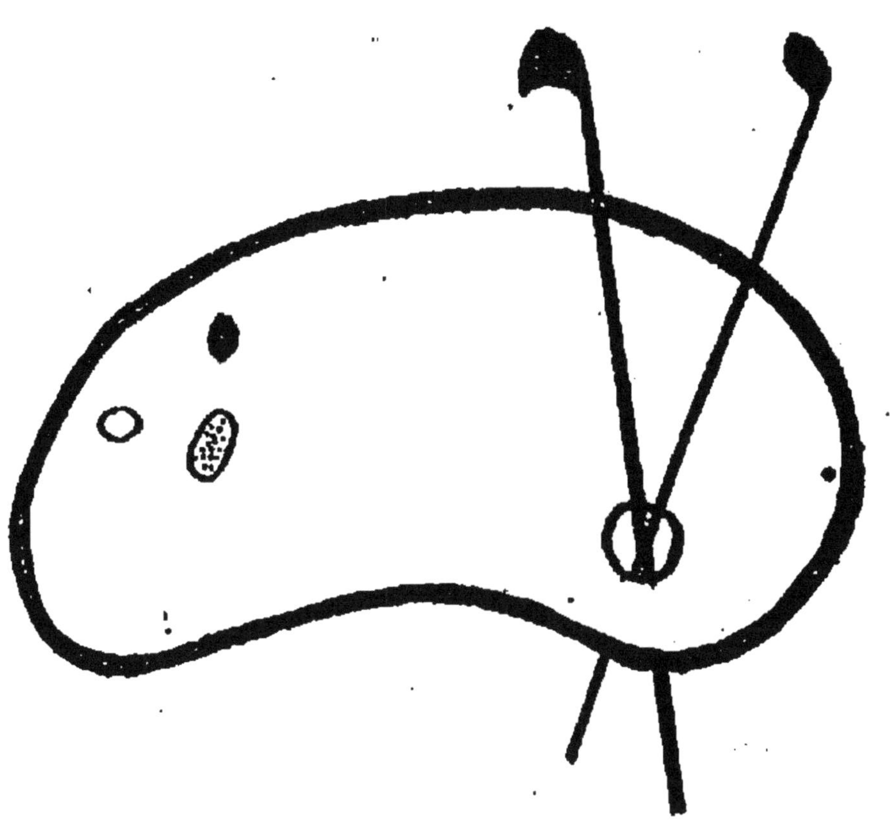

www.ingramcontent.com/pod-product-compliance
Ingram Content Group UK Ltd.
Pitfield, Milton Keynes, MK11 3LW, UK
UKHW021841190726
13855UKWH00001B/93

9 782013 579209